Klärungsorientierte Schemabearbeitung

Klärungsorientierte Schemabearbeitung

Dysfunktionale Schemata effektiv verändern

von
Rainer Sachse, Oliver Püschel,
Jana Fasbender und Janine Breil

HOGREFE 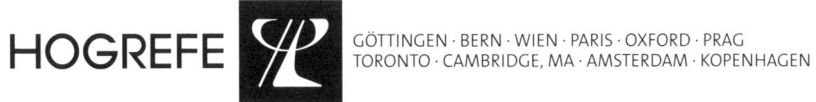 GÖTTINGEN · BERN · WIEN · PARIS · OXFORD · PRAG
TORONTO · CAMBRIDGE, MA · AMSTERDAM · KOPENHAGEN

Prof. Dr. Rainer Sachse, geb. 1948. 1969–1978 Studium der Psychologie an der Ruhr-Universität Bochum. Seit 1980 Wissenschaftlicher Mitarbeiter an der Ruhr-Universität Bochum. 1985 Promotion; 1991 Habilitation. Privatdozent an der Ruhr-Universität Bochum. Seit 1998 außerplanmäßiger Professor. Leiter des Institutes für Psychologische Psychotherapie. Arbeitsschwerpunkte: Klinische Psychologie, Klärungsorientierte Psychotherapie, Verhaltenstherapie.

Dipl.-Psych. Oliver Püschel, geb. 1973. 1994–2001 Studium der Psychologie an der Universität Erlangen-Nürnberg und der Ruhr-Universität Bochum. 2001–2004 Ausbildung in Verhaltenstherapie und Klärungsorientierter Psychotherapie. 2002–2005 Forschungstätigkeit an der Ruhr-Universität Bochum. Seit 2005 Dozent im Institut für Psychologische Psychotherapie (IPP), Bochum.

Dipl.-Psych. Jana Fasbender, geb. 1976. 1996–2001 Studium der Psychologie an der Ruhr-Universität Bochum. 2005 Approbation als Psychologische Psychotherapeutin. Seit 2005 psychotherapeutische Tätigkeit in privatpsychologischer Praxis in Bochum. Ausbildungskoordinatorin, Dozentin und stellvertretende Leiterin des Instituts für Psychologische Psychotherapie (IPP), Bochum. Arbeitsschwerpunkte: Klärungsorientierte Psychotherapie, Verhaltenstherapie.

Dr. Dipl.-Psych. Janine Breil, geb. 1976. 1995–2000 Studium der Psychologie an der Ruhr-Universität Bochum. 2001-2004 Weiterbildung zur Psychologischen Psychotherapeutin. 2002–2004 Wissenschaftliche Mitarbeiterin an der Ruhr-Universität Bochum. 2004–2007 Wissenschaftliche Mitarbeiterin an der Universität Heidelberg. 2007 Promotion. Seit 2005 Dozentin am Institut für Psychologische Psychotherapie (IPP) Bochum und Psychologische Psychotherapeutin.

Bibliografische Information der Deutschen Nationalbibliothek

Die Deutsche Nationalbibliothek verzeichnet diese Publikation in der Deutschen Nationalbibliografie; detaillierte bibliografische Daten sind im Internet über http://dnb.d-nb.de abrufbar.

© 2008 Hogrefe Verlag GmbH & Co. KG
Göttingen · Bern · Wien · Paris · Oxford · Prag
Toronto · Cambridge, MA · Amsterdam · Kopenhagen
Rohnsweg 25, 37085 Göttingen

http://www.hogrefe.de
Aktuelle Informationen · Weitere Titel zum Thema · Ergänzende Materialien

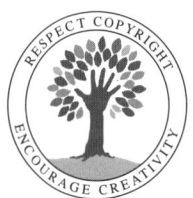

Das Werk einschließlich aller seiner Teile ist urheberrechtlich geschützt. Jede Verwertung außerhalb der engen Grenzen des Urheberrechtsgesetzes ist ohne Zustimmung des Verlags unzulässig und strafbar. Das gilt insbesondere für Vervielfältigungen, Übersetzungen, Mikroverfilmungen und die Einspeicherung und Verarbeitung in elektronischen Systemen.

Gesamtherstellung: Druckerei Hubert & Co, Göttingen
Printed in Germany
Auf säurefreiem Papier gedruckt

ISBN 978-3-8017-2190-9

Inhalt

1	Einleitung	9
2	Die Bedeutung von Motivation und Realitätsmodellierung für Störungstheorie und Psychotherapie	11
2.1	Der Ausgangspunkt: Schemata	11
2.2	Modelle der Realität und Motivation	12
	2.2.1 Das Realitätsmodellierungssystem	12
	2.2.2 Das motivationale System	14
	2.2.3 Repräsentationscode	21
	2.2.4 Affektive Schemata und affektive Schema-Aspekte	25
	2.2.5 Affekte und Emotionen	27
	2.2.6 Therapeutische Folgerungen aus den unterschiedlichen Repräsentationscodes	29
2.3	Therapeutische Konsequenzen	30
3	Störungstheorie: Bedeutung und Funktion von Schemata	32
3.1	Schemata und ihre Wirkung	32
3.2	Arten von Schemata	35
3.3	Exekutive Schemata	36
3.4	Schemata bilden sich in der Biographie und sind hochgradig idiosynkratisch	36
3.5	Aktivierte Schemata bestimmen den „state of mind"	38
3.6	Schemata werden automatisch aktiviert	40
3.7	Nur exekutive Schemata determinieren Probleme	40
3.8	Schemata müssen aktiviert sein, um geklärt und bearbeitet werden zu können	41
3.9	Zentral zur Klärung von Schemata sind die aktuell durch Situationen ausgelösten Verarbeitungsprozesse	42
3.10	Nur dysfunktionale Schemata sind Ansatzpunkte von Therapie	44
3.11	Ebenen kognitiv-affektiver Schemata	46
3.12	Zentrale und periphere Annahmen	49
3.13	Funktionscharakteristika von Schemata	52
3.14	Schlussfolgerungen für die Therapie	58
4	Klären und Bearbeiten von Schemata	60
4.1	Therapiephasen	60
4.2	Prinzipien einer Schema-Bearbeitung	62

		4.2.1	Hemmung des Schemas.	63

	4.2.1	Hemmung des Schemas	63
	4.2.2	Aufbau neuer Schemata	65
	4.2.3	Die therapeutischen Strategien müssen zu den jeweiligen Schema-Aspekten passen	65
4.3		Strategien der Motivierung	66
4.4		Therapeutische Konsequenzen	68

5 Das Ein-Personen-Rollenspiel zur Bearbeitung dysfunktionaler Schemata: Einführung 69

5.1	Grundsätzliches zum Ein-Personen-Rollenspiel	69
5.2	Die Vorteile des Ein-Personen-Rollenspiels.	72
5.3	Die Struktur des EPR	76
5.4	Der Ablauf des EPR	79
	5.4.1 Übersicht	79
	5.4.2 Der Ablauf im Detail	80
5.5	Demonstration eines Ein-Personen-Rollenspiels an einem Transkript	84
	5.5.1 Das Transkript	84
	5.5.2 Kommentar	88

6 Prinzipien des therapeutischen Vorgehens im Ein-Personen-Rollenspiel 92

6.1	Die Aufgaben des Therapeuten in der Therapeuten- und Supervisor-Funktion	92
6.2	Was Therapeuten generell tun und beachten sollten	95
6.3	Eine besonders wichtige Aufgabe von Therapeuten: Herausarbeiten von Implikationen	103
6.4	Was Therapeuten häufig falsch machen	105
6.5	Voraussetzungen für ein Ein-Personen-Rollenspiel	108
6.6	Aufgabenschwerpunkte des EPR	109

7 Arbeitsschwerpunkt kognitive Schema-Aspekte 112

7.1	Zu bearbeitende Schemaaspekte	112
7.2	Biographische Wurzeln der Schemaaspekte klären	113
7.3	Hinterfragen und Prüfen von Schemaaspekten	114
7.4	Schlussfolgerungsfehler aufzeigen	115
7.5	Vorsicht mit Wahrscheinlichkeiten	116
7.6	Fragen stellen	116
7.7	Entwickeln alternativer Schemaaspekte	117

8 Arbeitsschwerpunkte affektiver Schemaaspekte 118

8.1	Affektive Schemaaspekte	118
8.2	Gegenaffekte	119

9 Arbeitsschwerpunkt Motivierung 126

9.1	Zur Bedeutung der Motivierung	126
9.2	Was Motivierung bedeutet	127
9.3	Strategien	127
9.4	Aufhetzen gegen Schemata	128

10	**Reihenfolge der Arbeitsschwerpunkte und Beendigung des Ein-Personen-Rollenspiels** 130
10.1	Welcher Arbeitsschwerpunkt zu welcher Zeit 130
10.2	Beendigung des EPR in der Sitzung und im Therapieverlauf 131

11	**Hemmung alter Schemata, Transfer neuer Schemata in den Alltag und Vulnerabilität** 136
11.1	Hemmung von Schemata 136
11.2	Training 136
11.3	Vulnerabilität 138

12	**Andere oder weiterführende erlebnisorientierte, kognitive oder verhaltenstherapeutische Techniken** 139

13	**Beispiele für das Ein-Personen-Rollenspiel im therapeutischen Kontext** 143
13.1	Einleitung 143
13.2	Transkript eines Ein-Personen-Rollenspiels 143
	13.2.1 Die Klientin 143
	13.2.2 Das Transkript 143
	13.2.3 Kommentar 152
13.3	Zweites Transkript 156
	13.3.1 Die Klientin 156
	13.3.2 Das Transkript 156
	13.3.3 Kommentar 164
13.4	Drittes Transkript 166
	13.4.1 Der Klient 166
	13.4.2 Das Transkript 166
	13.4.3 Kommentar 171

14	**Literatur** 175

1 Einleitung

Mit der Klärungsorientierten Psychotherapie (KOP), einer Weiterentwicklung der Zielorientierten Gesprächspsychotherapie (Sachse, 1992a; 1996), konzipierte Rainer Sachse eine Therapieform (Sachse, 2003), in der dysfunktionale Schemata als zentrale Determinanten vieler psychischer Störungen gesehen werden – eine Auffassung, die heute von zahlreichen Autoren[1] geteilt wird (z.B. Beck, 1999; Beck, Rush, Shaw, & Emery, 1996; Grawe, 1998; Greenberg, Rice & Elliott, 2003; Elliott, Watson, Goldman & Greenberg, 2004; Young, Klosko & Weishaar 2005).

Die KOP stellt Methoden zur Verfügung, Schemata auf der Grundlage einer guten Therapeut-Klient-Beziehung effektiv zu bearbeiten. Hierbei berücksichtigt die KOP verschiedene allgemeine Faktoren, die nach Grawe (1998) in allen wirksamen Psychotherapien relevant sind. Einen besonderen Schwerpunkt legt die KOP auf Problemaktualisierung (Prozessuale Aktivierung) und – wie der Name bereits vermuten lässt – auf motivationale Klärung. Die Klärung zentraler Schemata wird auch als Voraussetzung dafür gesehen, diese Strukturen langfristig zu „verändern". Zur effektiven Veränderung dysfunktionaler Schemata wurde im Rahmen der KOP das Ein-Personen-Rollenspiel (EPR) entwickelt, das eine Rahmentechnik darstellt, in der verschiedene Techniken integriert werden können. Ein Schwerpunkt im EPR ist z.B. die Ressourcenaktivierung, die hier gezielt gefördert wird. Damit wird der Einsatz und die Integration von Techniken ressourcenorientierter Verfahren möglich, die Betonung liegt allerdings auf *gezielt*: Im EPR werden verschiedene Ressourcen des Klienten nicht ohne Bezug zu entsprechenden Problemschemata aktiviert. Damit bietet das EPR die Möglichkeit gezielt die Ressourcen zu aktivieren, die zum Problem des Klienten passen.

Das EPR ermöglicht weiterhin die Einbindung von Methoden der kognitiven Therapie, aber auch emotionaler, imaginativer und motivationaler Techniken. Damit kann bezüglich des EPR oder weiter gefasst bezüglich der Klärungsorientierten Therapie von einem integrativen Ansatz gesprochen werden.

Dieser Ansatz sieht sich auch nicht im Widerspruch zu anderen Verfahren z.B. der Verhaltenstherapie mit einem Schwerpunkt auf der Problembewältigung, sondern in einem Ergänzungsverhältnis. Nach einer Schemaklärung und -veränderung setzen klärungsorientiert arbeitende Therapeuten eine Vielzahl von verhaltenstherapeutischen Techniken (wie Kompetenztrainings, Verhaltensexperimenten etc.) ein oder kombinie-

---

1 Aus Gründen der besseren Lesbarkeit wird in diesem Buch immer dann, wenn keine konkreten Einzelpersonen gemeint sind, die maskuline Form verwendet. Die weiblichen Vertreterinnen der jeweils angesprochenen Gruppe sind selbstverständlich in gleicher Weise gemeint wie die männlichen.

ren die verschiedenen Techniken, um unterschiedliche Aspekte des Problems anzugehen. Insgesamt kann die Klärungsorientierte Psychotherapie als Teil der dritten Welle der Verhaltenstherapie gesehen werden (Püschel, 2006).

Zentrale Aspekte der Schemaklärung wurden bereits an anderer Stelle beschrieben (vgl. Sachse, 2003). In diesem Buch geht es nun um die Frage, wie dysfunktionale Schemata, die bei Personen problematischem Erleben und Verhalten zugrunde liegen, therapeutisch möglichst effektiv *und* möglichst dauerhaft verändert werden können und zwar so, dass sich die Lebensqualität der betreffenden Personen deutlich verbessert. Es geht dabei *zentral um das Wie*, also darum, wie genau Therapeutinnen und Therapeuten therapeutisch vorgehen sollten, um solche Veränderungen bei ihren Klientinnen und Klienten zu erzielen.

Um diese Frage beantworten zu können, muss allerdings zunächst die Frage geklärt werden, wie genau problematisches Erleben und Verhalten psychologisch funktioniert. Denn nur, wenn man versteht, wie ein Problem funktioniert, ist es möglich, therapeutisch gezielt an den *zentralen* Komponenten des Problems so anzusetzen, dass man das „System Problem" effektiv und dauerhaft verändern kann. Ein psychologisches Verstehen des Problems, d.h. eine *allgemeine psychologisch fundierte Störungstheorie* ist die Voraussetzung für ein gezieltes und effektives therapeutisches Vorgehen, das nicht die zentralen Funktionsparameter des Problems verfehlt und damit ineffektiv oder oberflächlich bleibt (vgl. Sachse, 1992a, 2006b, c).

Auf der Grundlage einer psychologisch fundierten Störungstheorie wird hier davon ausgegangen, dass an allen psychologischen und persönlich relevanten Problemen von Personen *zwei Arten von* psychologischen Funktionssystemen beteiligt sind: Systeme, die Modelle über die Realität bilden und Systeme, die Soll-Werte für Handlungen bereitstellen. Beide Arten von Systemen beinhalten sowohl kognitive als auch affektive und sowohl explizite als auch implizite Aspekte, wie weiter unten erläutert werden wird. Die logische Konsequenz dieser Annahme besteht darin, dass sowohl in den speziellen Störungstheorien (den Theorien über psychische Einzelstörungen), als auch in Theorien über psychische Veränderungen, den Therapietheorien und auch in den praktisch-therapeutischen Vorgehensweisen *berücksichtigt werden muss, welche Modelle oder Annahmen (Schemata) Personen über die Realität haben als auch, welche Soll-Werte für sie gelten, d.h. wozu die Person motiviert ist.* Die hier vertretene Sichtweise betont also neben einer kognitiven Perspektive die Einbeziehung affektiver Prozesse und die Berücksichtigung motivationaler Prozesse und zwar sowohl kognitiver und expliziter als auch affektiver und impliziter motivationaler Prozesse.

Vor allem motivationale und affektive Prozesse funktionieren allerdings ganz anders als die in der Kognitiven Therapie berücksichtigten Kognitionen. Im Bereich der impliziten Motivation und der Affekte sind Veränderungen durch rein rationale Disputationen nicht zu erzielen. *Damit hat der Einbezug motivationaler und affektiver Prozesse gravierende und weitreichende Konsequenzen für die therapeutische Praxis, denn nun müssen ganz andere therapeutische Strategien in den Kanon der Psychotherapie integriert werden.*

2 Die Bedeutung von Motivation und Realitätsmodellierung für Störungstheorie und Psychotherapie

2.1 Der Ausgangspunkt: Schemata

Theoretisch werden wir davon ausgehen, dass einer sehr großen Anzahl persönlicher Probleme von Klienten dysfunktionale *Schemata* zugrunde liegen. Schemata sind „Bündelungen" von Annahmen über sich selbst (z.B.: „Ich bin ein Versager."), über Beziehungen (z.B.: „In Beziehungen wird man nicht respektiert.") oder über die Realität (z.B.: „Die Zukunft ist nichts weiter als die Fortsetzung der Gegenwart."), die in der Biographie einer Person erworben wurden und die nun aktuell in hohem Maße die Informationsverarbeitung, das Denken, das Fühlen und das Handeln von Personen determinieren (siehe Kapitel 3).

Es gibt wahrscheinlich eine sehr große Zahl *funktionaler* Schemata, die Menschen ein gutes Funktionieren in ihrer jeweiligen Umwelt ermöglichen. Relevant für die Entstehung von Störungen sind jedoch nur die *dysfunktionalen Schemata*: Dies sind Schemata, die zu hohen „Kosten" für die Person führen und die bedingen, dass Personen Situationen ungünstig interpretieren (z.B. als „bedrohlich", obwohl sie nicht bedrohlich sind), dass Personen ungünstig denken (z.B.: „Ich werde versagen.", obwohl die Person über hohe Kompetenzen verfügt), dass Personen unangenehme Affekte erleben (z.B. „Unzufriedenheit", „Anspannung", ein „diffuses Bedrohungsgefühl", obwohl die Situation als solches derartige Reaktionen gar nicht nahe legt) und dass Personen unangemessen handeln (z.B. eine Situation vermeiden, obwohl sie von dieser durchaus profitieren könnten).

Diese dysfunktionalen Schemata sind damit die Kerne, in gewisser Weise die Ursachen für die Entstehung von persönlichen Problemen von Klienten. Und damit sind dysfunktionale Schemata auch *die zentralen therapeutischen Ansatzpunkte* für einen Klärungs- und Veränderungsprozess.

Wir werden davon ausgehen, dass Schemata kognitive und affektive Anteile aufweisen und dass diese Tatsache *gravierende therapeutische Konsequenzen* nach sich zieht.

Bevor wir jedoch diese Aspekte von Schemata diskutieren können, wollen wir allgemein auf wichtige Grundprinzipien der kognitiven und motivational-affektiven Verarbeitungen eingehen: Denn diese sind die Basis für das Verstehen unserer störungstheoretischen Konzepte und unserer therapeutischen Vorgehensweisen.

2.2 Modelle der Realität und Motivation

Grundlage des folgenden Störungsmodells sind zwei verschiedene psychische Funktionssysteme. Hier ist zunächst ein System zu nennen, das Realität wahrnimmt, bzw. modelliert, also möglichst valide Theorien über die Realität bildet. Man kann sagen, dass dieses System Wissen schafft. Wir wollen dieses System *Realitätsmodellierungssystem* nennen. Diesem gegenübergestellt wird ein System, das Soll-Werte zur Verfügung stellt, deren Erreichen für die Person maßgeblich ist. Dieses System wird *motivationales System* genannt. Realitätsmodellierungssystem und motivationales System sind nicht gänzlich voneinander getrennt, sondern überlappen sich. Es gibt Komponenten, die sowohl Modelle über die Realität enthalten als auch Soll-Wert-Geber sind (z.B. Explizite Motive, s.u.). Dennoch ist die Trennung der Systeme für den vorliegenden Zusammenhang sinnvoll.

Die genannten Systeme sind *zusammen* an einem guten Funktionieren einer Person beteiligt, d.h. sie müssen gut abgestimmt sein und gut koordiniert werden, damit eine Person gut funktionieren kann; *diese Systeme sind jedoch auch zusammen an einem schlechten Funktionieren der Person und damit an persönlichen Problemen von Klienten beteiligt*.

2.2.1 Das Realitätsmodellierungssystem

Das *Realitätsmodellierungssystem* ist im Wesentlichen zuständig für *die Interaktion der Person mit der Realität*: Es dient dazu, möglichst gut funktionierende Theorien oder Modelle über die Realität zu entwickeln, Situationen zu analysieren und zu verstehen, effektive Handlungen zu planen und auszuführen, die möglichst antizipierbare Effekte auf die Realität haben usw. (vgl. Aebli, 1980; Anderson, 1990; Dalgleish & Power, 1999; Dörner, 1987, 1988; Dörner et al., 1983, 1988; Frensch, 2006; Klix & Spada, 1998; Mandl & Spada, 1988; Neisser, 1967; Prinz, 1990). Das Realitätsmodellierungssystem dient damit im Wesentlichen der Realitätsanpassung, es stellt ein gutes Funktionieren der Person in der Realität sicher.

Das Realitätsmodellierungssystem enthält im Wesentlichen Modelle oder Annahmen über die Realität, was natürlich auch Annahmen über die eigene Person beinhaltet. Seine Hauptfunktion besteht darin, zu bestimmen, was Realität ist (d.h. es bildet mehr oder weniger valide Modelle über Realität) und mit welchen Mitteln man welche Effekte erzielen kann (auch hier bildet es mehr oder weniger effiziente Strategien).

Durch die Analyse und Interpretation der Realität schafft die Person *Wissen*: Wissen über Gegebenheiten, Funktionen, Prozeduren, Strategien, usw.

Aufgrund validen Wissens über Realität kann eine Person dann wieder eine gegebene Situation analysieren und verstehen („Verstehen bedeutet, etwas in vorhandene Wissensbestände einordnen zu können", Bransford & McCarrell, 1975, S. 195): Sie versteht, was passiert, was eine Person tut, vielleicht sogar, warum eine Person etwas tut. Hat die Person auch noch valides Wissen über Handlungsstrategien und über Effekte von Handlungen auf andere Personen, dann kann sie in der Situation *auch effektiv handeln*: Sie weiß, was sie tun kann, um bestimmte Effekte in einer bestimmten Situation zu erzielen.

Ohne valides Wissen, ohne valide Theorien darüber, wie der Ausschnitt der Realität funktioniert, in dem wir leben, ohne effektive Strategien, würden Personen sich weder gut der Realität anpassen können, noch könnten sie die Realität angemessen beeinflussen.

Selbst wenn man erkenntnistheoretisch davon ausgeht, dass man niemals *genau* wissen kann, wie die Realität aussieht, so muss man aber doch *im Alltag genauso wie in der Wissenschaft* davon ausgehen, dass man *mehr oder weniger valide Modelle* über die Realität entwickeln kann und dass man somit einer „Erkenntnis der Realität nahe kommen kann" (vgl. Collins & Pinch, 1993; Lakatos, 1978, 1979).

Da diese Modelle mehr oder weniger valide sein können, muss man auch davon ausgehen, dass sie in der Realität sehr unterschiedlich gut funktionieren. Hat eine Person ein Modell, das besagt, dass man Laternenpfählen ausweichen sollte, dann funktioniert dieses Modell weitaus besser in der Realität (weil es weit weniger „Kosten" produziert!) als ein Modell, das besagt, dass man nur entschlossen genug auf Laternenpfähle zugehen muss, damit diese einem ausweichen! Und selbstverständlich kann man das Funktionieren von Modellen über die Realität *auch im Alltag testen* (und nicht nur in der Wissenschaft)! Und selbstverständlich unterscheiden sich Personen in einem sehr hohen Maße darin, wie gut ihre Modelle in der Realität funktionieren! Nimmt man konsequent Daten aus der Realität nicht zur Kenntnis, verfälscht man sie systematisch (z.B. weil man sie nicht wahrhaben will), dann resultieren daraus notwendigerweise Modelle, die in der Realität nicht gut funktionieren können.

> *Gut funktionierende Modelle über Realität und gut funktionierende Prozesse der Informationsverarbeitung sind damit für ein gutes Funktionieren in der Realität zentral.*

Wir gehen davon aus, dass ein großer Teil von Problemen, mit denen Klienten in die Therapie kommen, auf ungünstige Modelle über Realität zurück geht: Auf falsche Annahmen darüber, wie Realität funktioniert, welche Auswirkungen das eigene Handeln hat oder nicht hat, auf ungünstige Strategien, fehlendes Wissen usw. Personen mit schlechten Modellen interpretieren Situationen falsch, verstehen Abläufe nicht, können das Handeln anderer Personen nicht korrekt antizipieren, sie verfügen nicht über wirksame Handlungsstrategien usw. (vgl. z.B. Merod, 2005).

> *Und damit wird auch sofort klar: Probleme von Personen können eindeutig an ungünstigen Modellen über die Realität liegen! Hohe Kosten, die Personen aufweisen, können dadurch zustande kommen, dass Personen an invaliden Modellen festhalten und hartnäckig invalidierende Daten nicht zur Kenntnis nehmen.*

Wir gehen auch davon aus, dass sich durch biographische Erfahrungen, die kognitiv und/oder affektiv interpretiert worden sind (zu den Repräsentationscodes siehe Kapitel 2.2.3), *kognitive oder affektive Schemata oder kognitive oder affektive Aspekte von Schemata bilden*, die in hohem Maße zu dysfunktionalem Denken und Handeln beitragen: Sowohl kognitive als auch affektive Schema-Aspekte spielen damit therapeutisch eine große Rolle (Beck, 1979).

Aber nicht nur: Die weitere Analyse wird zeigen, dass dies nicht „die ganze Story" sein kann! Denn Menschen tun weit mehr, als die Realität zu verstehen und in Modellen abzubilden: Menschen bewerten pausenlos die Realität, beurteilen, ob ein Aspekt der Realität ihnen persönlich nützt oder schadet, ob sie etwas gut finden oder schlecht, ob es ihnen gefällt oder nicht. Diese Bewertungen sind nur in untergeordnetem Maße Teil des Realitätsmodellierungssystems. Im Wesentlichen werden sie durch das motivationale System vorgenommen.

2.2.2 *Das motivationale System*

Zusätzlich zu einem Realitätsmodellierungssystem verfügen Menschen über ein motivationales System. Es mag trivial klingen, aber dieses Systems ist enorm wichtig für eine funktionale Interaktion mit der Realität und, phylogenetisch gesprochen, für das Überleben der Art. Das motivationale System dient primär dazu, *das Wohlergehen der Person zu sichern*. Es enthält Bedürfnisse und Motive, Werte und Ziele.

Es entwickelt damit Standards für das eigene Wohlergehen der Person, Standards, die die Person für sich persönlich erreichen, aufrechterhalten und bei Verlust wiedergewinnen will (vgl. Brunstein, 1995; Brunstein, Lautenschlager, Nawroth, Pöhlmann & Schultheiß, 1995, 1996; Deci, 1975; Emmons, 1991; Gollwitzer, 1999; Heckhausen, 1989; Goschke, 2006; Heckhausen et al., 1987; Kuhl, 1983a, 1983b, 1983c, 1996, 2001; McClelland, 1987; Rudolph, 2003; Schneider & Schmalt, 1999; Zajonc, 1980).

Es ist das motivationale System, das bestimmt, was eine Person möchte und wünscht, welche Bedürfnisse und Ziele sie hat. Und damit ist es auch das motivationale System, das bestimmt, ob eine bestimmte Situation, ein bestimmter Realitätsaspekt bestimmte Motive befriedigt, Bedürfnissen dient oder dazu führt, Ziele zu erreichen. Und ist das der Fall, dann bewertet das Motivationssystem diese Realitätsaspekte als positiv, persönlich relevant, nützlich, wertvoll, usw.

Das Motivationssystem bewertet Aspekte der Realität, die keine Relevanz haben für eigene Motive, Bedürfnisse und Ziele der Person als persönlich unwichtig und bewertet solche Aspekte, die die Befriedigung von Motiven bedrohen als negativ, schädlich, bedrohlich usw. Diese Bewertungen erfolgen in hohem Maße holistisch und implizit (ohne bewusste Verarbeitungsprozesse (vgl. Barnard, 1985; Barnard & Teasdale, 1991; Teasdale, 1993, 1996, 1997, 1999; Teasdale & Barnard, 1993).

Werden Motive befriedigt, bedroht oder frustriert, so löst dies Affekte aus (Goschke, 2006, Teasdale, 1993, 1996, 1997; Teasdale & Barnard, 1993): Affekte sind die unmittelbaren Ausdrucksformen affektiver Verarbeitungsprozesse im Motivationssystem und diese Affekte haben wiederum Informationsfunktionen für das Realitätsmodellierungssystem (Bless & Igou, 2006; Clore et al., 1994; Goschke, 2006; Martin, 2001; Martin & Clore, 2001; Schwarz, 1985, 1990; Schwarz & Clore, 1983, 1988, 1996; Schwarz & Bohner, 1996; Wyer et al., 1999).

> *Damit ist es das Motivationssystem, das Aspekten der Realität persönliche Relevanz verleiht, das bewertet, ob etwas gut oder schlecht, nützlich oder bedrohlich, angenehm oder unangenehm usw. ist.*

Die durch das Motivationssystem bereitgestellten *Standards sind damit die Grundlage einer Bewertung von Realitätsaspekten*: Aufgrund *dieser* Standards (und nicht aufgrund der Modelle über die Realität) werden Realitätsaspekte vom Motivationssystem bewertet als für die Person *relevant*, gut oder schlecht, angenehm oder unangenehm, sicher oder bedrohlich usw.

> *Das motivationale System erzeugt damit persönliche Bewertungen: Bewertungen ob gut oder schlecht, wohl oder unwohl, zufrieden oder unzufrieden. Das motivationale System dient damit der Schaffung hochgradig idiosynkratischer persönlicher Bedeutungen. Brunstein et al. (1998) sprechen in diesem Zusammenhang von Motiven als „emotionalen Gewichtungsdispositionen" („emotional weighting dispositions" (Brunstein, Schultheiss & Graessmann, 1998, S. 496)).*

Seit den achtziger Jahren des letzten Jahrhunderts wird das Motivationssystem im Rahmen der Motivationspsychologie in zwei Subsysteme unterteilt (McClelland, Koestner & Weinberger, 1989; Brunstein, Maier & Schultheiss, 1998). Es werden das implizite und das explizite Motivationssystem unterschieden. Diese Unterscheidung hat sich seither in vielen Studien als sehr wertvoll grade im Hinblick auf die Erklärung von subjektivem Wohlbefinden aber auch psychopathologischer Zustände erwiesen und soll daher auch hier aufgegriffen werden, indem zunächst das implizite Motivationssystem vorgestellt wird.

2.2.2.1 Das implizite Motivationssystem

Das implizite Motivationssystem besteht im Wesentlichen aus einer relativ geringen Anzahl so genannter impliziter oder unbewusster Motive. Ein Motiv[2] kann als hoch generalisierte, relativ überdauernde Präferenz für emotionale Erfahrungen, die aus typischen Person-Umwelt-Transaktionen entstehen, definiert werden (Heckhausen, 1989; McClelland, 1987). Im englischen Sprachraum wird oft der Begriff „need" (Bedürfnis) bevorzugt, so dass auch wir davon ausgehen, dass sich Motive als Bedürfnisse charakterisieren lassen (für eine Diskussion siehe Kuhl, 2001). Motive sind im Prinzip angeboren und damit stark biologisch verankert. Ihre individuelle Stärke ist allerdings nicht biologisch determiniert, sondern geht vor allem auf biografische Erfahrungen in der vorsprachlichen Entwicklungsphase zurück (McClelland & Pilon, 1983). Zusammenhänge zu bestimmten Hirnstrukturen sowie hormonellen Systemen aber auch phy-

---

2 Immer dann wenn in diesem Buch nur der Begriff „Motiv" benutzt wird, ist damit „implizites Motiv" gemeint.

sischer Gesundheit konnten vielfach empirisch belegt werden (McClelland, 1989; McClelland, Koestner, & Weinberger, 1989; Schultheiss, Campbell & McClelland, 1999) und geben einen deutlichen Hinweis darauf, wie wichtig es für den Organismus ist, diese Motive durch sein Handeln zu befriedigen. Hierauf wird weiter unten genauer eingegangen.

Wie erwähnt, wird angenommen, dass Motive hauptsächlich in der vorsprachlichen Entwicklungsphase ausgeformt werden (McClelland & Pilon, 1983; Brunstein, Maier & Schultheiss, 1999). Darin ist wahrscheinlich der Umstand begründet, dass sie zu großen Teilen unbewusst sind und daher auch nicht durch direkte Befragung sondern nur indirekt oder projektiv erfasst werden können (z.B. durch den Thematischen Apperzeptionstest; Schultheiss & Brunstein, 2001; Winter, 1994). Ihre Verhaltenswirksamkeit erfordert keine Art bewusster, kognitiver Kontrolle oder Steuerung. Dementsprechend ist es auch nicht erforderlich, sich seiner Motive bewusst zu sein, um sie umzusetzen. Die Verhaltensvorhersagemöglichkeiten von Motiven sind allerdings weitreichend. So konnten in Längsschnittstudien Variablen wie unternehmerische Tätigkeit (McClelland, 1965), Karriereerfolg gemessen am durchschnittlichen Einkommen (McClelland & Franz, 1992) oder Aufstieg in großen Unternehmen (McClelland & Boyatzis, 1982) über einen Zeitraum von bis zu 14 Jahren vorhergesagt werden.

Wichtig zu nennen ist, dass die Verhaltensanreize für implizite Motive in der Tätigkeit selbst liegen. Implizite Motive werden nicht durch soziale Anforderungen angeregt. Im Gegenteil, sozialer Druck kann implizite Motive hemmen! Hierzu passt, dass implizite Motive statistisch unabhängig sind vom Selbstbild, was Brunstein und Schmitt (2003) für das Leistungsmotiv zeigen konnten. Implizite Motive drücken sich auch nicht in Selbstdarstellungstendenzen aus. Verhalten, das durch implizite Motive gesteuert ist, wird als operant bezeichnet. Die Personen wählen es spontan aus, ohne dass es ihnen vorgeben wird und zeigen ein hohes Maß an Eigeninitiative. Bei der Tätigkeitsausführung erleben die Personen positiven Affekt, der sich mit der Annäherung an den erstrebten Zielzustand steigert. Man kann sagen: Wenn man implizite Motive verfolgt, hat man Spaß[3].

Mittlerweile liegen zahlreiche Studien vor, die deutliche Zusammenhänge zwischen der Befriedigung impliziter Motive und dem emotionalen Wohlbefinden sowie Symptombelastung im klinischen Sinne zeigen. Hier sind vor allem die Arbeiten von Brunstein und seinen Mitarbeitern zu nennen, die gezeigt haben, dass Inkongruenzen zwischen expliziten Zielen und impliziten Motiven sowohl im Querschnitt als auch im Längsschnitt mit einem verringerten Wohlbefinden assoziiert sind (Brunstein et al., 1995; Brunstein et al., 1998). Baumann et al. fanden ähnliche Zusammenhänge dann auch für im engeren Sinne klinische Bezugsgrößen (Baumann, Kaschel & Kuhl, 2005), ebenso wie Püschel, Michalak und Schulte (in Vorb.), die zeigen konnten, dass Zusammenhänge zwischen Fortschritten bei der Zielverfolgung und Depressivität (je mehr Fortschritt desto weniger depressiv) nur dann bestanden, wenn die erhobenen Ziele zu den Motiven passten.

---

3 Genau genommen, muss man je nach Motiv, andere affektive Zustände zugrunde legen (siehe Kuhl, 2001). Für den vorliegenden Zusammenhang erscheint das hier gewählte Maß an Genauigkeit allerdings ausreichend.

Zusammenfassend muss festgehalten werden, dass implizite Motive für die psychische und physische Gesundheit – letztlich für das Überleben der Art – von immenser Bedeutung sind. Dies verdeutlicht, wie wichtig die Berücksichtigung der Motive von Klienten in der therapeutischen Arbeit ist (vgl. auch Grawe, 1998, 2004). Wir stellen die These auf, dass erfolgreiche Psychotherapie letztlich dazu führen muss, dass Klienten ihre impliziten Motive in hinreichendem Maße befriedigen.

2.2.2.2 Das explizite Motivationssystem

Menschen verfolgen aber nicht nur Bedürfnisse, die ihnen nicht bewusst sind, sondern haben auch bewusste, explizite Handlungsstandards. Diese fasst man unter dem Begriff *explizites Motivationssystem* zusammen. Diesem Teil des Motivationssystems werden die Konstrukte *explizite Motive* und *explizite Ziele* zugeordnet.

Explizite Motive sind Motive oder Bedürfnisse, die Menschen sich selber zuschreiben (McClelland, Koestner & Weinberger, 1989). Man könnte sagen, explizite Motive sind Bedürfnisse, die Menschen zu haben glauben. Betrachtet man die impliziten Motive als die eigentlichen Bedürfnisse, so muss man sagen, dass es sich bei expliziten Motiven tatsächlich meistens nur um einen Glauben – und zwar einen unzutreffenden – handelt. Statistisch korrelieren die Selbstaussagen von Menschen über ihre Motive nämlich kaum mit projektiv (z.B. TAT) erfassten Bedürfnissen.

Dies spricht allerdings nicht gegen eine Relevanz expliziter Motive. Explizite Motive sind für Menschen oft sehr maßgebend und sind durchaus in der Lage, Verhalten in Situationen zu erklären. Ein wichtiger Unterschied zu impliziten Motiven findet sich im Hinblick auf die motivanregenden Anreize. Anders als implizite Motive werden explizite Motive vor allem durch soziale Anforderungen, ein entsprechendes Verhalten zu zeigen, angeregt. Während ein implizit leistungsorientierter Mensch aufhört, sich anzustrengen, wenn es von ihm erwartet wird, fangen explizit Leistungsorientierte unter solchen Bedingungen meist erst an (Patten & White, 1977). Dieser und andere Umstände haben dazu geführt, dass explizite Motive mittlerweile fast mit dem Selbstbild gleichgesetzt werden (Brunstein, 2006). Und dieses Selbstbild versuchen explizit motivierte Personen von anderen bestätigt zu bekommen. Hierbei können sie allerdings durchaus Zeichen implizit motivierten Verhaltens zeigen: Sie erleben Freude, Spaß und Interesse (Tauer & Harackiewicz, 1999). Dies deutet darauf hin, dass hinter der Verfolgung expliziter Motive letztlich implizite Motive stehen. Im Leistungsbereich wird der Wunsch nach sozialer Anerkennung als wichtiger Motivator diskutiert. Ein explizites Leistungsmotiv wäre demnach funktional im Sinne des „eigentlichen" (impliziten) Motivs nach Anerkennung. Eine Funktionalisierung von Leistung im Sinne der Anerkennung ist vor allem im Zusammenhang mit der Narzisstischen Persönlichkeitsstörung von Sachse (2004a, 2004b) diskutiert worden und zeigt dort eine hohe Nützlichkeit für die Therapie dieser Störung.

Man muss also davon ausgehen, dass explizite Motive eine große Nähe zum Selbstbild haben, wenn nicht gar reine Selbstbilder sind. Außerdem sind sie relativ unabhängig von impliziten Motiven, wenn man lediglich in der direkt erkennbaren Inhaltsdomäne vergleicht (z.B. Leistung explizit vs. Leistung implizit). Grade der letzte Punkt bietet im Sinne der Handlungsregulation große Vorteile. Man kann hierdurch Standards bilden, die evtl. nicht zu den impliziten Motiven passen und erhält so eine größere Verhaltensflexibilität. Wie Studien zeigen (French & Lesser, 1964) können explizite Motive insofern die konkrete Ausgestaltung der sehr abstrakt formulierten impliziten Motive bewerkstelligen. Ähnliches gilt für die zweite Komponente des expliziten Motivationssystems, die expliziten Ziele. Dies sind Ziele, die Personen bewusst verfolgen, die einen im Vergleich zu abstrakten Motiven konkreten Zielzustand beinhalten und über die man spätestens nach kurzem Nachdenken Auskunft erteilen kann. Auch diese hängen statistisch so gut wie gar nicht mit impliziten Motiven zusammen und ermöglichen es Personen so, Zustände anzustreben, die nicht spontan vom impliziten Motivationssystem ausgewählt worden wären.

2.2.2.3 Aspekte der Interaktion von implizitem und explizitem Motivationssystem – Chancen und Risiken

Wie deutlich geworden ist, hängen implizites und explizites Motivationssystem statistisch kaum zusammen. Dies hat Vor- und Nachteile. Grade die Erfüllung sozialer Anforderungen profitiert sehr von dieser Unabhängigkeit der Systeme. Man ist so in der Lage, Tätigkeiten auszuführen, die notwendig sind und die man aufgrund der eigenen impliziten Präferenzen nie ausgewählt hätte. Letztlich muss man aber wahrscheinlich schon vom Primat der impliziten Motive sprechen. Wie oben erwähnt, führt es langfristig mindestens zu Unzufriedenheit wenn nicht gar zu manifesten psychischen Störungen, wenn implizite Motive dauerhaft nicht befriedigt werden. Einige Autoren gehen davon aus, dass die Verfolgung motivdiskrepanter Ziele erhöhte volitionale Anforderungen mit sich bringt (Motivierung zu Tätigkeiten, die nicht emotional unterstützt werden; Abschirmung von anderen, reizvolleren Intentionen, etc.; siehe Sokolowski, 1993) und dass dies nicht unbegrenzt zu leisten ist. Es gibt deutliche empirische Hinweise darauf, dass das volitionale System, ähnlich wie der Körper, ermüdet und dass dies zu massiven Problemen führt (Muraven, Tice & Baumeister, 1998; Muraven & Baumeister, 2000; Kehr, 2004).

Problematisch kann die Verfolgung motivdiskrepanter expliziter Ziele oder Motive also dadurch werden, dass sie zu weit entfernt von impliziten Motiven und zu rigide sind und somit nicht mehr dazu geeignet sind, letztere zu befriedigen. Beispiele hierzu gibt es vor allem aus der Literatur zu Persönlichkeitsstörungen. Das explizite Motiv „Aufmerksamkeit erlangen" steht im Dienste des impliziten Motivs nach Wichtigkeit als Person. Die Verfolgung des expliziten Aufmerksamkeitsmotivs befriedigt das Wichtigkeitsmotiv aber nie, wodurch letzteres immer virulent bleibt. Eine Klientin von Rainer Sachse äußerte mal sinngemäß: „Aufmerksamkeit zu bekommen ist für mich, wie wenn man großen Hunger hat [implizites Wichtigkeitsmotiv] und bekommt etwas Leckeres zu trinken [explizites Aufmerksamkeitsmotiv]. Das schmeckt zwar gut, macht aber nicht satt." (Vergleiche auch Sachse, 2001a, S. 51.)

Was lässt sich aus diesen Erörterungen zu den beiden Motivationssystemen allgemein und therapeutisch schließen? Wir gehen, im Einklang mit den berichteten Forschungsergebnissen, davon aus, dass letztlich implizite Motive befriedigt werden müssen, damit Personen gesund und zufrieden leben können (Baumann et al., 2005; Brunstein et al., 1995, 1998; Püschel et al., in Vorb.). Explizite Motive und explizite Ziele sind ebenfalls wichtige Generatoren von Standards, an denen sich Personen orientieren können und auch sollten, um z.B. soziale Anforderungen zu erfüllen (Gollwitzer & Brandstätter, 1997; Fuhrmann & Kuhl, 1998; Koole, Jager, Hofstee & van den Berg, 2001). Hierbei steht das explizite Motivationssystem aber letztlich im Dienste impliziter Motive. Es ist nur sinnvoll, soziale Anforderungen zu erfüllen, wenn es ein implizites Motiv gibt, das hierdurch befriedigt wird (z.B. soziale Anerkennung oder Anschluss)[4]. Andernfalls kann es der Person egal sein, ob sie soziale Anforderungen erfüllt oder nicht. Das explizite Motivationssystem kann sich von den impliziten Motiven aber so weit entfernen, dass es seine Funktion, letztere zu befriedigen, nicht mehr erfüllen kann und die impliziten Motive nicht mehr erreicht. Dies halten wir im Einklang mit Kuhl (2001, 2006) für einen wichtigen Faktor bei der Entstehung psychischer Störungen: Personen verfolgen explizite Motive und Ziele, die sich so weit vom impliziten Motivationssystem entfernt haben und derart rigide und langfristig verfolgt werden, dass implizite Motive dauerhaft frustriert werden. Therapeutisch wäre es daher wichtig, ggf. explizite Motive und Ziele von Klienten zu hinterfragen und eine stärkere Übereinstimmung zu impliziten Motiven herzustellen.

Günstig wäre auch, wenn die Person wüsste, warum sie bestimmte Ziele verfolgt bzw. bestimmte explizite Motive hat. Verfolgt jemand zum Beispiel das explizite Motiv Leistung, ist aber implizit nicht besonders leistungsmotiviert, dann besteht neben der Möglichkeit, ein anderes explizites Motiv zu entwickeln auch die Option, das hinter der Verfolgung des expliziten Motivs stehende implizite Motiv (z.B. Anerkennung) zu identifizieren. Die Person hätte dann die Möglichkeit, weiter Leistung anzustreben, aber unter ganz anderen psychologischen Bedingungen. Die Person wüsste, dass Leistung nur ein Vehikel für Anerkennung ist und könnte ihr Leistungsverhalten besser dem Anerkennungsmotiv anpassen. Darüber hinaus bestünde die Möglichkeit, andere Quellen von Anerkennung zu finden und weniger abhängig von Erfolgen im Leistungsbereich zu sein.

> *Implizite Motive müssen befriedigt werden, um zufrieden und glücklich leben zu können. Explizite Motive und Ziele müssen funktional im Sinne der impliziten Motive sein. Explizite Motive und Ziele müssen hinreichend gut an soziale und andere externe Anforderungen angepasst sein.*

2.2.2.4 Zur Entstehung von Diskrepanzen zwischen implizitem und explizitem Motivationssystem

Wie aber kommt es überhaupt dazu, dass Menschen explizite Motive und Ziele, die nicht zu impliziten Motiven passen, zu rigide verfolgen? Theoretisch muss man davon ausgehen, dass man einen guten Grund braucht, um Standards zu verfolgen, die wenig bis gar nicht emotional gestützt sind, deren Verfolgung keinen Spaß macht, sondern stattdessen mit erhöhten volitionalen Anstrengungen verbunden ist und die somit zu Ermüdung, Frustration, Unzufriedenheit etc. führt.

Die Motivationsforschung geht schon seit längerem davon aus, dass explizite Motive durch sprachlich vermittelte Anforderungen der Eltern entwickelt werden, während

---
[4] Von basalen Notwendigkeiten, wie dem Broterwerb u.ä. soll hier einmal abgesehen werden.

implizite Motive angeboren, also von vornherein vorhanden sind und ihre Stärke im Wesentlichen durch interaktionelle Erfahrungen in der vorsprachlichen Entwicklung bestimmt wird. Der Einfluss verbalen Erziehungsverhaltens auf explizite Motive konnte in einer Studie von McClelland und Pilon (1983) empirisch bestätigt werden. Die Autoren setzten das Erziehungsverhalten von Eltern mit der späteren Motivlage ihrer erwachsenen Kinder in Beziehung. Es wurde gezeigt, dass hohe Anforderungen der Eltern und eine starke Tendenz, Kinder zu bestrafen mit der Ausbildung expliziter Motive zusammen hing, die den Anforderungen der Eltern entsprachen.

Wir nehmen an, dass hier mehrere Prozesse eine Rolle spielen:

1. **Implizite Motivation, elterliche Standards zu erfüllen:** Kinder sind implizit motiviert, die verbal kommunizierten Anforderungen ihrer Eltern zu erfüllen, um z.B. Anerkennung, Liebe o.ä. zu erhalten. Also sind sie motiviert, die Anforderungen der Eltern zu eigenen Standards (expliziten Motiven) zu machen. Bei einer einseitigen Betonung dieser Standards besteht für das Kind eine hohe Veranlassung, dieses explizite Motiv zu übernehmen und sich in hohem Maße damit zu identifizieren. Es ist anzunehmen, dass diese Übernahme letztlich implizit gespeist ist, nämlich durch den Wunsch, von den Eltern anerkannt, geliebt, beachtet etc. zu werden. Die Notwendigkeit, sich stark mit dem expliziten Motiv zu identifizieren und entsprechendes Verhalten (z.B. Leistung) zu zeigen, führt wahrscheinlich dazu, dass das implizite Motiv, welches eigentlich dahinter steht, nicht mehr wahrgenommen wird.

2. **Hoher negativer Affekt während der Entwicklung hemmt den Selbstzugang:** Die Vermittlung hoher Standards impliziert für das Kind eine große Diskrepanz zwischen Ist- und Soll-Zustand. Dies und die mit der Vermittlung der Standards einhergehende Bestrafung führt zu negativem Affekt, von dem bekannt ist, dass er den Zugang zum impliziten Motivationssystem hemmt (Kuhl, 2001[5]). Gibt es keinen ausgleichenden Mechanismus, z.B. in Form einer zunächst stark fremdberuhigenden Beziehung, muss davon ausgegangen werden, dass negativer Affekt in der Entwicklung vorherrscht und somit schon früh der Zugang zum impliziten Motivsystem, welches ein Teil des Selbstsystems ist, dauerhaft gehemmt wird. Da die Person aber Standards für Handlungen braucht, ist sie darauf angewiesen, andere Standards zu bilden, bzw. externale Standards zu übernehmen. Zusätzlich muss man davon ausgehen, dass ein Kind in einer solchen Situation auch keine Selbstberuhigung lernt. Die Person ist also auch in Zukunft nur eingeschränkt in der Lage, negativen Affekt herabzuregulieren und ihre impliziten Präferenzen wahrzunehmen.

3. **Ausbildung dysfunktionaler Schemata, welche die Übernahme und Beibehaltung expliziter Motive nahe legen:** Die Nicht-Erfüllung der elterlichen Anforderungen beinhaltet mehr oder weniger explizit eine negative Definition des Kindes, vor allem bei Eltern, die hohe Anforderungen (die zu der oben erwähnten

---

[5] Nach Kuhl (z.B. 2001) hemmt negativer Affekt den Zugang zum Selbst-System. Diesem System sind die impliziten Motive zuzurechnen. Fremdberuhigung durch eine Bezugsperson oder später vor allem Selbstberuhigung bedeutet die Herabregulierung negativen Affekts mit der Folge, dass der Zugang zum Selbst und den Motiven wieder hergestellt wird.

Ist-Soll-Diskrepanz führen) stellen und zu häufigen und/oder drastischen Bestrafungen neigen. Da sich solche Ereignisse häufig wiederholen und mit einer erheblichen Frustration impliziter Motive (z.B. nach Anerkennung, Anschluss oder Liebe) einhergehen, ist anzunehmen, dass sie zur Ausbildung dysfunktionaler Schemata führen. Dysfunktionale Schemata legen der Person auch ohne direkten Einfluss von außen nahe, bestimmte Standards weiterhin zu erreichen und eigene implizite Motive, die häufig den Standards von außen widersprechen, zu ignorieren.

4. **Implizite Motivation, das explizite Selbstbild zu bestätigen:** Ebenso geht die Erfüllung der Standards mit einer (bedingten!) positiven Definition der Person des Kindes („Braves Kind") einher, so dass zusätzlich zum negativen Schema ein mehr oder weniger sichereres, explizites positives Selbstbild entsteht. Wie erwähnt, werden explizite Motive mittlerweile mit dem (expliziten) Selbstbild gleichgesetzt. Impliziter Motivator könnte beim späteren explizit motivierten Handeln die Übereinstimmung mit dem Selbstbild oder die Bestätigung des Selbstbildes sein (siehe Brunstein, 2006). Dass es einen Aspekt impliziter Motivation geben muss, zeigt sich darin, dass explizit motivierte Personen unter extrinsischen Aufgabenanreizen Spaß, Freude und Interesse empfinden (Tauer & Harackiewicz, 1999). Es kann angenommen werden, dass auch der Verfolgung expliziter Motive letztlich affektive Prozesse zugrunde liegen: Das explizite Motiv ist ein Selbstaspekt, den man vor sich selbst aber auch anderen bestätigt haben möchte. Problematisch im klinischen Sinne könnte eine solche Konstellation dann werden, wenn Personen zu viel Wert auf die Bestätigung des Selbstbildes legen und darüber die Befriedigung anderer Motive vernachlässigen. Dies wäre besonders dann anzunehmen, wenn es dysfunktionale Schemata gibt, welche die Bestätigung des Selbstbildes als unmöglich definieren (Selbstbild: kompentent; Schema: inkompetent), so dass die Person mehr Anstrengung in die Bestätigung des Selbstbildes investiert und hierüber ihre anderen Motive weiter ignoriert.

5. **Dysfunktionale Schemata hemmen den Selbstzugang:** Dysfunktionale Schemata produzieren, wenn sie aktiviert sind, negativen Affekt, der den Zugang zum Selbst mit den impliziten Motiven hemmt. Die Person hat also in Form des negativen Schemas eine internale Quelle negativen Affekts erworben, die auch lange nach dem direkten Einfluss der Eltern dazu führt, dass implizite Motive nicht wahrgenommen werden können. Man kann sagen: Irgendwann braucht man keine Eltern mehr, um sich schlecht zu fühlen.

2.2.3 Repräsentationscode

Wie deutlich geworden ist, spielt die Auseinandersetzung mit impliziten Motiven in der Psychotherapie eine entscheidende Rolle. Dies ist allerdings mit einigen Schwierigkeiten behaftet, die mit dem Repräsentations- und Verarbeitungscode innerhalb dieses Systems zu tun haben. Aufgrund dessen soll nun auf die psychischen Codes eingegangen werden, in denen die Inhalte der Systeme repräsentiert und verarbeitet werden. Dies hat für die auszuwählenden therapeutischen Strategien massive Konsequenzen.
Ein großer Teil der besprochenen Systemkomponenten des Realitätsmodellierungssystems und des motivationalen Systems ist in einem kognitiven Code repräsentiert. Viele

Schemata, die dem Realitätsmodellierungssystem zuzurechnen sind, sind kognitiv. Sie sind durch die kognitive Interpretation wiederkehrender Lebensereignisse entstanden. Explizite Motive und Ziele als Teile des Motivationssystems sind ebenfalls kognitiv repräsentiert, was daran zu erkennen ist, dass über sie leicht Auskunft erteilt werden kann. Hieraus folgt, dass kognitive Schemata, explizite Motive und Ziele durch verbale, kognitive Maßnahmen erreichbar sind. Es ist möglich, sie kognitiv zu disputieren, ihre Angemessenheit, logisch und empirisch zu prüfen u.ä.

Das implizite Motivationssystem ist hingegen *nicht in einem kognitiven, sondern in einem affektiven Repräsentationscode* gespeichert, es ist daher, wie der Name sagt, implizit; die im impliziten Motivationssystem ablaufenden Verarbeitungsprozesse werden ebenfalls nicht in einem kognitiven Code vorgenommen. Das implizite Motivationssystem, so kann man analogisierend sagen, „spricht damit eine andere Sprache als das kognitive System" (Kuhl, 2001; Matthews & Harley, 1996; Perrig et al., 1993). Bewertungen, die durch die impliziten Motive vorgenommen werden (Präferenzen) sind damit auch nicht kognitiv und nicht auf kognitive Analysen angewiesen (Barnard, 1985; Barnard & Teasdale, 1991; Teasdale, 1993, 1996, 1997, 1999; Teasdale & Barnard, 1993; Zajonc, 1980, 1984); sie geschehen in einem impliziten Modus, der völlig unabhängig von kognitiven Verarbeitungsprozessen abläuft (vgl. Baars, 1981; Brunstein et al. 1998; Gainotti et al., 1993; Leventhal & Scherer, 1987; Teasdale, 1999).

Damit hat eine Person auch nicht ohne weiteres Zugang zu diesem System, denn sie kann die nicht-kognitiv gespeicherte Information nicht ohne weiteres abrufen, verstehen oder gar in Sprache umsetzen, wie die oben zitierten Befunde zum niedrigen Zusammenhang von implizitem und explizitem Motivationssystem deutlich gemacht haben. Sie kann auch die Verarbeitungsprozesse, die im impliziten Teil des motivationalen Systems ablaufen, nicht nachvollziehen: Ohne spezielle Übersetzung des affektiven in den kognitiven Code gibt es keine Repräsentation von Aspekten der impliziten Motive im kognitiven System und damit auch kein Verstehen, da Verstehen immer ein kognitiver Vorgang ist (vgl. Friederici, 1998).

Demnach kann eine Person, indem sie z.B. ihr Verhalten analysiert oder ihre Affekte valide interpretiert, eine Repräsentation ihrer impliziten Motive erreichen, die mit diesen weitgehend übereinstimmt. Prinzipiell ist damit für eine Person *ein Zugang zum impliziten Motiv-System* möglich und die Person kann eine valide Repräsentation ihrer Motive im kognitiven System schaffen. Damit schlagen sich die impliziten Motive dann in expliziten Standards (expliziten Motiven oder Zielen) nieder, wodurch eine hohe Kongruenz zwischen den beiden Motivationssystemen erreichbar ist (Sachse, 1992a, 1996, 2003). Die Person hat nun die Möglichkeit, sich an expliziten Standards zu orientieren, deren Erreichen funktional im Sinne der impliziten Motive ist und somit positiv affektiv gewichtet wird, damit verstärkt wird und zufrieden macht.

Es ist auch *therapeutisch* möglich, den motivational-affektiven Code in einen kognitiven Code zu übersetzen: Diese therapeutische Methode ist, das haben Sachse et al. (1992) sowie Sachse und Fasbender (in Vorb.) deutlich gemacht, die Methode des „*Focusing*": Focusing ist eine therapeutische Strategie, bei der affektive Prozesse in einen kognitiven Code übersetzt werden können und bei der somit Aspekte des impliziten Motivationssystems valide kognitiv abgebildet werden können.

Es sollte an dieser Stelle darauf hingewiesen werden, dass Motive nicht bewusst repräsentiert sein müssen, um sich auf unser Verhalten auszuwirken (siehe Kapitel 2.2.2.1). Betrachtet man, was Motive alles leisten, indem sie z.B. Koalitionen psychischer Subsysteme arrangieren (Kuhl, 2001), dann muss man sagen, dass vieles von dem, was Motive bewirken, nicht bewusst gesteuert werden kann. Motive machen aber noch mehr: Sie geben uns Energie, sagen uns, was gut für uns ist etc. All das ist nur bedingt bewusst steuerbar. Für eine funktionierende Selbstregulation muss also in erster Linie verhindert werden, dass Motive bei ihren vielfältigen Funktionen gestört werden (z.B. durch Schemata). Eine kognitive Repräsentation der Motive kann allerdings genau das sehr erleichtern, indem sie die Person davor bewahrt, Standards zu setzen oder Verhalten zu wählen, das den Motiven stark widerspricht. Da aber auch Motive einem Wandel über den Lebenslauf unterworfen sind, reicht es nicht, eine kognitive Repräsentation derselben zu entwickeln und sich für immer daran zu orientieren, denn diese ist irgendwann überholt! Wichtiger scheint es, die Kompetenz zu entwickeln, die Signale der Motive zu verstehen und sich danach zu richten. Auch dies wird wahrscheinlich durch Techniken wie dem Focusing bewirkt.

2.2.3.1 Affekte: Informationen der impliziten Motive

Eine Aktivierung des Motivsystems äußert sich meist in *Affekten* oder Stimmungen (Brunstein, 1995, 2006; Goschke, 2006): Werden Motive befriedigt oder wird eine Befriedigung antizipiert, dann resultieren *positive Affekte* wie Zufriedenheit, ein körperlich spürbares Wohlgefühl, ein Gefühl von Entspannung und Gelöstsein, eine positive Stimmung.

Dabei wird deutlich, dass wir mit dem Begriff „Affekt" nicht nur eine positive oder negative Stimmung meinen, sondern relativ hoch differenzierte körperliche Zustände, die für Personen einen differenzierten Informationswert haben. Unser Affektbegriff ist damit implikativer als der allgemeine Gebrauch, schließt aber positive und negative Stimmungen mit ein. Werden Motive frustriert oder droht eine Frustration von Motiven, dann resultieren *negative Affekte*: Ein (mehr oder weniger diffuses) Gefühl von Unzufriedenheit, ein (mehr oder weniger diffuses) Gefühl von Bedrohung, eine hohe körperliche Anspannung, eine (diffuse) schlechte Stimmung, körperliche Erscheinungen wie „Druck in der Brust", „Spannung im Bauch", „Verkrampfung im Magen" usw. (vgl. Barnard, 1985; Barnard & Teasdale, 1991; Goschke, 2006; Teasdale, 1993, 1996, 1997, 1999; Teasdale & Barnard, 1993).

> *Hier muss sehr deutlich werden, dass Affekte nicht das Gleiche sind wie Emotionen: Affekte sind die unmittelbaren Folgen impliziter Bewertungsprozesse im motivationalen System; Emotionen sind dagegen komplexe Verarbeitungsprozesse, an denen sowohl kognitive als auch affektive Verarbeitungsprozesse beteiligt sind.*

Emotionen im engeren Sinne sind immer klar umgrenzte, für die Person *deutlich* spürbare, relativ kurz dauernde und klar verständliche Zustände, die sich eindeutig einer kleinen Zahl von Kategorien zuordnen lassen (z.B. Angst, Trauer, Scham, Wut; vgl.

Otto et al., 2000). Dagegen sind *Affekte* meist generellere, lang anhaltende, *oft diffuse Zustände*, die sich oft nur sehr schwer und teilweise gar nicht kategorisieren lassen und die die Person oft gar nicht versteht. Emotionen sind für die Person verständlich, weil sie immer zu einem hohen Anteil *explizite kognitive Interpretationen aufweisen.* So impliziert „Angst" z.B. die Interpretation, bedroht zu werden, geschädigt werden zu können und den Schaden schlecht oder gar nicht abwenden zu können (vgl. Mandl & Reiserer, 2000). Emotionen zu analysieren ist damit meist vergleichsweise einfach. Affekte sind dagegen unmittelbare Folge impliziter Prozesse, sie weisen damit *keine* kognitiven Interpretationsanteile auf und sind damit für die Person (ohne spezielle Anstrengungen zur Übersetzung oder ohne spezielle therapeutische Strategien) auch unverständlich: Die Person hat keine kognitiven Daten, die sie mit kognitiven Wissensbeständen in Verbindung bringen kann (aber gerade das ist die Grundlage des Verstehens).

Affekte sind meist auch diffuse Zustände, die sich in körperlichen Reaktionen oder diffusen Zuständen manifestieren: Die Personen bemerken meist (wenn sie darauf achten) diese Zustände und meist haben sie auch ein unmittelbares Evidenzerleben, *dass* diese Zustände *bedeutsam* sind: Meist wissen sie aber nicht (genau), *was* sie bedeuten (Schwarz, 1990; Schwarz & Clore, 1996). Dies ist ein wichtiger Unterschied zwischen Affekten und Emotionen: Bei Emotionen ist die Verbindung zum auslösenden Stimulus bewusst, bei Affekten hingegen nicht (Kuhl, 2001; Öhmann, Hamm & Hugdahl, 1998; Gendolla, 2000).

Dennoch haben Affekte immer einen *potentiellen Informationsgehalt (*Gendolla, Abele & Krüsken, 2001*), denn Affekte sind ja die Resultate hoch relevanter Verarbeitungsprozesse im Motivsystem, die sich immer auf eine persönliche Bewertung von Situationsaspekten beziehen*, nämlich darauf, ob ein Ereignis für das Motivsystem positiv ist oder ob es das Motivsystem bedroht (Bless et al., 1996; Wyer et al., 1999; Schwarz, 1990; Schwarz & Clore, 1983, 1988, 1996)!

> *Affekte informieren die Person darüber, dass affektive Verarbeitungsprozesse stattgefunden haben und darüber, ob die daraus resultierenden Bewertungen positiv oder negativ ausgefallen sind.*

Damit informieren Affekte die Person auch darüber, ob man nun entspannen kann *oder ob Handlungsbedarf besteht*, indem man Bedrohungen vom Motivsystem abwenden sollte, Strategien ändern sollte usw.: *Affekte haben damit eine wichtige Informationsfunktion für das kognitive System* (vgl. Frijda, 1999; Reisenzein, 2006; Schwarz, 1990; Schwarz & Bohner, 1996; Schwarz & Clare, 1983, 1988, 1996). Das psychologische Problem liegt somit nicht darin, dass die Person durch Affekte praktisch ständig hoch relevante Informationen erhält: Das Problem besteht oft darin, dass die Person sie nicht versteht oder schlicht ignoriert.

Die wesentlichen Unterschiede zwischen Realitätsmodellierungssystem und motivationalem System werden in Tabelle 1 zusammengefasst.

Tabelle 1: Wesentliche Unterschiede zwischen Realitätsmodellierungssystem und motivationalem System

	Realitätsmodellierungssystem	**Motivationales System**
Kognitive Komponenten	Annahmen, kognitive Schemata, Wissensbestände	Explizite Motive; Explizite Ziele
Affektive Komponenten	Affektive Schemata; (Konditionierungen)	Implizite Motive
Aufgabe	gute Interaktion mit der Realität	gute Befriedigung eigener Motive
Ziel	gute Realitätsanpassung	Zufriedenheit
Funktion	Beurteilung von Realität, Modelle über Realität, Bearbeitung von Realitätsangemessenheit von Handlungen	Bewertungen von Realitätsaspekten auf Motiv-Angemessenheit
Indikatoren, über die die Person informiert wird	Bei Kognitiven Schemata: Kognitionen, Interpretationen, automatische Gedanken Bei affektiven Schemata: Affekte, Stimmungen, körperliche Reaktionen	Bei impliziten Motiven: Affekte, Stimmungen, körperliche Reaktionen Bei expliziten Motiven/ Zielen: Kognitionen, Interpretationen, automatische Gedanken

2.2.4 Affektive Schemata und affektive Schema-Aspekte

Motivational-affektive Verarbeitungsprozesse, so wurde deutlich, spielen bei allen Situationen oder Kontexten eine entscheidende Rolle, die relevant für Motive sind. Negative Affekte resultieren in Situationen, bei denen es darum geht, dass wesentliche Motive der Person frustriert oder bedroht werden.

Daher muss man annehmen, dass entsprechende Erfahrungen in der Biographie, z.B. (mehr oder weniger massive) Abwertungen durch Eltern, die Erfahrung, nicht wichtig zu sein, mangelnde Solidarität u.a. *in hohem Maße motivational-affektive Verarbeitungen ausgelöst haben: Denn diese Erfahrungen waren für die Motive der Person von äußerst hoher persönlicher Relevanz.*

Genauso wie man annimmt, dass sich wiederholende Erfahrungen, die kognitiv verarbeitet werden, kognitive Schemata erzeugen, kann man annehmen, dass sich konsistent wiederholende Erfahrungen, die motivational-affektiv verarbeitet wurden, *affektive Schemata* auslösen: *In diesen stehen dann eben keine kognitiv formulierten Annahmen, sondern es stehen in ihnen „Annahmen" in einem „affektiven Code"* (Barnard, 1985; Barnard & Teasdale, 1991; Teasdale, 1993, 1996, 1997, 1999; Teasdale & Barnard, 1993; Perrig et al., 1993). Teasdale (1999) geht davon aus, dass die affektiven Verarbeitungen, die aufgrund des affektiven Verarbeitungssystems vorgenommen werden, eher implizit (dem Bewusstsein schwer zugänglich) und holistisch erfolgen und dass die daraus resultierenden Affekte identisch sind mit dem, was Gendlin (1981) als „felt sense" bezeichnet.

Ansonsten, so kann man annehmen, gelten aber für affektive Schemata die gleichen Bedingungen wie für kognitive Schemata: Eine Aktivierung affektiver Schemata sollte genauso automatisch, schnell und kapazitätsfrei erfolgen wie die Aktivierung kognitiver Schemata; allerdings sollte diese Aktivierung bei affektiven Schemata eben keine Kognitionen, *sondern Affekte auslösen*. Die Aktivierung eines affektiven Schemas sollte somit zu den gleichen Resultanten führen wie die Verarbeitungsprozesse, die der Bildung des Schemas ursprünglich zugrunde liegen: Nämlich (diffuse) Stimmungen, Unzufriedenheit, (diffuse) Bedrohung, vielfältige körperliche Reaktionen usw. Und diese Affekte sollten sich u.U. ebenfalls dysfunktional auswirken, da diese Affekte mit konstruktivem Denken interferieren, Aufmerksamkeit auf sich ziehen, zur Aktivierung anderer negativer Gedächtnisinhalte führen, dysfunktionales Handeln wie z.B. Vermeidung auslösen können usw.

Affektive Schemata können somit in hohem Maße dysfunktional wirken und sie haben für die Person noch einen weiteren gravierenden Nachteil: Da sie nicht in einem kognitiven Code vorliegen, kann die Person sie auch nicht ohne Weiteres verstehen und in der Therapie können diese Schemata auch nicht bearbeitet oder verändert werden, da man (aufgrund der fehlenden kognitiven Repräsentation) gar nicht weiß, woran man therapeutisch eigentlich ansetzen sollte. Dies korrespondiert mit den Befunden von Öhmann et al. (1998), die zeigen konnten, dass bei Affekten weder eine bewusste (kognitive) Repräsentation der Auslösebedingungen vorliegt, noch eine kognitive Beeinflussung des Affekts möglich ist!

> *Dysfunktionale Schemata wirken sich zwar störend aus, können von der Person aber in der Regel nicht verstanden werden, da sie nicht kognitiv repräsentiert sind. Damit gibt es aber auch zunächst keinen therapeutischen Ansatzpunkt, um diese Schemata anzugehen.*

Es gibt zwei Möglichkeiten, affektive Schemata dennoch therapeutisch bearbeitbar zu machen. Die erste ist sicherlich der Königsweg und besteht darin, das affektive Schema *valide kognitiv zu repräsentieren*. Dies geschieht entweder durch Techniken der Klärungsorientierten Psychotherapie (Sachse, 1984, 1992a, 1996, 2003, 2006b) oder durch die Technik des Focusing (Gendlin, 1978b; Sachse, 1985; Sachse et al., 1992; Sachse & Fasbender, in Vorb.). Ist das Schema dann kognitiv repräsentiert, kann es auch therapeutisch bearbeitet werden. Die zweite Möglichkeit besteht darin, zuerst die genauen Auslösebedingungen des Affekts (die Stimuli, die das Schema aktivieren) zu identifizieren und darauf aufbauend Gegenaffekte zu etablieren. Hierauf wird weiter unten ausführlicher eingegangen (siehe Kapitel 8.2).

Man muss jedoch aufgrund der Tatsache, dass kognitive und affektive Verarbeitungsprozesse in der Realität normalerweise *parallel* (also gleichzeitig oder kurz nacheinander: zuerst kognitive Analysen und dann affektive Analysen) ablaufen, annehmen, dass sich nur selten *rein kognitive* oder *rein affektive* Schemata bilden: Da die beiden Analyse-Systeme sowohl parallel verarbeiten als auch da beide Systeme hochgradig miteinander interagieren (kognitive Analysen „triggern" affektive und affektive beeinflussen kognitive), muss man annehmen, dass Erfahrungen, auch biographische Erfahrungen meist zu *Mischschemata führen, die sowohl kognitive als auch affektive Anteile enthalten!* Dies sollte demnach bei persönlichen Problemen von Klienten der Normalfall sein.

> *Die den Problemen zugrunde liegenden Schemata enthalten in aller Regel sowohl kognitive als auch affektive Komponenten.*

Damit sollte es aber auch relativ unwahrscheinlich sein, dass problematische Schemata rein kognitiv sind: Man kann allerdings dann rein kognitive Schemata *sehen*, wenn man systematisch alle anderen Schema-Aspekte ausblendet! Tut man dies jedoch nicht, dann sollte erkennbar sein, dass *der größte Teil der Schemata kognitiv-affektive Schemata sind!*

2.2.5 *Affekte und Emotionen*

Es muss damit sehr deutlich zwischen Affekten und Emotionen unterschieden werden: Affekte sind, wie gesagt, Resultierende eines durch das Motivationssystem vermittelten impliziten Bewertungsprozesses, der ohne kognitive Analysen abläuft. Affekte machen sich bemerkbar in körperlich spürbaren Effekten, die sich als mehr oder weniger diffuse Stimmungen oder mehr oder weniger ausgeprägte körperliche Reaktionen zeigen (Gendlin nennt diese „felt senses"; Gendlin, 1970, 1978a, b).

Emotionen sind jedoch die Resultanten komplexer Verarbeitungsprozesse, *an denen immer kognitive und affektive Analysen beteiligt sind* (vgl. Kuhl, 2001, S. 123ff.). Affekte resultieren daher aus eher impliziten Analysen im Motivationssystem, die ohne Inferenzen ablaufen: Emotionen resultieren dagegen aus hoch inferenten Verarbeitungen, an denen kognitive Analysen, Situationsanalysen, Wissen u.a. beteiligt sind. Nach Kuhl (2001, S. 123) schließen Emotionen in der Regel affektive Prozesse mit ein, aber nicht umgekehrt und nicht jeder Affekt wird von einer Emotion begleitet – nämlich dann nicht, wenn weitere Verarbeitungen *nicht* vorgenommen werden!

In der Emotionspsychologie geht man seit langem davon aus, dass bei *Emotionen* immer auch kognitive (Interpretations-)Prozesse eine Rolle spielen (vgl. Meinong, 1906; Arnold, 1960; Ortony, Clore & Collins, 1988; Lazarus, 1991; Weiner, 1995): Um Angst zu haben, muss man (zumindest elementar) kognitiv analysieren, dass man potentiell gefährdet ist und geschädigt werden kann. Man muss eine bedrohliche Situation verstehen, um sie als bedrohlich einschätzen zu können: Wenn jemand eine Waffe auf mich richtet, dann muss ich diese aufgrund meines Wissens als Waffe identifizieren können und um mich als bedroht wahrnehmen zu können, muss ich wissen, was damit angerichtet werden kann. All dies sind kognitive Analysen. Doch diese kognitiven Einschätzungen reichen nicht, um Angst zu erzeugen: *Bei der Bildung von Emotionen kommt immer das Motivsystem ins Spiel.* Denn: Wieder entsteht Angst nur dann, wenn diese (kognitiv eingeschätzte) Gefährdung als schlimm, furchtbar usw. *bewertet* wird; und das wiederum geschieht nur dann, wenn die Gefährdung ein Motiv der Person bedroht. Ist das nicht der Fall, gibt es keine negative Bewertung einer „drohenden" Situation, gibt es auch keine Angst. Die Emotion „Angst" kommt erst dann zustande, wenn das Motivsystem *eine persönliche Relevanz der kognitiv eingeschätzten Bedrohung konstatiert:* Angst erfordert, neben kognitiven Analysen, ebenfalls Analysen des Motivsystems. *Ohne Beteiligung des Motivsystems kommt es nicht zu Emotionen* (vgl. Lazarus & Launier, 1978[6]).

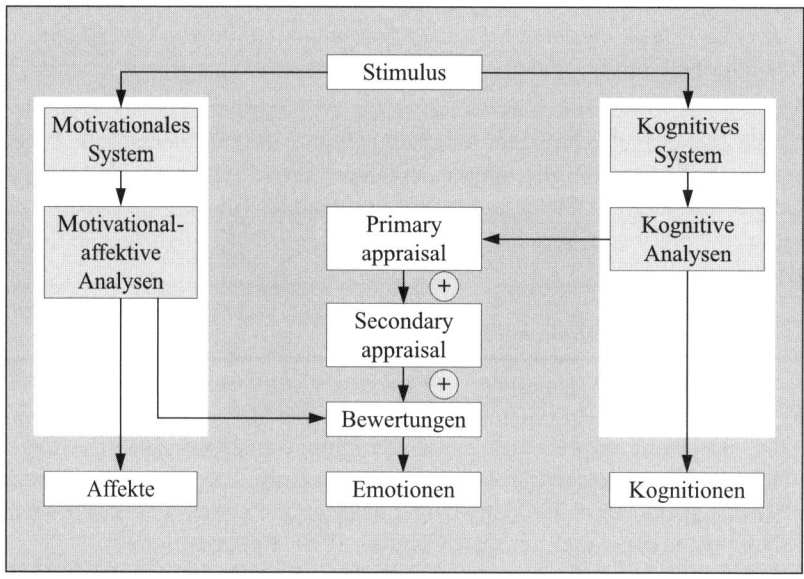

Abbildung 1: Affekte, Kognitionen und Emotionen

Das Gleiche gilt für Traurigkeit: Ist ein Verlust für eine Person motivational irrelevant, gibt es keine Traurigkeit usw.

Emotionen, so muss deutlich werden, sind sicher auch kognitiv; sie sind aber keineswegs nur kognitiv, sondern sie entstehen dann und nur dann, wenn das Motivsystem in die Verarbeitung einbezogen wird!

Emotionen erfordern damit *immer* kognitive Analysen: Analysen im Sinne eines „primary appraisals", bei denen man z.B. bei Angst analysiert, ob, wie und wodurch man bedroht wird und Analysen im Sinne eines „secondary appraisals", bei denen man analysiert, ob man mit der Bedrohung erfolgreich copen kann (siehe Lazarus, 1968, 1974, 1981; Lazarus et al., 1980; Ortony et al., 1988; Reisenzein, 2006; Reisenzein et al., 2003; Reisenzein & Horstmann, 2005).

---

[6] Lazarus konzipiert die Bewertung des Ereignisses als kognitiven Prozess, der die Bedeutung des Ereignisses für ein dahinter liegendes Motiv bestimmt (kognitiv-evaluativ). Wir vertreten eher einen kognitiv-motivationalen Ansatz, bei dem die Bewertung des Ereignisses ein rein motivational-affektiver Vorgang ist (Für eine Diskussion siehe Reisenzein, Meyer & Schützwohl, 2003.).

> *Emotionen erfordern aber auch immer Analysen im Sinne von Bewertungen, bei denen festgestellt wird, ob die (potentielle) Bedrohung im Sinne der Bedrohung relevanter Bedürfnisse oder Motive überhaupt relevant ist, ob wichtige Motive massiv gefährdet sind usw. und ob deshalb überhaupt eine negative Bewertung des „Bedrohungsereignisses" stattfindet.*
> *Erst wenn es kognitive und affektive Analysen gegeben hat, gibt es überhaupt Emotionen.*

2.2.6 Therapeutische Folgerungen aus den unterschiedlichen Repräsentationscodes

Die Tatsache, dass kognitives und affektives System unterschiedliche Codes „sprechen" hat nicht nur die Konsequenz, dass affektive Verarbeitungsprozesse nicht ohne spezielle Übersetzung kognitiv repräsentiert werden können.

Das Problem funktioniert, so muss man folgern, auch umgekehrt: Das affektive System wird nämlich nicht auf kognitive Beeinflussungsversuche reagieren oder reagieren können: Kognitive Informationen erreichen das affektive System so gut wie gar nicht (vgl. Barnard, 1985; Barnard & Teasdale, 1991; Teasdale, 1993, 1996, 1997, 1999; Teasdale & Barnard, 1993). *Damit muss man aber auch annehmen, dass affektive Verarbeitungsprozesse und damit auch affektive Schemata durch kognitive Interventionen (und kognitive Therapietechniken) gar nicht verändert werden können: Kognitive Methoden erreichen affektive Verarbeitungen nicht.*

> *Diese Folgerung hat aber äußerst gravierende Konsequenzen für Therapie: Denn daraus folgt auch, dass rein kognitive Therapiemethoden Prozesse im motivational-affektiven System in gar keiner Weise verändern!*

Hat eine Person z.B. ein affektives Schema, dass „X schlimm ist", dann kann sie sich rational völlig klar machen, dass X nicht schlimm ist: Das affektive Schema, so muss man annehmen, wird davon vollständig unberührt bleiben!

In einer kognitiven Therapie können dann auch Therapeut und Klient massiv gegen das Schema „an-argumentieren": Das Schema wird davon völlig unberührt bleiben. Damit muss man aber folgern: *Rein kognitive Maßnahmen sind völlig unzureichend für eine Bearbeitung/Veränderung affektiver Schemata oder affektiver Schemaanteile!*

Was man benötigt, sind vielmehr therapeutische Maßnahmen, die den gleichen Code sprechen, wie das affektive System im Allgemeinen und wie das affektive Schema im Besonderen. *Und dies sind Affekte: Um negative affektive Schemata zu hemmen, ist es demnach nötig, Gegen-Affekte zu etablieren: Man muss dem negativen affektiven Schema einen positiven Affekt entgegensetzen, um es zu hemmen!*

Theoretisch müsste eine Schema-Hemmung am Besten dann gelingen,
- wenn es gelingt, das negative Schema zu aktivieren und dabei negative Affekte zu erzeugen,

- und wenn man dann gleichzeitig durch entsprechende Instruktionen positive Affekte evozieren kann,
- die stärker sind als die negativen Affekte.

2.3 Therapeutische Konsequenzen

Aus den theoretischen Überlegungen leiten sich verschiedene therapeutische Konsequenzen ab, die im Therapieprozess berücksichtigt werden sollten.

1. Die Befriedigung impliziter Motive ist für ein zufriedenes und gesundes Leben und damit auch für die Psychotherapie von zentraler Bedeutung. *Ein übergeordnetes Therapieziel* sollte es daher sein, Klienten zu ermöglichen, in möglichst hohem Einklang mit ihren Motiven zu leben.
2. Dysfunktionale Schemata stehen der Befriedigung impliziter Motive in verschiedener Weise im Weg:
   a. Schemata führen direkt zu Situationsinterpretationen, die motivfrustrierend sind. Beispiel: Man wird angesehen und interpretiert das als Ablehnung, aufgrund eines Schemas wie „Ich bin nicht attraktiv für andere."
   b. Schemata filtern Informationen so, dass ein Ereignis, obwohl es objektiv dazu geeignet wäre, nicht zu einer Motivbefriedigung führt. Beispiel: Ein Erfolg wird nicht als Erfolg gewertet, weil es ein Schema von Inkompetenz gibt.
   c. Schemata führen zur Ausbildung und Aufrechterhaltung starrer expliziter Motive und Ziele, die mit impliziten Motiven konfligieren.
   d. Über die Auslösung von negativem Affekt hemmen dysfunktionale Schemata den Zugang zu den impliziten Motiven.
3. Ein *weiteres übergeordnetes Therapieziel* sollte sein, dem Klienten zu ermöglichen, angemessene Modelle über die Realität zu bilden und mit möglichst wenig Kosten mit der Realität zu interagieren.
4. Dysfunktionale Schemata führen zu invaliden Interpretationen und damit zu einem schlechten, kostenintensiven Funktionieren in der Realität.
5. *Dysfunktionale Schemata sind damit der zentrale therapeutische Ansatzpunkt von Psychotherapie.*
6. Diese dysfunktionalen Schemata, die persönlich relevante Probleme von Klienten zentral mit determinieren, haben in der Regel sowohl kognitive als auch affektive Anteile. Ihre Aktivierung interferiert mit konstruktivem Denken, Fühlen und Handeln der Person, sowohl über dysfunktionale Kognitionen als auch über dysfunktionale Affekte.
7. Aus der Kombination der Verarbeitungen, die aus kognitiven Schemata und affektiven Schemata zustande kommen, resultieren Emotionen, die ebenfalls stark mit funktionalem Denken, Fühlen und Handeln von Personen interferieren können.
8. Daher ist es therapeutisch entscheidend, dass sowohl kognitive als auch affektive Schema-Anteile zu zentralen Zielpunkten therapeutischer Bearbeitung werden. Eine Beschäftigung mit rein kognitiven Schema-Aspekten ist unzureichend.

9. Die kognitiven Schema-Anteile können angemessenerweise mit kognitiven Therapiemaßnahmen bearbeitet werden.
10. Eine Bearbeitung der affektiven Schema-Anteile mit kognitiven Therapiemaßnahmen ist jedoch unzureichend.
11. Affektive Schema-Elemente müssen vielmehr durch affektive Therapiemaßnahmen bearbeitet werden.
12. Daher müssen in effektiven Therapien immer sowohl kognitive als auch affektive Therapietechniken eingesetzt werden.
13. Die Entstehung dysfunktionaler, weil rigider und weit von impliziten Motiven entfernter, expliziter Motive muss rekonstruiert werden. Klienten müssen die Funktionalität dieser expliziten Standards im Sinne impliziter Motive erkennen. Gleichzeitig muss ihnen klar werden, dass sie ihre Motive so nicht befriedigen können und sie müssen neue explizite Standards entwickeln.
14. Die Herabregulierung negativen Affekts im Therapieprozess ist von zentraler Bedeutung, um Motive überhaupt wieder zugänglich zu machen. Nach Martens und Kuhl (2005) wird dies in starkem Maße durch eine vertrauensvolle Beziehung, in welcher der Person ernsthaftes Interesse entgegen gebracht wird, bewerkstelligt. Dies muss und kann die therapeutische Beziehung leisten.
15. Die Bedeutung des expliziten Selbstbildes (expliziter Motive) muss hinterfragt und relativiert werden. Hierbei geht es nicht darum, dieses Selbstbild komplett aufzugeben, sondern flexibler damit umzugehen.

3 Störungstheorie: Bedeutung und Funktion von Schemata

3.1 Schemata und ihre Wirkung

Wir gehen in unseren Überlegungen davon aus, dass persönliche Probleme von Klienten in vielen Fällen auf *Schemata* zurückgehen: In diesen Fällen werden die persönlichen Probleme von Klienten determiniert von dysfunktionalen „Annahmen" (Annahmen werden hier in Anführungszeichen geschrieben, um deutlich zu machen, dass damit nicht nur Aussagen in einem kognitiven Code, sondern auch solche in einem „affektiven Code" gemeint sein sollten!) über sich selbst, über Beziehungen oder über die Realität (Sachse, 1986, 1991a, 1991b, 1992a, 1992b, 1996, 1999a, 1999b, 2000a, 2000b, 2003, 2005a, 2006b, 2007a).

Natürlich gehen *nicht alle* Probleme von Klienten auf Schemata zurück: Ist ein Problem klassisch konditioniert, dann sind keine Schemata vorhanden, die man sinnvoll klären oder verändern könnte; liegt ein Problem an mangelnder Kompetenz, dann gilt das Gleiche. In solchen Fällen liegt damit auch keine Indikation für die hier beschriebenen Therapiemaßnahmen vor.

Schemata können aufgefasst werden als strukturierte und organisierte Gedächtnisbestände, die der Klient in seiner Biographie erworben hat und die im heutigen Leben des Klienten durch bestimmte Situationen aktiviert werden; sind sie aktiviert, dann determinieren sie stark das (dysfunktionale) Erleben und Handeln des Klienten mit (vgl.: Beck, 1979; Crocker, Fisher & Taylor, 1984; Hedlund & Rude, 1995; Mandler, 1979; Norman, 1982; Norman & Bobrow, 1975; Piaget, 1976; Power, 1999; Power & Dalgleish, 1997; Rumelhart, 1980; Sachse, 1992a; Schank & Abelson, 1977; Segal, 1988; Tallis, 1995; Teasdale & Barnard, 1993).

Wir gehen davon aus, dass problematische Schemata in der Regel kognitive und affektive Anteile aufweisen. Rein kognitive Schemata und rein affektive Schemata sind (wahrscheinlich) selten: Bei rein kognitiven Schemata ist eine Klärung und Bearbeitung meist relativ einfach; bei rein affektiven Schemata ist es meist notwendig, diese durch die therapeutische Methode des Focusing zuerst in eine kognitive Repräsentation zu übersetzen, bevor sie weiter therapeutisch bearbeitet werden können.

Situationen führen (über elementare Verarbeitungsprozesse) bottom up (von unten nach oben) zu einer Aktivierung relevanter Schemata. Einmal aktiviert führen Schemata zu bestimmten Kognitionen, Interpretationen der Situation; Schemata lösen aber auch (über ihre affektiven Anteile) unmittelbar Affekte (z.B. Unwohlsein, „Druck auf der Brust", u.a.) aus; Schemata können auch weitere Interpretationsprozesse auslösen, durch die es dann zu Emotionen (Angst, Ärger, usw.) kommen kann. Schemata können aber auch direkt Handlungsimpulse (z.B. Flucht- oder Vermeidungstendenzen) auslösen.

Alle diese Schemaeffekte können zu ungünstigen Verarbeitungsprozessen, zu ungünstigem Erleben und Verhalten der Person führen: Die Person interpretiert eine Situation falsch, empfindet ungünstige Affekte und Emotionen, handelt so, dass hohe Kosten entstehen.

Die Schemaeffekte können auch mit kompetentem und funktionalem Handeln der Person interferieren, sodass wieder ungünstige Effekte (Kosten für die Person) entstehen.

Viele Probleme von Personen gehen auf ungünstige, dysfunktionale Schemata zurück. Auf ein Schema wie z.B. „Ich bin ein Versager." (mit allen weiteren Implikationen, s.u.) kann Prüfungsangst zurückgehen, auf ein Schema „Ich bin unattraktiv." (mit allen weiteren Implikationen, s.u.) kann zurückgehen, dass man sich zwar eine Partnerin/einen Partner wünscht, sich aber nie traut, die Initiative zu übernehmen, weil man mit Ablehnung rechnet und Angst davor hat, die Zurückweisung könnte seine negativen Annahmen auch noch bestätigen.

Probleme gehen sehr oft nicht auf reine Konditionierungsprozesse zurück und auch nicht (nur) auf soziale Kompetenzdefizite, sondern auf ungünstige Annahmen, die eine Person über sich selbst, über Beziehungen, über die Realität hat. Die Annahmen führen dann, wenn sie in betreffenden Situationen aktiviert werden, zu Unsicherheit, Angst, Vermeidung, zu ungünstigen Interpretationen der Situation (als „bedrohlich", als Situation, „in der man scheitern kann", als Situation, „in der man wieder abgewertet wird" usw.) und zu ungünstigen Handlungen. Dieses ungünstige Erleben und Verhalten der Person *wird dann nicht von der Situation selbst erzeugt*, in der sich die Person befindet, sondern durch die aktuellen Verarbeitungsprozesse, die wiederum durch die Schemata determiniert werden, die durch die Situation aktiviert werden. Schema-theoretisch gesehen sind Situationen nicht Ursachen des Verhaltens (wie in der klassischen Skinner-Theorie), sondern nur Auslöser dysfunktionaler Verarbeitungsprozesse, die dann wiederum Effekte auf Verhalten ausüben.

> *Auslösende Situationen aktivieren Schemata, die dann zu aktuellen Verarbeitungsprozessen (Kognitionen, Affekten, Emotionen, Handlungsimpulsen) führen, die dann wiederum Handlungen initiieren. Situationen führen nicht direkt zu Verhalten; zentral sind dagegen die relevanten Schemata und die durch diese initiierten aktuellen Verarbeitungsprozesse.*

Damit erweitert die Schematheorie die klassische VT-Theorie um Verarbeitungsprozesse und Schemata (Abbildung 2): Situationen lösen über die Aktivierung von Schemata aktuelle Verarbeitungsprozesse (automatische Gedanken, Interpretationen, Affekte, Handlungsimpulse) aus und *diese* (nicht die Situation selbst) determinieren dann die Handlung!

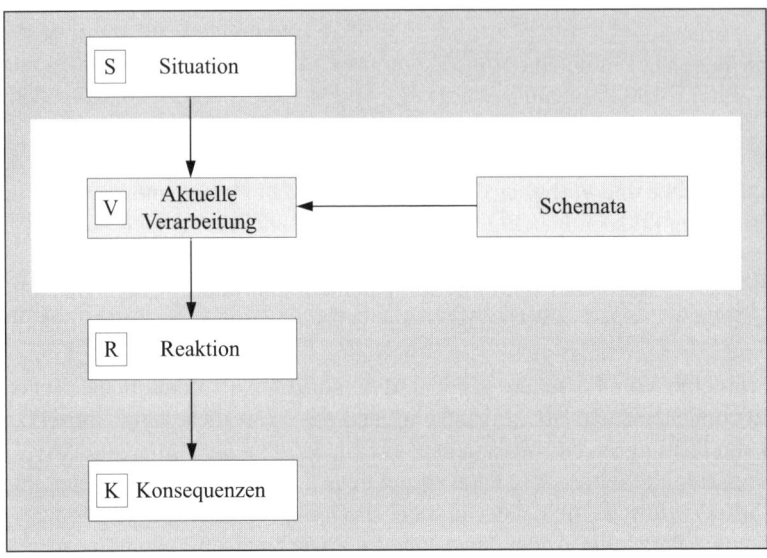

Abbildung 2: Situation und Schema

Daher ist es therapeutisch dann auch hoch relevant,
- diese relevanten Schemata zu identifizieren,
- sie valide kognitiv zu repräsentieren, sie also der Person bewusst und verständlich zu machen,
- sie therapeutisch zu hemmen und durch konstruktive, alternative Schemata zu ersetzen.

Schemata werden als organisierte Strukturen von Annahmen aufgefasst (wobei mit „Annahmen" sowohl kognitive als auch affektive Aspekte gemeint sein sollen). Diese Annahmen sind eng assoziativ miteinander verbunden, sodass sie eine organisierte *Einheit* bilden.

Schemata bilden sich in der Biographie der Person durch Erfahrungen und – vor allem – *durch Schlussfolgerungen aus und Verarbeitungen von Erfahrungen*: Dabei werden Erfahrungen sowohl kognitiv als auch affektiv „ausgewertet" und es bilden sich Schemata quasi als „Verdichtungen" dieser Verarbeitungen.

Schemata werden durch auslösende Situationen oder auslösende Gedanken („von den Daten aus", also bottom up) aktiviert. Dabei erfolgt die Aktivierung häufig automatisch, ohne bewusste Verarbeitungsprozesse und ohne bewusste Kontrolle. Sind Schemata einmal aktiviert, dann steuern sie („von oben nach unten", also top down) die weitere Informationsverarbeitung, die Aktivierung von Gedächtnisbeständen usw. Schemata sind also für die Verarbeitung von Situationen und die Handlungsregulation von zentraler Bedeutung (vgl. Crocker et al., 1984; Norman & Bobrow, 1975; Schwarz, 1985; Taylor & Crocker, 1981).

3.2 Arten von Schemata

Es lassen sich unterschiedliche Arten von Schemata unterscheiden:
- semantisch-konzeptuelle Schemata;
- biographisch-episodische Schemata;
- exekutive Schemata.

Semantisch-konzeptuelle Schemata enthalten abstrahiertes Wissen: Wissen über die Welt, Wissen über begrifflich-kognitive Konzepte, Spezialwissen; dieser Speicher wird auch als „semantisches Gedächtnis" bezeichnet (vgl. Tulving, 1972). Die Inhalte des semantischen Gedächtnisses
- sind nicht chronologisch, sondern nach Inhalten organisiert;
- sind nicht persönlich relevant, sondern „allgemeingültig";
- befassen sich nicht zentral mit der eigenen Person, sondern mit der Welt, der Realität.

Biographisch-episodische Schemata enthalten Speicherungen von (verarbeiteten!) Erinnerungen; dieser Speicher zeichnet biographische Erlebnisse in chronologisch-episodischer Form auf; dabei handelt es sich jedoch nicht um eine valide Abbildung des Erlebens, sondern immer bereits um *Interpretationen* des Erlebten (Healy & Williams, 1999). Die Erinnerungen können dabei durch Aufmerksamkeits- und Verarbeitungsprozesse mehr oder weniger verzerrt sein (die Erinnerungen können reichen von einer validen Repräsentation von Ereignissen bis zu einem „false memory system", vgl. Loftus, 1975; Loftus & Palmer, 1974). Die Inhalte des episodischen Gedächtnisses
- sind chronologisch organisiert; es werden Episoden gespeichert;
- sind persönlich hoch relevant;
- beziehen sich auf die eigene Person und das, was ihr passiert ist.

Exekutive Schemata sind solche, in denen Schlussfolgerungen aus Erfahrungen (nicht die Erfahrungen selbst!) gespeichert werden: Aus Reihen von Erfahrungen zieht die Person hoch generalisierte und völlig von konkreten Situationen abstrahierte Schlussfolgerungen über sich selbst, über ihr eigenes Wohlergehen, über Beziehungen, über die Realität. Exekutive Schemata sind somit hoch generalisiert und komprimiert *und* für die Person hoch relevant. Es sind relevante Annahmen über die eigene Person („Ich bin ein Versager."), über Beziehungen und die Relevanz von Beziehungen für die eigene Person („In Beziehungen werde ich nicht akzeptiert.") oder über Realität und die Relevanz der Realität für die eigene Person („Mein Verhalten hat keinen Effekt auf andere.").

Diese exekutiven Schemata sind es, die durch relevante Situationen aktiviert werden und deren Aktivierung die weitere Informationsverarbeitung und Handlungsregulation einer Person steuern.

Exekutive Schemata
- sind inhaltlich organisiert,
- enthalten persönlich extrem hoch relevante Inhalte,
- steuern, wenn aktiviert, die Verarbeitung von Information und die Regulation von Handlung, beeinflussen damit direkt und unmittelbar die Exekutive einer Person.

3.3 Exekutive Schemata

Hier interessieren insbesondere die Schemata der dritten Art, die Grawe (1998) als „exekutive Schemata" bezeichnet hat. Die Aktivierung exekutiver Schemata hat *unmittelbaren Einfluss* auf die bei der Person aktuell ablaufende Informationsverarbeitung und Handlungsregulation; exekutive Schemata bestimmen damit bei ihrer Aktivierung in hohem Maße den aktuellen „state of mind" einer Person (Horowitz, 1987).

Eine Person erwirbt wahrscheinlich in ihrer Biographie eine große Zahl solcher Schemata; viele davon, so muss man annehmen, sind durchaus funktional und *stellen damit für die Person eher Ressourcen als Probleme dar.*

Einige Schemata sind aber auch dysfunktional: Sie führen zu ungünstigem Erleben, blockierenden Affekten und Emotionen und zu Handlungen, die für die Person deutlich mehr Kosten als Gewinne erzeugen.

> *Um diese dysfunktionalen Schemata geht es in der Therapie: Um solche exekutiven Schemata, die zu persönlichen Problemen von Personen beitragen!*

Ein Beispiel für ein solches Schema ist ein „Versager"-Schema. Es enthält Annahmen wie:
- Ich bin ein Versager.
- Wenn ich ein Versager bin, werde ich abgelehnt, ausgegrenzt.
- Abgelehnt und ausgegrenzt zu werden ist furchtbar.

Dieses Schema wird nun z.B. in allen Situationen aktiviert, die die Person als Kritik auffassen kann. Dann werden diese Annahmen salient und determinieren die weitere Verarbeitung der Situation: Die Person denkt „Ich habe mal wieder versagt.", sie hat aktuell Angst vor Abwertung und Ablehnung und hat massive Fluchttendenzen. Sie interpretiert die Situation im Sinne des Schemas, was gravierende Auswirkungen auf ihr Erleben und Verhalten hat. Sie stellt sich den Aufgaben nicht, vermeidet Herausforderungen, ist abgelenkt, kann sich nicht konzentrieren und erzeugt damit letztlich das, was sie befürchtet: Ein Versagen, was das Schema wiederum (scheinbar) bestätigt!

Exekutive Schemata sind damit für die aktuelle Informationsverarbeitung und aktuelle Handlungsregulation der Person unmittelbar relevant. Einmal aktiviert, greifen sie aktiv in die aktuell bei der Person ablaufenden Prozesse ein (dies tun semantische und biographische Schemata nicht!).

3.4 Schemata bilden sich in der Biographie und sind hochgradig idiosynkratisch

Exekutive Schemata entstehen wie biographische aus biographischen Erfahrungen. Sie enthalten jedoch keine abgespeicherten biographischen Erfahrungen, sondern hoch generalisierte z.T. abstrakte *Schlussfolgerungen* aus Erfahrungen für die eigene Person (Grawe, 1998).

Eine Person nimmt dabei Erfahrungen in ihrer Biographie nicht einfach wahr. Sie interpretiert diese vielmehr aktiv, auch schon verzerrt durch bereits existierende Schemata; dadurch wirken sich Schlussfolgerungsfehler wie Übergeneralisierung, selektive Abstraktion, Personalisierung usw. (siehe Beck,1979) auch bereits *auf die Bildung von Schemata aus!*

So kann eine Person z.B. aus der Erfahrung, dass ein Elternteil durchweg nicht zur Verfügung stand, den Schluss ziehen „Beziehungen sind nicht verlässlich." oder aus der Erfahrung, kritisiert oder abgewertet zu sein, den Schluss ziehen „Ich bin nicht akzeptabel.". Diese Schlüsse sind alle bereits völlig übergeneralisiert: Aus einzelnen, speziellen Erfahrungen werden allgemeingültige Prinzipien!

Aus biographischen Erfahrungen werden hochgradig relevante Schlussfolgerungen für die eigene Person gezogen: Schlüsse über die eigenen Fähigkeiten, die eigene Attraktivität, den eigenen Wert für andere, über die Qualität von Beziehungen usw. Ebenso entstehen „Verdichtungen" aus emotionalen und affektiven Erfahrungen.*Und diese Schlüsse sind in der Regel hoch generalisiert:* Aus der negativen Rückmeldung *einer* Bezugsperson, die für das Kind eine besondere Beziehungsbedeutung hat, wird nicht „Ich bin von X manchmal abgewertet worden.", sondern es wird „Ich bin wertlos.". Erweist sich eine solche primäre Bezugsperson nicht als verlässlich, so wird daraus nicht der Schluss gezogen „X ist manchmal nicht verlässlich.", sondern „Beziehungen sind nicht verlässlich.".

Diese Schlüsse können somit bereits allen Beckschen Schlussfolgerungsfehlern (Beck, 1979) unterliegen:
- sie sind übergeneralisiert;
- sie sind personalisiert;
- sie sind z.T. willkürlich;
- sie sind dichotom.

Daher kann aus den Schemata, die gebildet werden, auf keinen Fall valide auf die biographische Situation geschlossen werden; das ist, da Psychotherapeuten keine Historiker sein sollten, aber auch nicht nötig, denn entscheidend ist, welches Schema die Person *hier und jetzt* aufweist. Gespeichert werden damit im Schema nicht Erfahrungen an sich, sondern *Auswertungen* von Erfahrungen. Und, das muss man ganz klar sehen, an diesen Auswertungen sind *schon die bereits existierenden Schemata beteiligt*: Die „einlaufenden" Erfahrungen werden immer schon auf der Grundlage der bereits existierenden Schemata interpretiert!

Dies hat für die Entstehung von Schemata sehr wichtige Konsequenzen. Denn auf diese Weise können durchaus sehr voreingenommene Schemata entstehen, die die „realen Erfahrungen" hochgradig verzerren können. So können sich z.B. auch aus konsistent leicht negativen Rückmeldungen („Du hättest es besser machen können.") über die Zeit extrem negative Schemata („Ich kann gar nichts.") bilden; somit lässt auch die Extremität, in der Schemata formuliert sind, nicht sicher auf das Ausmaß der Rückmeldungen schließen, aus denen sich die Schemata gebildet haben.

Schemata bilden sich *durch die ganz spezifische Biographie* einer Person. Das heißt die ganz speziellen Erfahrungen, die eine Person in ihrer Biographie macht und die ganz spezielle Art und Weise, wie sie diese Erfahrungen interpretiert, determiniert, welche spezifischen Schemata eine Person aufweist. Das bedeutet: Exekutive Schemata sind hochgradig *idiosynkratisch*, d.h., sie sind hochgradig personen-spezifisch. *Welches Schema sich jeweils bildet, hängt von den ganz besonderen Lebensbedingungen und den ganz besonderen Verarbeitungsprozessen einer spezifischen Person ab. Damit hat im Detail jede Person andere exekutive Schemata*, was es therapeutisch erforderlich macht, jedes Schema individuell zu rekonstruieren; was wiederum empathisches Verstehen und Modellbildung erforderlich macht!

> Relevante Schemata einer Person sind hochgradig idiosynkratisch; damit müssen Therapeuten bei jedem Klienten genau dessen relevante Schemata im Detail valide rekonstruieren, bevor sie wissen, an welchen Schemata sie therapeutisch genau ansetzen müssen.

Die Inhalte eines exekutiven Schemas sind also
- inhaltlich-thematisch organisiert;
- sind auf die eigene Person bezogen und von den spezifischen Erfahrungen abhängig, also hochgradig idiosynkratisch;
- sind von tatsächlichen Erfahrungen weitgehend abgelöst, hoch generalisiert;
- sind für die Steuerung der eigenen Informationsverarbeitung und Handlungsregulation hochgradig relevant, d.h., sie steuern die „Exekutive" der Handlungsregulation (Kuhl, 1994).

Die Schemata unterschiedlicher Personen weisen zwar Ähnlichkeiten auf (z.B. darin, dass es sich um Schemata über das „Selbst" einer Person handelt); dies ist die Grundlage für Kategorisierungen und kategoriale Diagnostik; *im Detail* sind jedoch niemals zwei Schemata zweier Personen identisch. So weisen alle Personen Selbstschemata auf. Was aber genau „in dem Selbstschema steht" ist von Person zu Person unterschiedlich.

Daher ist es auch notwendig und angebracht, dass Therapeuten *beides* tun: sie betreiben eine eher kategoriale Diagnostik, indem sie z.B. als erstes feststellen, dass ein Klient ein negatives Selbstschema aufweist; zum anderen müssen sie aber *immer ein individuelles Klienten-Modell* erstellen, in dem genau abgebildet wird, was speziell *in dem Schema des Klienten steht*. Erst dann, wenn dies geleistet ist, hat der Therapeut das Klienten-Schema verstanden!

3.5 Aktivierte Schemata bestimmen den „state of mind"

Schemata haben in inaktiviertem Zustand keinen Einfluss: Solange ein Schema nicht aktiviert oder im System des Klienten gehemmt ist, beeinflusst es weder die Verarbeitung, noch die aktuellen Affekte oder Handlungen einer Person. Deaktiviert wirken Schemata auch nicht dysfunktional (deshalb kann eine Person manchmal ungünstige Effekte lange vermeiden, obwohl sie massiv dysfunktionale Schemata aufweist. Sie vermeidet systematisch auslösende Situationen oder richtet sich ihre Lebenswelt so ein, dass die Schemata nicht aktiviert werden!).

Wird ein Schema jedoch aktiviert, dann entfaltet es seinen Einfluss: In einer Situation, die das Schema aktiviert hat, entfaltet es einen wesentlichen Einfluss auf das Erleben und Handeln der Person; sein Einfluss kann manchmal begrenzt sein, in der Regel *ist der Einfluss des Schemas aber eher groß*. Das ganze Denken und Handeln einer Person kann vom Schema massiv beeinflusst werden.

Schemata determinieren damit oft den gesamten „state of mind", in dem sich eine Person in einem gegenwärtigen Augenblick befindet (Horowitz, 1987). Schemata bestimmen somit,

- was einer Person in einem gegebenen Augenblick durch den Kopf geht, also die aktuellen Kognitionen oder automatischen Gedanken der Person; Schemata determinieren, wie und als was eine Person eine Situation interpretiert;
- welche affektiven Zustände bei einer Person ausgelöst werden, z.B. ein Zustand von (diffuser) Unzufriedenheit, Unruhe, (diffuser) Bedrohung u.a.;
- welche weiteren Emotionen (durch weitere Verarbeitungsprozesse) erzeugt werden, indem z.B. automatische Gedanken weitere Interpretationsprozesse anstoßen, die dann Ängste, Ärger, Schuldgefühle, Traurigkeit u.a. auslösen;
- welche anderen, über das Schema hinausgehenden Gedächtnisbestände noch aktiviert werden; z.B. durch Gedanken wie „Ich bin ein Versager." Erinnerungen an früheres Versagen und Scheitern (was wieder Affekte und Emotionen auslöst, die wiederum weitere Gedächtnisbestände aktivieren, usw.);
- welche Handlungsimpulse bei der Person aktiviert werden
- und welche konkreten Handlungen bei der Person tatsächlich ausgelöst werden (wie z.B. Fluchtverhalten).

Damit determiniert ein aktiviertes Schema nicht nur das aktuelle Denken der Person: Es determiniert gleichzeitig *viele Aspekte des aktuellen psychischen Zustandes der Person*, einschließlich affektiver und emotionaler Zustände.

Da es bei derselben Person ganz unterschiedliche Schemata gibt, aufgrund differentieller Erfahrungen und Verarbeitungsprozesse, können *zu verschiedenen Zeitpunkten unterschiedliche Schemata aktiviert sein*; damit kann sich die Person aber auch zu verschiedenen Zeitpunkten in ganz unterschiedlichen states of mind befinden. Ist z.B. ein Schema der Art aktiviert Ich bin kompetent.", dann ist die Person optimistisch, leistungsorientiert, arbeitet in einem eher handlungsorientierten Modus, weist positive Effizienzerwartungen auf, sucht Situationen auf usw. Ist dagegen ein Schema aktiviert der Art „Ich bin ein Versager.", dann weist die Person negative Erwartungen auf, arbeitet in einem eher lageorientierten Modus, vermeidet Situationen, ist in einer depressiv-niedergedrückten Stimmung usw. Das heißt, es ist möglich, dass eine Person vollkommen widersprüchliche Schemata in sich vereint, die jedoch zu unterschiedlichen Zeitpunkten und in verschiedenen Situationen aktiviert sind.

Dies bedeutet aber auch, dass eine Person keine einheitliche, durchgängige, konsistente und in allen Situationen identische „Identität" besitzt, sondern „mehrere Identitäten", die, wenn die Schemata hochgradig unterschiedlich sind, auch stark variieren können (z.B. von erfolgsorientiert-optimistisch bis zu misserfolgsorientiert-depressiv). Die Vorstellung einer einheitlichen Identität ist eine Fiktion. Es gibt vielmehr eine Reihe mehr oder weniger konsistenter, mehr oder weniger widersprüchlicher und mehr oder weniger konfligierender Identitäten. Personen können z.T. hochgradig konfligierende Schemata aufweisen (Grawe, 1998, S. 361ff.), die zu völlig unterschiedlichen Zielen, Verhaltensweisen, Emotionen führen: damit kann das System einer Person hochgradig konflikthaft sein. Und natürlich ist dies ein sehr relevanter therapeutischer Ansatzpunkt für eine Klärungsorientierte Psychotherapie und weitere therapeutische Bearbeitungen.

3.6 Schemata werden automatisch aktiviert

Schemata werden durch bestimmte Situationen oder durch bestimmte Gedanken (z.B. Vorstellungen von Situationen) *automatisch* bottom up aktiviert. Es genügt das Vorliegen einer Situation, die als relevant im Schema gespeichert ist, um das betreffende Schema zu aktivieren; oder es genügt die Vorstellung einer solchen Situation. Genau genommen ist es nicht einmal die jeweils vorliegende Situation als Ganzes, die das Schema aktiviert, sondern die Situation enthält spezifische *Trigger*, also spezifische Situationskomponenten, die als Auslöser für die Schemata fungieren.

Dabei sind keine weiteren Verarbeitungsprozesse oder gar bewusste Kontrollprozesse notwendig, um das Schema zu aktivieren (Norman & Shallice, 1985; Schneider & Shiffrin, 1977; Schneider et al., 1984; Shiffrin & Schneider, 1984; Shiffrin et al., 1981); im Gegenteil: *das Schema kann in aller Regel gar nicht durch bewusste Kontrollprozesse aktiviert werden* (Perrig et al., 1993; Schneider & Shiffrin, 1977). Damit erfolgt eine Schema-Aktivierung oft auch am Bewusstsein vorbei; das Schema kann aktiviert werden, ohne dass die Person weiß, wodurch oder wie das geschehen ist. (Dass die Schema-Aktivierung automatisiert erfolgt, impliziert jedoch *nicht*, dass das Schema selbst dem Bewusstsein unzugänglich sei (vgl. Cohen et al., 1990; Schneider et al., 1984).) Ist das Schema jedoch einmal aktiviert, dann beeinflusst es in hohem Maße die Verarbeitungs- und Handlungsregulationsprozesse.

Eine wichtige Konsequenz dieser Erkenntnis ist, dass Therapeuten Schemata am besten dadurch aktivieren können, wenn sie Klienten instruieren, sich genau die Aspekte einer relevanten Situation vorzustellen, die das Schema (automatisch) auslösen, d.h. sich die spezifischen *„Trigger"* so konkret und plastisch wie möglich zu vergegenwärtigen. Therapeuten können Klienten aber nicht instruieren, ein bestimmtes Schema zu aktivieren und Klienten können dies auch nicht einfach willentlich erreichen!

3.7 Nur exekutive Schemata determinieren Probleme

Es sind ausschließlich die exekutiven Schemata, deren Aktivierung persönliche Probleme determinieren; die semantischen und auch die episodischen, biographischen Schemata haben gar keinen direkten Einfluss auf den state of mind einer Person. Biographische Erinnerungen können allerdings Auslöser für die Aktivierung exekutiver Schemata sein.

Daher ist es für eine effektive Therapie auch notwendig, die exekutiven Schemata und nicht die episodischen zu bearbeiten. Eine Konsequenz davon ist, *dass es keineswegs ausreicht, dass ein Klient seine Biographie erzählt*; solange lediglich episodische Schemata aktiviert werden, ist nicht mit einer nennenswerten therapeutischen Veränderung zu rechnen. *Therapeutisch reicht es auch nicht aus, Verbindungen zwischen biographischen Erfahrungen und heutigem Verhalten herzustellen*; dies schafft lediglich neue intellektuelle Schemata, rührt die exekutiven Schemata aber nicht einmal an.

Dennoch kann es hoch relevant sein, *mit der Biographie zu arbeiten*: der Grund dafür liegt darin, dass die Vorstellung biographischer Situationen mit hoher Wahrscheinlichkeit relevante exekutive Schemata aktiviert. Und dann muss therapeutisch *mit diesen exekutiven Schemata weitergearbeitet werden*! Biographische Arbeit an sich ist ineffektiv; biographisches Material kann jedoch in hohem Maß zur Problemaktualisierung beitragen!

Biographische Arbeit kann auch sehr nützlich sein, weil sie dem Klienten und dem Therapeuten hilft, die Schemata besser zu verstehen; außerdem erfährt der Klient, dass seine Schemata nicht einfach „da" sind und „einfach valide" sind, sondern dass sie einen historischen Hintergrund haben, auf das Verhalten bestimmter Bezugspersonen zurückgehen und darauf, *dass diese dem Klienten gezielt bestimmte Erfahrungen vermittelt haben*. Der Klient kann erkennen, dass die Schemata durch wenige Personen vermittelt wurden, die selbst bestimmte Auffassungen und Probleme hatten und dass die Schemata nur diese, historisch relativierten und begrenzten Erfahrungen widerspiegeln und keineswegs „die Wahrheit". Das kann Klienten sehr helfen, sich von diesen Schemata zu distanzieren. Diese Distanzierung kann zwei wichtige Konsequenzen haben. Zum einen kann der Klient sich die fehlende Validität und die Entstehung des Schemas bei seiner Aktivierung in einer Alltagssituation vergegenwärtigen, was eine erste Kontrolle des Schemas mit sich bringen kann. Zum anderen schafft die gewonnene Distanz zu den Inhalten des Schemas oft erst die Voraussetzung zum weiteren Hinterfragen und Verändern. Denn solange der Klient davon zu 100% überzeugt ist, dass sein Schema der Realität entspricht, bedeutet Disputation ein Verbiegen der Realität.

3.8 Schemata müssen aktiviert sein, um geklärt und bearbeitet werden zu können

Aus therapeutischer Sicht ist es sinnvoll, genau *die* Schemata zu identifizieren, zu klären und therapeutisch zu bearbeiten, die dem Problem eines Klienten zugrunde liegen, also *die Schemata, die auch tatsächlich problemrelevant sind*. Alle anderen Schemata müssen nicht verändert werden (können jedoch therapeutisch im Sinne einer Ressourcen-Aktivierung relevant werden!).

Gedächtnispsychologisch gesehen ist für eine Bearbeitung von Schemata eine vorhergehende *Schema-Aktivierung* notwendig. Dies ist eine sehr bedeutsame psychologische Trivialität: *nur aktivierte Schemata können therapeutisch klärbar und bearbeitbar werden*. Grawe bezeichnet diesen Prozess der Schema-Aktivierung als *Problemaktualisierung* und sieht in ihm einen zentralen therapeutischen Wirkfaktor (Grawe, 1998).

In der Tradition der Experientiellen Psychotherapie wird dieser Prozess in der Regel als „Erlebnisaktivierung" bezeichnet (vgl. Esser, 1978, 1983).

Dies hat zur Folge, dass im Therapieprozess aktuell, im *Hier und Jetzt*, ein Schema aktiviert sein muss, ansonsten ist es nicht bearbeitbar.

Die Aktivierung der kognitiven Anteile des Schemas erzeugt dabei *aktuelle Kognitionen*: Es sind Gedanken, die dem Klienten spontan einfallen, sich spontan aufdrängen und *nicht* Gedanken, die ein Klient konstruiert. Treten solche aktuellen, spontanen Kognitionen auf, dann weiß der Therapeut, dass nun ein kognitives Schema aktiviert ist und geklärt bzw. bearbeitet werden kann.

Die Aktivierung der affektiven Anteile eines Schemas oder eines affektiven Schemas erzeugt dabei Affekte: Und diese im Therapieprozess aktuell auftretenden Affekte informieren einen Therapeuten darüber, dass affektive Schema-Anteile aktiviert worden sind und damit nun bearbeitbar sind. (Das bedeutet aber auch: streng genommen geht es bei einer „Erlebnisaktivierung" gar nicht primär um die Aktivierung von Emotionen oder Affekten *an sich*. Diese sind lediglich *Indikatoren* für eine Schema-Aktivierung. Es geht vielmehr *um die Aktivierung des zugrundeliegenden Schemas selbst*. Es geht im Therapieprozess nicht primär darum, einen Klienten traurig zu machen. Vielmehr muss man die Traurigkeit in Kauf nehmen, denn eine Aktivierung des entsprechenden Schemas (eines „Verlust-Schemas") ist nicht ohne die Auslösung von Traurigkeit möglich. *Damit geht es aber nicht primär um Emotions-Aktivierung, sondern um Schema-Aktivierung!* Und dieses aktivierte Schema muss dann auch noch therapeutisch geklärt und bearbeitet werden! Eine reine Emotions-Aktivierung ohne begleitende Schema-Klärung und -Bearbeitung ist dagegen therapeutisch sinnlos.)

Die Tatsache, dass Schemata bottom up durch Stimuli oder Vorstellungen von Stimuli aktiviert werden, hat auch zur Konsequenz, *dass therapeutische Klärungsprozesse immer von einer „Berichtebene" ausgehen müssen*. Klienten beginnen, indem sie berichten, „was sich ereignet hat", in der Gegenwart oder in der Vergangenheit. Je stärker und je konkreter sich die Person dabei in die jeweilige Vorstellung hineinversetzt, desto wahrscheinlicher ist es, dass hier und jetzt ein Schema aktiviert wird, mit dem dann therapeutisch gearbeitet werden kann. Dabei geschieht die Schema-Aktivierung im Hier und Jetzt; die berichteten Situationen müssen dagegen keineswegs im Hier und Jetzt sein: *Auch die Vorstellung alter Situationen kann in massiver Weise zu Schema-Aktivierungen führen!* Damit kann praktisch inhaltlich alles thematisiert werden, was dem Klienten irgendwie relevant erscheint. Man gelangt über eine Schema-Aktivierung praktisch von jedem beliebigen Thema zu relevanten Schemata.

3.9 Zentral zur Klärung von Schemata sind die aktuell durch Situationen ausgelösten Verarbeitungsprozesse

Schematheoretisch wird angenommen, dass *Situationen* nicht direkt Verhalten auslösen, sondern dass Situationen in einem bottom-up-Verarbeitungsprozess relevante Schemata aktivieren („triggern"), die dann top-down aktuelle Verarbeitungsprozesse mitdeterminieren *und diese aktuellen Verarbeitungsprozesse* sind es letztlich, die Handlungen initiieren.

Es sind auch diese aktuellen Verarbeitungsprozesse (Kognitionen, Affekte, Handlungsimpulse), die der Person bewusst zugänglich sind und von denen aus man therapeutisch auf das auslösende Schema zurückschließen kann. *Von den Verarbeitungsprozessen aus, die jeweils aktuell „getriggert" sind, kann man das zugrunde liegende Schema rekonstruieren.*

Diese Annahmen haben einige ganz zentrale Implikationen für die praktisch-therapeutische Arbeit mit Schemata:

- Man benötigt im Therapieprozess immer konkrete, reale Situationen oder *Vorstellungen* von konkreten, realen Situationen, um Schemata zu aktivieren (denn: nur aktivierte Schemata lassen sich klären und bearbeiten!!). Situationen spielen daher eine wichtige therapeutische Rolle als *Auslöser* von Schemata.
- Die eigentlich relevanten Zielpunkte einer Klärung sind dann aber nicht die Situationen selbst, sondern die relevanten Schemata *bzw. die durch die Schemata determinierten Verarbeitungsprozesse*, also die aktuellen Kognitionen, Affekte und Handlungsimpulse. Sobald das Schema durch eine Situation aktiviert ist, steht die Situation damit *nicht mehr* im Fokus der therapeutischen Arbeit, sondern die aktuellen Verarbeitungsprozesse und das Schema selbst!

In diesem Prozess genügen bereits rudimentäre Situationsverarbeitungen, um ein mit der Situation assoziiertes Schema zu aktivieren; das dann aktivierte Schema determiniert dann (massiv) die weiteren aktuell ablaufenden Verarbeitungsprozesse der Person.

Situationen sind damit auch in einem Schema-Ansatz relevant: Es sind real existierende Situationen oder *es sind bei einer Person konkret vorgestellte Situationen*, die Schemata aktivieren. Die Aktivierung von Schemata hängt damit in sehr hohem Maße davon ab, dass Therapeuten in der Therapie die Vorstellungen relevanter Situationen herstellen können. Situationen sind relevant als „Trigger" von Schemata. Treten relevante Situationen nicht mehr auf (z.B. weil eine Person die Konfrontation mit ihnen systematisch vermeidet), dann werden auch bestimmte Schemata nicht mehr aktiviert. In diesem Fall müssen Therapeuten in der Therapie dafür sorgen, dass Klienten die relevanten Situationen in ihrer Vorstellung wieder herstellen können.

Dennoch sind es jedoch nicht die Situationen an sich, die ein Verhalten oder die Auslösung eines state of mind bedingen. Denn zwei Personen reagieren auf exakt die gleiche Situation vollkommen unterschiedlich, je nachdem, welche Schemata sie jeweils (in ihrer Biographie) gelernt habe und in die Situation mitbringen.

Damit wird deutlich:

- Die zentralen Determinanten aktueller Verarbeitungsprozesse, der aktuell ablaufenden Situationsinterpretationen, der automatischen Gedanken, der ablaufenden Affekte und Emotionen und der aktuell vorliegenden Handlungsimpulse sind die bei einer Person existierenden *Schemata*;
- damit sind *Schemata* die jeweils relevantesten Aspekte des gesamten Prozesses;
- ob ein Schema jedoch aktuell aktiviert wird oder nicht, hängt von der real existierenden oder konkret vorgestellten Situation ab;

- insofern steuern Situationen die Verarbeitungsprozesse mit, bestimmen als solche aber nicht die jeweiligen Inhalte der Verarbeitungen.

3.10 Nur dysfunktionale Schemata sind Ansatzpunkte von Therapie

Man muss annehmen, dass eine Person in ihrer Biographie eine immens große Anzahl von Schemata bildet: Schemata über sich selbst, über Beziehungen, über die Realität. Und man muss annehmen, dass eine große Anzahl dieser Schemata *gut funktionieren*: Sie enthalten (einigermaßen) valide Annahmen über die Realität, gut funktionierende Bewertungen, funktionale Situationsinterpretationen; sie erzeugen angemessene affektive und emotionale Reaktionen, die zu Handlungen führen, die der Person mehr Gewinne als Kosten einbringen. (In manchen Fällen sind sogar unrealistische Schemata hoch funktional: Der Glaube des Menschen, über sehr vieles Kontrolle im Leben zu haben, ist hochgradig unrealistisch (Ellis würde sagen: „irrational"); er ist dennoch hoch funktional, denn so macht sich die Person nicht ständig Sorgen, trifft Entscheidungen und verfolgt Ziele, so, als hätte sie Kontrolle! Die Annahme vom Menschen, mit an Sicherheit grenzender Wahrscheinlichkeit aus einem Auto heil wieder auszusteigen, ist unrealistisch; sie ist aber funktional, denn hätte man eine realistische Vorstellung, würde man kein Auto mehr besteigen. Das macht aber deutlich: Unrealistische Annahmen sind nicht zwangsläufig dysfunktional, oder, anders ausgedrückt: *Irrational ist nicht gleich dysfunktional!* (Ellis irrt!))

Viele Schemata der Person sind damit *funktional*: Sie determinieren ein recht gutes Funktionieren der Person und erzeugen mehr Handlungsgewinne als Handlungskosten.

Es gibt jedoch immer einige Schemata, die ein weniger gutes Funktionieren nach sich ziehen: Schemata, die Realitätsannahmen enthalten, die nicht gut in der Realität funktionieren; Schemata, die Bewertungen enthalten, die zu Problemen führen. *Diese* Schemata führen zu Handlungen und Handlungskonsequenzen, die der Person *mehr Kosten als Gewinne erzeugen*. Und *damit* führen diese Schemata zu Verarbeitungen und Handlungen, die man aufgrund der hohen Kosten als *problematisch* bezeichnen kann. Diese Schemata determinieren damit Probleme der Person und sie sollen *deshalb* als dysfunktionale Schemata bezeichnet werden.

Solche dysfunktionalen Schemata, die zu Verarbeitungsprozessen und Handlungen führen, die der Person (hohe) Kosten einbringen und damit problematisch sind, sind *diejenigen* Schemata, um die es in einer Therapie geht. *Klienten kommen in Therapie, weil sie Kosten haben. Ihr Erleben und Handeln selbst oder ihre Handlungskompetenzen widersprechen wichtigen Zielen, Motiven oder Werten der Person*:
- Ihre Stimmungen sind unangenehm, weichen von angezielten positiven Stimmungen ab (Unzufriedenheit, Anspannung, Unbehagen, usw.).
- Ihre Emotionen sind an sich schon unangenehm oder führen zu Konsequenzen, die nicht akzeptabel sind.
- Ihre Handlungen weichen von Zielen, Motiven und Werten ab.

- Ihre Handlungskonsequenzen (z.B. die Reaktionen von Interaktionspartnern) sabotieren Motive, Bedürfnisse, Ziele der Person.

Und dieses Erleben und Handeln kann nun auf Schemata zurückgehen: Situationen können solche Schemata triggern, die zu solchen Affekten, Emotionen und Handlungen führen; und damit sind diese Schemata dysfunktional. Und um dieses problematische Erleben und Handeln ändern zu können, muss man die Schemata verändern, auf denen dieses problematische Erleben und Handeln basiert: *Es ist also nötig, die den Klienten-Problemen zugrunde liegenden Schemata zu identifizieren, zu klären und zu verändern.* Diese Schemata (und *nur diese* Schemata) sind der Ansatzpunkt der Therapie. Ausgehend von einer Definition der Probleme müssen dann *gezielt* diejenigen Schemata identifiziert werden, die genau diesen Problemen zugrunde liegen; *diese* Schemata sind *damit* als dysfunktionale Schemata identifiziert (und durch sonst nichts; sie sind nur und erst durch eine *solche* Analyse als dysfunktional markierbar!). Diese dysfunktionalen Schemata sollten dann vom Therapeuten fokalisiert werden: Sie sollten geklärt, repräsentiert, bearbeitet und verändert werden, damit Klienten ihr Erleben und Handeln ändern können und somit ihre Kosten reduzieren und ihre Probleme beseitigen.

Damit wird deutlich:
- Persönliche Probleme von Klienten definieren sich dadurch, dass es bei Klienten ein Erleben und Handeln gibt, das Kosten erzeugt, unangenehm ist, gegen Motive, Ziele, Werte der Person verstößt.
- Persönliche Probleme von Klienten gehen auf Schemata zurück; diese problemdeterminierende Schemata definieren sich dadurch als dysfunktional.
- Diese dysfunktionalen Schemata sind der Ansatzpunkt der therapeutischen Arbeit.
- Diese dysfunktionalen Schemata müssen fokalisiert, geklärt, repräsentiert, bearbeitet und verändert werden.

Damit ist aber auch hier schon klar, dass ein Therapieprozess hochgradig gezielt ablaufen kann: *Der Therapeut konzentriert sich so schnell wie möglich auf die relevanten, dysfunktionalen Schemata des Klienten und versucht diese, so schnell und so effektiv wie möglich, zu klären und zu repräsentieren, er versucht damit, eine valide kognitive Repräsentation dieser Schemata zu schaffen.*

Sobald diese Schemata valide kognitiv repräsentiert sind, arbeitet der Therapeut an einer Prüfung, Veränderung, Deaktivierung dieser Schemata, um diese Strukturen so effektiv wie möglich zu verändern.

Der Therapeut konzentriert sich damit nicht auf die Peripherie: Die Situationen, die Kosten, die Effekte; der Therapeut konzentriert sich dagegen auf die *zentralen* Problemdeterminanten: Die aktuellen Verarbeitungsprozesse des Klienten und, vor allem, auf die zugrunde liegenden Schemata. Der Therapeut sammelt somit keine Information, sondern er wertet die verfügbare Information gezielt und systematisch danach aus, welche „Spuren" zu den zentralen Aspekten führen und folgt diesen Spuren möglichst schnell und möglichst effektiv.

3.11 Ebenen kognitiv-affektiver Schemata

Wie in Kapitel 2 schon ausgeführt, muss man davon ausgehen, dass Schemata, die persönlich relevante Probleme von Personen determinieren, in der Regel keine rein kognitiven Schemata sind: Es handelt sich in aller Regel um Kombinationen aus kognitiven und affektiven Schemaanteilen. Wichtig ist nun, diese Anteile genauer zu klären.

Analysiert man die Binnenstruktur relevanter Schemata genauer, dann kann man 3 Ebenen unterscheiden.

1. Auf der ersten Ebene weisen Schemata Annahmen auf

Diese Annahmen sind, wie ausgeführt, „Verdichtungen" von Erfahrungen; es sind Annahmen über die eigene Person, Beziehungen oder die Realität. Es sind Annahmen wie:
- Ich bin ein Versager.
- Ich kann Erwartungen anderer nicht gerecht werden.
- Ich bin nicht wichtig.
- In Beziehungen wird man abgewertet.
- Alle beeinträchtigen mich u.a.

Auf dieser Ebene enthält das Schema also Aussage-Sätze der Art „Ich bin ...", „Beziehungen sind ...", „Die Realität ist ...". Damit werden Dingen Eigenschaften zugeschrieben.

Diese Schema-Ebene kann noch rein kognitiv sein: In diesem Fall enthält sie Annahmen in Form von Realitätsaussagen. Dann erzeugt die *Aktivierung* dieser Schema-Ebene auch (nur) Kognitionen: „Automatische Gedanken", Interpretationen, usw.

Es muss deutlich sein, dass die Aktivierung von Annahmen der ersten Ebene bereits weitergehende Verarbeitungen initiieren kann: Zum Beispiel kann die Person (schnell und automatisiert) darüber nachdenken, welche Konsequenzen es haben kann, ein Versager zu sein, welche „Katastrophen" daraus folgen usw. Diese Verarbeitungen können dann aus der zweiten Ebene des Schemas stammen (Kontingenz-Annahmen) oder sie können völlig neu generiert werden. In allen Fällen können aber auch schon *Emotionen* im engeren Sinne ausgelöst werden (Angst, Traurigkeit u.ä.). Somit bleibt es bei einer Aktivierung der ersten Schema-Ebene oft nicht bei rein kognitiven Aspekten!

In manchen Fällen sind jedoch mit den kognitiv formulierten Annahmen auch schon „affektive Annahmen" verbunden. So kann allein schon mit der Annahme „Ich bin ein Versager." ein affektiver Schema-Anteil verbunden sein (was sich durch entsprechende Lernprozesse in der Biographie leicht erklären lässt): Aus den Erfahrungen wie Kritik, persönliche Abwertung usw. resultierten kognitive *und* affektive Verarbeitungen (auf der kognitiven Seite generalisierte Schlussfolgerungen über die eigene Person, auf der affektiven Seite Verarbeitungen, die zu massiv negativen Affekten und deren „Verdichtungen" in affektiven Schemata geführt haben).

In diesem Fall löst aber die Aktivierung dieser ersten Schema-Ebene auch bereits Affekte aus: Sie ist dann nicht rein kognitiv.

Man muss sich darüber im Klaren sein, dass einzelne, identifizierte Annahmen in der Regel nur „die Spitze des Eisbergs" bilden. Die Annahmen sind in der Regel in ein Netzwerk weiterer Annahmen eingebettet, die einen Bedeutungshintergrund, eine Implikationsstruktur dieser Annahme bilden und die oft mit geklärt und therapeutisch mit bearbeitet werden müssen.

2. Auf der zweiten Ebene weisen Schemata Kontingenz-Annahmen oder Konsequenz-Annahmen auf

Diese Kontingenzannahmen sind wenn-dann-Beziehungen, bei denen der wenn-Teil der Annahme aus Ebene 1 entspricht und der dann-Teil eine Konsequenz aus dieser Annahme spezifiziert:
- Wenn man ein Versager ist, dann wird man abgewertet.
- Wenn man nicht wichtig ist, dann ist man allein.
- Wenn man nicht wichtig ist, dann wird man ausgegrenzt.

Auf dieser Ebene kann es *ganze Serien* von hintereinandergeschalteten Konsequenzannahmen geben, die eine „Katastrophen-Stelle" bilden:
- Wenn man ein Versager ist, dann wird man abgelehnt,
- wenn man abgelehnt wird, dann ist man allein,
- wenn man allein ist, ist man einsam.

Der dann-Teil dieser Kontingenzen kann daher sehr ausgefeilt sein. Er kann lediglich eine Annahme enthalten, aber in der Regel enthält er Serien von Annahmen, z.B.: „Wenn ich ein Versager bin, dann
- werde ich abgewertet, dann
- werde ich nicht gemocht, dann
- werde ich ausgeschlossen, dann
- bin ich einsam und allein, dann
- bin ich hilflos und verlassen."

Die Aktivierung von Aussagen dieser Schema-Ebene erzeugt wiederum zunächst Kognitionen; und dabei kann es u.U. auch bleiben. Sehr viel wahrscheinlicher ist es jedoch, dass die gespeicherten Konsequenzen bei ihrer Aktivierung *Bewertungen* triggern, also Aspekte des Motivationssystems aktivieren. In diesem Fall werden nicht nur Kognitionen ausgelöst, sondern (in hohem Maße) bereits Affekte und (durch weitere Verarbeitungsprozesse) auch Emotionen. Außerdem können Kontingenzannahmen bereits in hohem Maße mit affektiven Schema-Anteilen verbunden sein; damit kommt es dann bei einer Aktivierung dieser Schemaebene zu aktuellen Kognitionen *und* zu aktuellen Affekten.

Das bedeutet aber: Die Aktivierung der Annahmen auf der zweiten Schema-Ebene hat mit hoher Wahrscheinlichkeit bereits die Auslösung von Affekten zur Folge. Die Person *spürt deutlich* ein (mehr oder weniger diffuses) Unbehagen, ein aversives Gefühl, ein Gefühl der Anspannung u.a.

3. Die dritte Ebene eines Schemas ist die Bewertungsebene

Hier verbindet das Schema die Konsequenz-Annahme mit dem Motivations(-Bewertungs-)System: Und es ist, wie ausgeführt, das Motivationssystem, das letztlich festlegt, ob eine Konsequenz für eine Person schlimm, furchtbar, beängstigend, unangenehm usw. ist, *nicht* das kognitive System. Daher ist diese dritte Schema-Ebene auch von ganz entscheidender Bedeutung: *Denn (spätestens) hier entscheidet sich die persönliche Relevanz aller Annahmen und Konsequenzen!*

Auf dieser dritten Ebene gibt es daher Verbindungen der Art: Einsam zu sein ist furchtbar,
- weil bei starker Anschlussmotivation der Person dieses Motiv massiv frustriert,
- weil die Person deshalb Phantasien von quälender Einsamkeit aufweist,
- weil die Person alle (aus der Kindheit stammenden) Phantasien aufweist, in denen Einsamkeit assoziiert wird mit existentieller Bedrohung usw.

Die Aktivierung dieser Annahmen aktiviert mit sehr hoher Wahrscheinlichkeit negative affektive Schema-Anteile und erzeugt aktuell mit sehr hoher Wahrscheinlichkeit negative Affekte, die die Person dann sehr deutlich spürt: Zum Beispiel ein extrem unangenehmes Gefühl von Einsamkeit und Hilflosigkeit, ein Gefühl von Verlassensein und Schutzlosigkeit u.a.

Natürlich kann es auf dieser Ebene auch kognitive Verarbeitungsprozesse geben. Diese sind jedoch sehr wahrscheinlich weit weniger ausgeprägt. Kognitionen sind hier oft kognitive Label für eigentlich affektive Bedeutungen. Dominant sind wahrscheinlich die affektiven Verarbeitungen.

Betrachtet man, in welchem Ausmaß die drei Schema-Ebenen bei ihrer Aktivierung mit hoher Wahrscheinlichkeit kognitive und affektive Prozesse erzeugen, dann wird deutlich, dass von der ersten zur dritten Schemaebene der Anteil an kognitiven Aspekten ab- und der Anteil an affektiven Aspekten zunimmt (Abbildung 3).

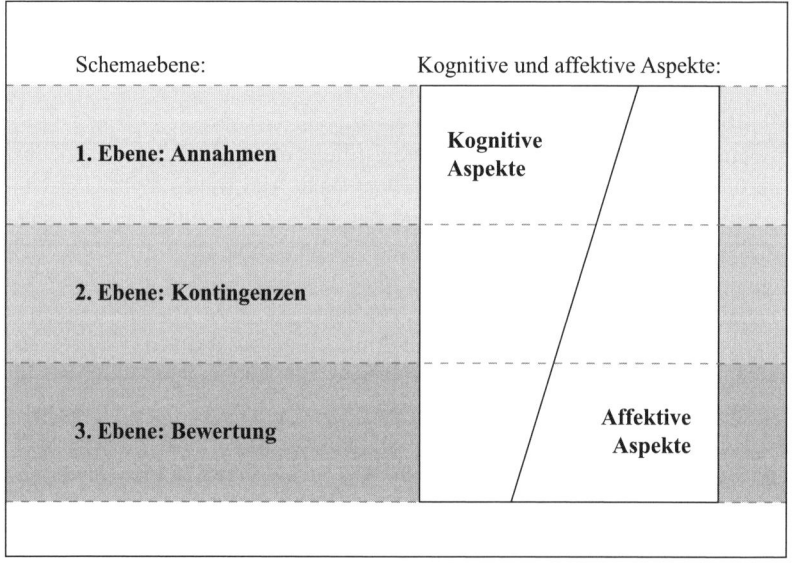

Abbildung 3: Anteil kognitiver und affektiver Aspekte auf den drei Schema-Ebenen

3.12 Zentrale und periphere Annahmen

Analysiert man die Einzel-Aussagen von Schemata (auf allen Ebenen) genauer, dann wird deutlich, dass es nicht nur die einzelne Aussage gibt, sondern dass es um jede Aussage herum *ein Netz damit assoziierter weiterer Annahmen gibt*; d.h. die Aussagen sind in ein Netz von Annahmen eingebettet (Collins & Loftus, 1975; Forgas, 1999, 2003; Hörnig et al., 1993).

Und dies gilt sowohl für die kognitiven als auch für die affektiven Annahmen: Um zentrale Kerne des Schemas sind jeweils mehr und mehr periphere Aspekte angelagert (Abbildung 4).

Schemata sind meist *komplexe Strukturen*, schon auf der ersten Schema-Ebene: Eine Aussage wie „Ich bin ein Versager." hat viele, damit assoziativ verknüpfte, weitere Annahmen wie:
- „Ich werde Anforderungen nicht gerecht."
- „Ich kann keine Vorträge halten."
- „Ich kann nicht gut frei reden."
- „Ich kann nicht einparken." usw.

Und selbst eine Annahme wie „Ich bin ein Versager." kann unter Umständen *mit noch zentraleren Annahmen verbunden sein*, die noch relevanter sind.

> *Schemata sind Netzwerke aus zentralen und peripheren Annahmen. Zentrale Annahmen sind relevanter für Verarbeitungsprozesse und damit für Probleme als periphere Annahmen. Damit sollten auch die zentralen Annahmen rekonstruiert und therapeutisch bearbeitet werden.*

Das Schema weist damit in der Regel *eine oder mehrere zentrale Annahmen auf*. Diese Annahmen sind deshalb zentral, weil sie mit allen anderen Annahmen verbunden sind und weil deshalb ihre Aktivierung alle anderen Annahmen „primet". „Zentral" bedeutet damit, dass diese Annahme im Netz einen großen Einfluss hat. Um diese zentralen Annahmen herum sind andere Annahmen assoziativ angelagert, die nach außen hin immer peripherer werden. Peripher sind sie deshalb, weil sie nur noch mit wenigen anderen Annahmen verbunden sind und weil ihre Aktivierung im Netz nur noch relativ geringe Effekte hat.

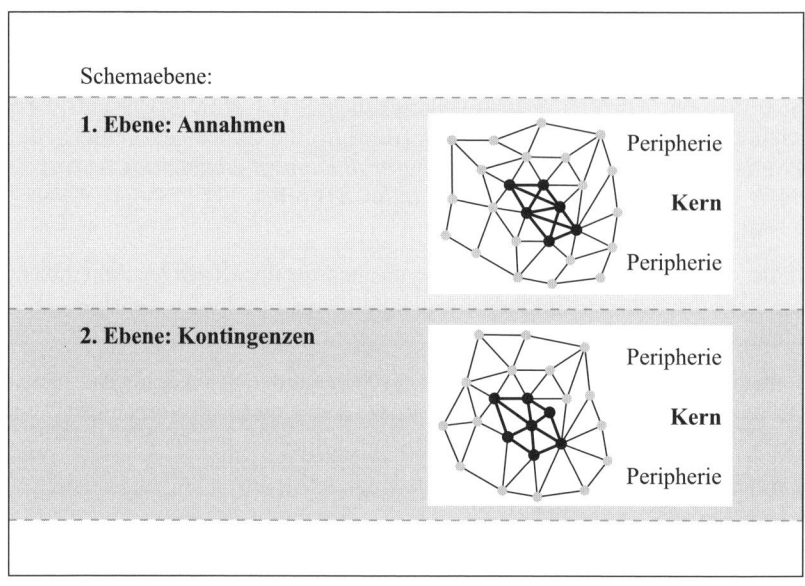

Abbildung 4: Aufbau eines Schemas aus Kernbereich und Peripherie

In noch sehr viel größerem Maße gilt dies wahrscheinlich für Schema-Ebene 2: Die Konsequenzannahmen sind mit sehr hoher Wahrscheinlichkeit eng mit weiteren Annahmen vernetzt und wahrscheinlich sind die ersten Annahmen, auf die man bei einer Analyse stößt, eher periphere Annahmen; je „weiter die Kette reicht", desto „schlimmer" werden die Annahmen. Meist enden sie bei solchen Befürchtungen, die bei der Entwicklung der Schemata, also in der Kindheit oder im frühen Jugendalter die schlimmsten phantasierbaren Befürchtungen waren: Abgelehnt werden, ausgestoßen werden, völlig einsam und hilflos sein. Die Aktivierung dieser Annahmen erzeugt dann bei Klienten oft auch ein Gefühl, als würde man mitten zwischen zwei Galaxien im intergalaktischen Leerraum ausgesetzt. Dies bedeutet aber auch: Da die Schemata sich wahrscheinlich in Kindheit oder früher Jugend bilden (denn dort können sich die Personen sehr schlecht gegen äußere Definitionen wehren und übernehmen diese!), *sind auch die schlimmsten Konsequenzen in den Schemata typische, negative Konsequenzen, die ein Kind oder Jugendlicher fürchtet.* Es ist die Konsequenz, allein und hilflos zu sein (mit den dazugehörigen Affekten), nicht die Konsequenz, arbeitslos zu sein oder mit einer Rotweinflasche unter einer Brücke zu liegen!

Betrachtet man ein solches Netz systemtheoretisch, dann muss man annehmen, dass die zentralen Annahmen des Schemas von sehr viel größerer Relevanz sind als die peripheren Annahmen: *Sie haben viel mehr Einfluss im Netz.*

Und diese Überlegung ist auch für die Veränderungen des Schemas relevant. Denn verändert man *zentrale* Annahmen des Schemas, dann kann man aus systemtheoretischen Überlegungen heraus annehmen, dass das auch eine *große Veränderungswirkung im Netz nach sich zieht:* Gelingt es, die zentrale Annahme des Schemas zu verändern, dann ändern sich sehr wahrscheinlich die damit assoziierten Annahmen auch bzw. sie lassen sich nach Veränderung der zentralen Annahmen relativ leicht verändern. *Die*

Veränderung der zentralen Annahme hat große Veränderungen im gesamten Netz zur Folge! Gelingt es jedoch „nur", eine periphere Annahme zu verändern (z.B.: „Ich kann nicht einparken."), dann hat das sehr wahrscheinlich *überhaupt keine weiteren Auswirkungen auf das Netz:* Denn man kann auch dann ein Versager sein, wenn man einparken kann usw. Die therapeutische Bearbeitung peripherer Annahmen eines Schemas hat damit nur geringe Auswirkungen; sie ist therapeutisch ineffektiv!

Betrachtet man das gesamte Schema mit allen drei Ebenen, dann wird deutlich, dass die zweite und dritte Ebene mit ihren starken affektiven und Bewertungskomponenten deutlich relevanter sind für eine Determination des Problems als die erste Ebene: Denn ohne Bewertungsebene, so wurde deutlich, wäre ein Problem gar kein Problem. *Es wird erst durch die affektiven Komponenten zu einem persönlich hoch relevanten Problem!* Damit lassen sich aber auch die drei Ebenen des Schemas nach Relevanz ordnen: Ebene 2 hat höhere Relevanz als Ebene 1 und Ebene 3 hat höhere Relevanz als Ebene 2 (Abbildung 5).

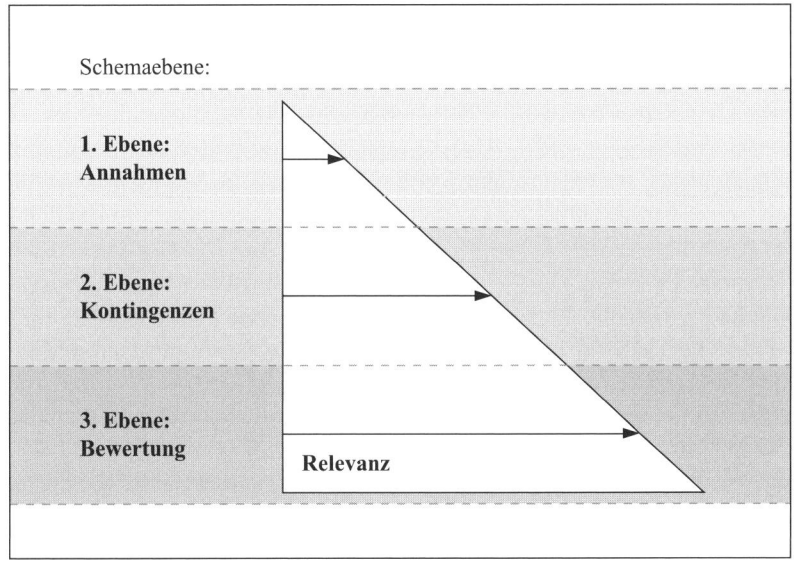

Abbildung 5: Relevanz der drei Schema-Ebenen für die Determinierung persönlicher Probleme

Und auch dies hat wiederum Konsequenzen für ein therapeutisches Vorgehen: Eine Veränderung der Bewertungen oder eine Veränderung der affektiven Qualität der Katastrophen-Annahmen sollte eine deutlich höhere therapeutische Effektivität erzielen als eine Veränderung von Annahmen der Ebene 1 allein.

Es ist sogar denkbar, dass man eine Veränderung von Kognitionen der Ebene 1 (z.B. „Ich bin ein Versager.") ohne gleichzeitige Veränderungen auf den anderen Ebenen entweder gar nicht zustande bringen kann (weil die anderen, affektiven Ebenen dies systematisch verhindern!) oder dass eine solche Veränderung nicht dauerhaft ist, weil die affektiven Reaktionen, die von den anderen Ebenen ausgehen, der Person immer wieder deutlich machen, dass sie sich als Versager fühlt oder dass sie massive Ängste hat, doch versagen zu können. *Damit muss massiv bezweifelt werden, dass eine alleinige therapeutische Bearbeitung der (eher rein kognitiven) Schema-Ebene 1 zu großen und dauerhaften therapeutischen Erfolgen führt.* Die affektiven Schema-Komponenten, die deutlich relevanter sind, sollten daher therapeutisch immer mit-bearbeitet werden!

3.13 Funktionscharakteristika von Schemata

Schemata weisen eine Reihe von Funktionscharakteristika auf, die man beachten sollte, da diese für die therapeutische Arbeit relevant sind. Da diese Charakteristika sehr wesentlich sind, sollen sie hier noch einmal zusammengefasst werden.

1. Nur aktivierte Schemata sind wirksam und zugänglich

Schemata sind Gedächtnisstrukturen und wie alle Gedächtnisinhalte sind sie einer Person immer nur dann zugänglich, wenn sie aktiviert sind; sind sie nicht aktiviert, dann lassen sie sich therapeutisch auch weder klären noch bearbeiten.

Schemata sind auch nur dann in der aktuellen Verarbeitungs-, Affekt- und Handlungsregulation einer Person wirksam, wenn sie aktiviert sind: Nur wenn sie aktuell aktiviert sind, erzeugen sie aktuelle Kognitionen, Affekte, Emotionen und Handlungsimpulse.

Damit gilt aber auch umgekehrt: Wenn im Therapieprozess zu einer Situation aktuelle Kognitionen, aktuelle, für den Klienten *spürbare* Affekte und Emotionen vorliegen und/oder der Klient aktuelle Handlungsimpulse bei sich wahrnimmt, dann sind alle diese Aspekte *Indikatoren dafür, dass das Schema im hier und jetzt des Therapieprozesses aktiviert ist;* damit sind es auch Indikatoren dafür, dass die Schemata jetzt geklärt und bearbeitet werden können.

Liegen diese aktuellen Indikatoren nicht vor, dann ist nicht klar, ob das Schema aktuell aktiviert ist, folglich gibt es auch keinen Hinweis darauf, dass eine Klärung und Bearbeitung des Schemas im Augenblick erfolgversprechend ist.

Wird der Klient bei deaktiviertem Schema aufgefordert, die Gründe seines Erlebens und Verhaltens zu klären, dann besteht eine sehr hohe Wahrscheinlichkeit, dass er nur Theorien über das Schema entwickelt, von denen, da sie sich *nicht* auf aktuelle Daten (nämlich aktuelle Kognitionen, Affekte usw.) beziehen, völlig unklar ist, ob sie valide sind. Die so geschaffenen „Repräsentationen" bilden dann u.U. das relevante Schema nicht einmal annähernd valide ab. Und damit zielen dann auch alle weiteren therapeutischen Bearbeitungen weit an dem Schema vorbei (Pearls nennt das, nicht völlig unzutreffender Weise, „mind fuck"; ein Intellektualisieren über spekulative Schemata, die nichts mit den real relevanten Schemata zu tun haben).

2. Schemata werden automatisch aktiviert

Schemata sind aufgrund der biographischen Erfahrungen eng mit bestimmten Situationsaspekten gekoppelt, genauer: Sie sind mit bestimmten (rudimentären) Situationsinterpretationen gekoppelt. So aktivieren z.B. alle Situationen, die eine Person als Kritik oder Abwertung interpretiert, ein negatives Selbst-Schema. Sobald die Interpretation „Kritik" abläuft, wird das Schema getriggert. Sowohl diese „Start-Interpretation" als auch die folgende Aktivierung des Schemas laufen dabei *völlig automatisiert* ab. Die Situation aktiviert existierende Interpretationsroutinen, die zu der Interpretation „Kritik" führen und diese Interpretation führt automatisch dazu, dass das negative Schema aktiviert wird. Automatisiert bedeutet dabei,

- dass die Person die Situation nicht analysieren muss, sondern dass ein Stimulus-Aspekt ausreicht, die Interpretation „auszuwerfen": Die Person muss nicht nachdenken, keine Wissensbestände aktivieren, nicht aufwendig analysieren;
- dass die Aktivierung nicht intentional geschieht: Die Person entscheidet sich nicht dazu, das Schema zu aktivieren; Entscheidungsprozesse werden gar nicht „eingeschaltet";
- dass die Person die Aktivierung nicht kontrollieren kann: Die Aktivierung erfolgt „kurzgeschlossen", an der Kontrolle der Person vorbei; die Person kann den Prozess nicht beeinflussen;
- dass die Aktivierung sogar meist am Bewusstsein der Person vorbei erfolgt: Das Schema wird aktiviert, ohne dass der Person die Aktivierung selbst bewusst ist; sie bemerkt dann aber die *Effekte* der Aktivierung.

3. Schemata werden schnell aktiviert

Die automatisierte Aktivierung hat auch zur Folge, dass der Aktivierungsprozess in aller Regel *sehr schnell* geschieht. Die Situation tritt auf und in Sekundenbruchteilen kann das Schema aktiviert sein. Die Geschwindigkeit zeigt, dass tatsächlich keine tieferen Analyse-Prozesse ablaufen (denn diese sind zeitaufwendig); sie macht aber auch deutlich, dass Kontrollprozesse nicht möglich sind (denn diese erfordern ebenfalls Zeit).

Gerade die Aktivierung affektiver Schemata (s.u.) kann sehr schnell geschehen und die Person in einer Situation in Sekunden in einen negativen Affekt-Zustand versetzen.

4. Schemata sind oft der Person nicht repräsentiert

Da die Prozesse automatisiert ablaufen, ist, wie gesagt, der Person der Prozess der Aktivierung selbst nicht bewusst; da aber die Inhalte des Schemas selbst auch automatisiert aktiviert werden, *sind oft der Person auch die Inhalte nicht bewusst, nicht repräsentiert*. Die Person bemerkt, dass sie Angst bekommt, sich unwohl fühlt, Fluchttendenzen aufweist, d.h. die Person *bemerkt bewusst die Effekte der Schema-Aktivierung*. Sie weiß aber oft *überhaupt nicht, welches Schema genau aktiviert wurde, d.h. sie hat keine Repräsentation der Schema-Inhalte*. Damit hat sie aber auch keine valide Problemdefinition. Da sie nicht einmal weiß, was genau „im Schema steht", hat sie keinerlei Anhaltspunkte dafür, wie sie effektiv gegen das dysfunktionale Schema vorgehen könnte!

5. Schemata haben Filter-Funktionen

Schemata haben immer im Hinblick auf einlaufende Information eine Filter-Funktion: Schemata assimilieren solche Informationen, die Schema-konform sind und filtern solche Informationen aus, die den Schema-Inhalten widersprechen.

So assimiliert ein negatives Selbst-Schema alle Informationen, die in Richtung „Ich habe versagt.", „Ich bin schlecht.", „Ich bin inkompetent." gehen; und jede dieser Informationen *stärkt* das negative Schema. Das Schema assimiliert jedoch *nicht* Informationen in Richtung „Ich bin kompetent.", „Ich habe Erfolge.", „Ich werde anerkannt." u.a.. Derartige Informationen werden systematisch vom Schema *nicht zur Kenntnis genommen*. Damit weisen Schemata eine *extrem starke Tendenz zur Selbst-Bestätigung auf*. Sie füllen sich selbst mit allen bestätigenden Informationen, halten aber alle Informationen, die das Schema in Frage stellen könnten, systematisch „von sich weg".

Aus diesem Grund ist es therapeutisch auch sehr schwierig, Schemata durch inkonsistente Informationen zu *hemmen*. Durch Therapiemaßnahmen müssen die dysfunktionalen Schemata gewissermaßen „gezwungen" werden, auf inkonsistente Informationen zu reagieren. Dies erfordert aber, dass die Interventionen einen hohen „Impact" entwickeln; einfache Diskurse oder sokratische Dialoge sind hierfür nahezu vollständig ungeeignet. Sie kratzen das Schema höchstens an der Oberfläche an.

6. Schemata determinieren die Exekutive

Ein aktiviertes Schema beeinflusst die aktuelle Informationsverarbeitung, die eine Person vornimmt, beeinflusst die affektiv-emotionale Verarbeitung und die aktuelle Handlungsregulation.

Ein Schema, das (im bottom-up-Prozess) durch eine Situation aktiviert wurde, determiniert (top-down) die Interpretation dieser Situation: Das Schema bestimmt nun, wie die Situation aufgefasst, bewertet, analysiert wird. Ist ein negatives Selbstschema aktiviert, dann wird ein Vortrag interpretiert als eine Gelegenheit, sich zu blamieren und (erneut!) zu scheitern; sie wird bewertet als gefährlich, bedrohlich, unangenehm; es werden Flucht- und Vermeidungstendenzen ausgelöst. Durch das Schema wird die Situation dann *systematisch voreingenommen verarbeitet*. Die Situation kann von der Person dann nicht mehr „objektiv" analysiert werden, es kann nicht mehr abgewogen und entschieden werden, sondern die Interpretation steht „von vornherein fest" und sie kann dann auch von der Person nicht mehr hinterfragt werden. Hat eine Person somit im Hinblick auf bestimmte Situationen bestimmte Schemata, dann wird diese Situation mit hoher Wahrscheinlichkeit

- anhand dieses Schemas interpretiert,
- immer in gleicher Weise interpretiert,
- nicht mehr genau analysiert,
- nicht mehr unvoreingenommen betrachtet.

Die Aktivierung kognitiver Schemata kann auch zu Interpretationsprozessen führen, die aktuell Emotionen evozieren. So kann die Interpretation von Bedrohung (insbesondere zusammen mit der Interpretation, die Bedrohung nicht bewältigen zu können) Angst auslösen; die Interpretation, von jemandem (intentional) geschädigt worden zu sein, kann Ärger auslösen und die Interpretation von Verlust kann Traurigkeit erzeugen.

Die Aktivierung affektiver Schemata (s.u.) kann negative Affekte auslösen, Unbehagen, negative Stimmungen, körperliche Reaktionen wie „Druck auf der Brust", „Druck im Bauch" usw. Diese Affekte können wiederum mit der notwendigen Informationsverarbeitung und Handlungsregulation erheblich interferieren.

Die Aktivierung kognitiver und affektiver Schemata führt zu entsprechenden Handlungsimpulsen: Einer Tendenz, die Situation schnell zu verlassen oder zu vermeiden, einer Tendenz zu aggressivem Verhalten usw.; auch diese Tendenzen können mit funktionalen Handlungsregulationen erheblich interferieren.

Ist z.B. ein Schema aktiviert, dass die Person sich für inkompetent hält, dann zweifelt sie stark an ihrer Selbstwirksamkeit; sie traut sich dann Situationen, die etwas schwieriger sind, nicht zu. Sie wird sich dann nicht mit solchen Situationen konfrontieren; vielmehr wird sie, anstatt zu handeln, in lageorientiertes Grübeln verfallen.

Sind negative Schemata aktiviert, dann ist oft der Zugang der Person zu eigenen Ressourcen blockiert: Die Person nimmt ihre Kompetenzen und Möglichkeiten nicht mehr wahr und vermeidet Situationen, denen sie sich eigentlich ohne Weiteres stellen könnte. Relevante Handlungen werden gar nicht oder nicht mit der „power" ausgeführt, die notwendig wäre, um positive Effekte zu erzielen. Handlungsplanung und Handlungsausführung werden defizitär.

7. Schemata erzeugen hyper-allergische Reaktionen

Schemata determinieren nun eine Situationsverarbeitung schnell, automatisiert und voreingenommen. Determinieren sie darüber hinaus auch noch eine recht heftige Reaktion, dann führen sie zu hyper-allergischen Reaktionen.

Klienten mit histrionischer Persönlichkeitsstörung haben oft ein Schema der Art: „Ich bin nicht wichtig, ich werde in Beziehungen ignoriert."; dieses Schema kann vom Therapeuten bereits durch so „harmlose" Handlungen wie „auf die Uhr schauen" getriggert werden. Das auf die Uhr schauen wird von dem Klienten als „wieder ignoriert werden" interpretiert und löst schnell Reaktionen wie Enttäuschung und Rückzug aus. Weisen die Klienten jedoch noch weitere Schema-Aspekte auf, wie z.B.: „Es steht mir zu, beachtet zu werden; werde ich nicht beachtet, dann muss ich mich deutlich wehren.", dann löst ein Schauen auf die Uhr massiv aggressive Reaktionen aus. Der Therapeut bekommt dann wegen seines „ungebührlichen Handelns" vom Klienten kräftig eins zwischen die Löffel!

Auf diese Weise können schon geringfügige Handlungen, harmlose Reaktionen von Interaktionspartnern heftige Reaktionen von Personen auslösen: Eine harmlos gemeinte Rückmeldung lässt eine Person mit negativem Selbst-Schema massiv beleidigt reagieren; eine harmlose Frage wird von einer Person mit „Grenz-Schemata" als massive Grenzverletzung interpretiert und erzeugt massive Abwertungen usw. *Schemata können so gestaltet sein, dass sie bereits bei geringfügigen Auslösern zu heftigen Reaktionen führen*, d.h. Schemata können so gestaltet sein, dass sie gewissermaßen „psychische Allergie-Reaktionen" auslösen. Man kann diese Schemata daher „hyper-allergische Schemata" nennen. Solche Arten von Schemata sind bei Klienten mit Persönlichkeitsstörungen sehr häufig. Paranoide Klienten mit Schemata wie „Alle beeinträchtigen mich." und „Ich muss mich sofort heftig wehren, wenn ich ausgenutzt werde.", reagieren auf alles schnell und heftig, was sie als Beeinträchtigung ihrer Person interpretieren; Personen mit Schemata der Art „Andere versuchen, meine Autonomie einzuschränken." und „Verteidige auf alle Fälle deine Autonomie." reagieren heftig, wenn ein anderer ihnen Ratschläge gibt usw.

Aufgrund dieser hyper-allergischen Schemata
- reagieren Personen bereits auf Signale, die andere Personen noch als harmlos, gut gemeint oder irrelevant betrachten würden mit einer Aktivierung von Schemata;
- reagieren Personen bei einer Aktivierung der Schemata heftig und massiv in einer Weise, die Beobachter als übertrieben, unangemessen, überzogen betrachten würden.

8. Schema-Aktivierungen können von der Person in der Regel nicht kontrolliert werden

Wird die Person Situationsaspekten ausgesetzt, die eine Schema-Aktivierung triggern (oder stellt sie sich konkret solche Situationsaspekte vor), dann wird das Schema mit hoher Wahrscheinlichkeit ausgelöst und dann kann die Person diese Aktivierung *auch nicht mehr willentlich verhindern*. Will die Person Kontrolle über ein Schema ausüben, dann kann sie das in der Regel nur, indem sie konsequent und systematisch die Konfrontation mit auslösenden Situationen vermeidet oder *in* Situationen bewusst andere Bewertungen der Situation vornimmt, *bevor* die automatisierten Bewertungsprozesse „starten". Kann die Person die Konfrontation mit relevanten Auslösesituationen jedoch nicht vermeiden (z.B. auch deshalb, weil sie die relevanten Situationsaspekte gar nicht kennt), dann ist ihre Kontrolle minimal.

Letztlich sind solche Kontrollversuche aber immer sub-optimal. Die Person ist, solange die Schemata existieren, diesen Schemata „ausgeliefert" und selbst, wenn sie die Schemata *einigermaßen effektiv kontrollieren könnte, dann würde dies auch implizieren, dass sie sie immer kontrollieren müsste*. Denn selbst eine effektive Selbstkontrolle bedeutet immer, dass man *diese Kontrolle auch ausführen muss*, ansonsten gerät man in Schwierigkeiten; das aber bedeutet, *dass im Grunde eben doch eine Störung des Systems vorliegt, dass eine gute und funktionierende Selbstregulation nicht vorhanden ist*. Therapeutisch ist damit aber der Aufbau von Selbstkontrolle immer sub-optimal. Optimal wäre dagegen die Etablierung einer guten Selbst-Regulation. Und die ist möglich, wenn es gelingt, *die dysfunktionalen Schemata so zu verändern, dass sie nicht mehr dysfunktional wirken*, dass sie nicht mehr zu einem ungünstigen Erleben und Handeln führen, das der Person hohe Kosten erzeugt! Durch eine grundlegende Schema-Veränderung kann eine gute Veränderung in Verarbeitungsprozessen erzielt werden, sodass ungünstige Interpretationen, ungünstige Affekte und Emotionen, dysfunktionales Handeln der Person *überhaupt nicht mehr auftreten*. In diesem Fall entfällt das Problem des Klienten *und: Eine Selbstkontrolle ist überhaupt nicht mehr notwendig!*

9. Schemata determinieren den gesamten state of mind einer Person

Schemata determinieren in der Regel nicht nur isolierte Verarbeitungsprozesse einer Person; in der Regel determiniert ein aktiviertes Schema den gesamten state of mind der Person, also die Gesamtheit aller Verarbeitungen, Kognitionen, Affekte, Emotionen und Handlungsimpulse einer Person.

So führt die Aktivierung eines negativen Selbst-Schemas einer Person z.B. dazu, dass die Person
- denkt, dass sie ein Versager ist und im Grunde nichts kann;
- eine Situation als überfordernd auffasst, als eine, an der sie sehr wahrscheinlich wieder scheitern wird;
- Erinnerungen an früheres Scheitern in anderen Situationen aktiviert.

Die aktuellen Kognitionen sowie die negativen Erinnerungen aktivieren eine niedergeschlagene, resignative Stimmungslage, die wiederum dazu führt, dass noch mehr negative Erinnerungen aktiviert werden.

Die Person ist mit negativen Kognitionen und negativen Affekten befasst und hat starke Vermeidungs- und Fluchttendenzen; diese können wieder als Zeichen für die eigene Inkompetenz wahrgenommen werden und die negativen Interpretationen der eigenen Person verstärken usw.

Man sieht: Eine Schema-Aktivierung
- erzeugt eine Serie von Effekten und Kognitionen, Affekten, Emotionen und Handlungsimpulsen,
- die sich leicht gegenseitig verstärken und aufschaukeln können,
- sodass sehr schnell ein genereller Effekt auf den Gesamtzustand der Person entsteht,
- der die Neigung hat, sich selbst zu stabilisieren.

10. Aktivierte Schemata erscheinen der Person subjektiv zwingend

Es ist therapeutisch sehr wichtig zu sehen, dass Schemata in dem Augenblick, in dem sie aktiviert sind, subjektiv der Person als völlig zwingend erscheinen. Ist das Schema aktiviert „Ich bin ein Versager.", dann glaubt die Person in dem Augenblick absolut fest daran, dass sie ein Versager ist. *Die Inhalte der jeweiligen Schemata sind für die Klienten zwingend wahrscheinlich*, sie sind völlig davon überzeugt, dass das Schema korrekt und zutreffend ist.

Es ist klar, dass genau das es im Therapieprozess sehr schwierig macht, gegen diese Schemata anzugehen. Man kann Schemata nur dann verändern, wenn sie aktiviert sind, aber wenn sie aktiviert sind, dann erscheinen sie der Person als zwingend!

Dies ist ein ganz wesentlicher Grund dafür, dass es nicht genügt, gegen ein Schema mit Argumenten anzugehen. *Vielmehr ist es therapeutisch absolut zwingend nötig, den Klienten vor der Bearbeitung eines Schemas zu einer solchen Bearbeitung und Veränderung zu motivieren!* Ein Klient „klebt" an einem Schema, auch dann, wenn es hohe Kosten erzeugt und auch dann, wenn es dem Klienten vollständig bewusst ist, *dass* es hohe Kosten erzeugt. Der Klient ist mehr oder weniger ambivalent, denn das Schema ist vertraut, ist hoch plausibel, schottet sich selbst ab. *Es gibt daher im Klienten sehr starke Tendenzen gegen eine Veränderung der Schemata!* Therapeutisch wird man deshalb eine tiefgreifende, lang anhaltende Veränderung von Schemata nur dann bewirken können, wenn der Klient *entschlossen* ist, aktiv gegen das Schema vorzugehen. *Therapeutisch muss man Motivation schaffen, man muss erreichen, dass der Klient sein Schema ändern will und zwar muss man dies vor oder während der Bearbeitung des Schemas erreichen!*

3.14 Schlussfolgerungen für die Therapie

1. Relevant für Therapie sind exekutive Schemata, also solche, deren Aktivierung aktuell die Informationsverarbeitung, die affektive Verarbeitung und die Handlungsregulation einer Person determinieren.
2. Unmittelbar relevant für Therapie sind jedoch nur dysfunktionale Schemata, also solche, die zu ungünstigen Interpretationen, Affekten, Emotionen oder Handlungen führen.
3. Positive Schemata sind jedoch für die Therapie als Ressourcen relevant.
4. Schemata ähneln sich in ihrer Struktur von Person zu Person: Daher kann man allgemeine Prinzipien über Schemata ableiten, an denen sich Therapeuten orientieren können.
5. Die spezifischen Inhalte von Schemata sind jedoch hochgradig idiosynkratisch, also extrem personenspezifisch: Damit müssen Therapeuten immer für einen speziellen Klienten genau analysieren, was genau die Schemata dieses Klienten sind! Sie können nicht von anderen Klienten oder aus allgemeinen Theorien auf spezifische Schema-Inhalte schließen. Sie müssen immer ein spezifisches Modell über den spezifischen Klienten bilden!
6. Schemata müssen geklärt und kognitiv repräsentiert sein, bevor sie bearbeitet und verändert werden können.
7. Schemata werden am besten von den aktuellen Verarbeitungsprozessen aus geklärt, die aufgrund situationaler Trigger durch das aktivierte Schema determiniert werden: Aus den aktuellen Kognitionen, Affekten, Emotionen und Handlungsimpulsen kann man auf das zugrunde liegende Schema schließen.
8. Schemata müssen im Therapieprozess von Therapeuten *aktiviert* werden, damit sie geklärt oder bearbeitet werden können. Nicht-aktivierte Schemata können auch nicht geklärt oder bearbeitet werden.
9. Klienten können Schemata nicht willentlich aktivieren. Daher müssen Therapeuten relevante, Schema-auslösende Situationen oder, genauer, spezifische „Trigger" in Situationen finden, die ein Schema aktivieren. Diese „Trigger" müssen sich Klienten dann so plastisch und so realistisch wie möglich vorstellen (und sie müssen diese Vorstellung auf sich wirken lassen, sie *nicht* rational analysieren!), damit es zu einer Schemaaktivierung kommen kann!
10. Klienten können instruiert werden, nach einer Klärung von Schemata mit einem spezifischen Suchauftrag in die Biographie zu gehen: Nämlich um zu verstehen, wie Schemata entstanden sind. Dadurch erkennen sie,
    – dass Schemata aus ihrer Biographie stammen und nicht „einfach da" sind, dass sie also „historisch hochgradig relativiert" sind;
    – dass Schemata durch Rückmeldungen sehr weniger Personen entstanden sind, d.h. dass sie „nicht automatisch wahr" sind, dass sie hochgradig übergeneralisiert sind und dass sie nur auf der subjektiven Einschätzung weniger Personen basieren;
    – dass man deshalb Schemata gut hinterfragen kann und dass man Schemata deshalb hinterfragen *sollte*;

- dass, wenn Schemata heute noch Probleme bereiten, man sozusagen eine alte Hypothek mitschleppt und dass es an der Zeit ist, diese zu löschen; dass es also dringend notwendig ist, sich von seinen Schemata zu emanzipieren!
11. Schemata weisen periphere und zentrale Aspekte auf. Therapeuten sollten die jeweils zentralsten Aspekte identifizieren und klären, sodass die Bearbeitung dann auch an den zentralsten Schema-Elementen ansetzen kann.
   Daher sollten Therapeuten Schemastrukturen erst sorgfältig klären, bevor sie sich entscheiden, an welchen Aspekten sie ansetzen wollen; sie sollten auf keinen Fall „am erstbesten Aspekt" oder an dem, der sich am leichtesten klären lässt, ansetzen: Dies sind in aller Regel *periphere Aspekte*!
12. Therapeuten sollten auf keinen Fall nur die Schemaebene 1 bearbeiten (Annahmen); sie sollten immer auch die höher relevanten Ebenen 2 und 3 bearbeiten. Damit werden aber auch affektive Therapietechniken unvermeidlich.
13. Da Schemata Filterfunktionen haben, lassen sie sich oft durch sogenannte „korrigierende Erfahrungen", auch durch solche, die ein Therapeut systematisch dem Klienten vermittelt, gar nicht ändern. Sie können nur direkt bearbeitet und verändert werden. Oft wirken „korrigierende Erfahrungen" dann *nach* einer Schemaveränderung konstruktiv.

4 Klären und Bearbeiten von Schemata

Hier soll nun kurz auf die Klärung von Schemata eingegangen werden und einige prinzipielle Überlegungen zu deren therapeutischer Bearbeitung angestellt werden. Vorab wird jedoch ein allgemeines Phasenmodell für Psychotherapie vorgestellt, an dem Therapeuten sich orientieren können.

4.1 Therapiephasen

Therapeutisch kann man davon ausgehen, dass jede Therapie in Phasen eingeteilt werden kann, wobei die Phasen sich überlappen können. Dabei müssen nicht unbedingt alle Phasen durchlaufen werden und die Phasen werden auch *nicht linear* durchlaufen. Zum Beispiel kann im Therapieprozess ein Therapeut mit verschiedenen Themen/Schemata die Phasen mehrfach durchlaufen. Zur genaueren Darstellung siehe Sachse und Fasbender (in Vorb.).

Phase 1: Beziehungsaufbau

In der ersten Phase der Therapie geht es um den Aufbau einer vertrauensvollen Therapeut-Klient-Beziehung. Bei Klienten mit Persönlichkeitsstörungen geht es dabei vor allem um eine zu den zentralen Beziehungsmotiven des Klienten *komplementäre* Beziehungsgestaltung. Diese Phase kann sehr kurz (wie z.B. bei Angst-Klienten) oder aber auch sehr lang sein (wie z.B. bei Klienten mit passiv-aggressiver Persönlichkeitsstörung). Zur genaueren Beschreibung siehe Sachse (1987, 1992a, 1996, 2000b, 2003, 2006e).

Phase 2: Spezielle Strategien

In dieser Phase werden bei Klienten mit bestimmten Störungen spezielle therapeutische Strategien nötig, um eine Klärung und Bearbeitung dysfunktionaler Schemata überhaupt erst möglich zu machen.

Bei Klienten mit psychosomatischen Störungen ist es z.B. nötig, die extrem hohe Vermeidung zu bearbeiten: Die Klienten vermeiden es systematisch, sich mit allen Problemaspekten zu beschäftigen, was eine Klärung von Schemata unmöglich macht. Daher muss hier die Vermeidung selbst zum Ansatzpunkt therapeutischer Interventionen werden (sog. „Bearbeitung der Bearbeitung"; Sachse, 1990, 1991b, 1993, 1994, 1995a, 1995b, 1998, 2006a, 2007b).

Klienten mit Persönlichkeitsstörungen sehen zwar Kosten ihres Systems, erkennen jedoch im Allgemeinen nicht, dass eigene Schemata, interaktionelle Ziele und manipulative Verhaltensweisen, also Aspekte ihrer Persönlichkeitsstörung selbst, für diese Kosten verantwortlich sind. Daher ist es erforderlich, mit diesem Klienten ein „Problembewusstsein" zu erarbeiten, meist durch konfrontative Interventionen, sodass die Klienten eine Änderungsmotivation im Hinblick auf ihre Störung entwickeln (Sachse, 1992b, 1999b, 2001a, 2001b, 2002, 2004a, 2004b, 2005b, 2006a, 2006d,, 2006f, 2006g, 2007c).

Phase 3: Klärung

In dieser Phase geht es um eine Klärung, also um eine systematische und valide Repräsentation der problemrelevanten dysfunktionalen Schemata. Diese Phase muss vor der Schema-Bearbeitung (Phase 4) erfolgen, da ein Schema nur dann therapeutisch bearbeitet werden kann, *wenn relevante und zentrale Schemaaspekte der Person kognitiv repräsentiert sind*, d.h. wenn die Person diese Schemaaspekte versteht und wenn sie sie sprachlich kommunizieren kann (zur Repräsentation siehe: Engelkamp & Zimmer, 2006; Zimmer, 2006).

Wie deutlich geworden ist, sind jedoch bei vielen Klienten zu Therapiebeginn viele relevante Schemata nicht in dieser Weise repräsentiert. In diesem Fall muss durch therapeutische Methoden eine solche Repräsentation erst hergestellt werden. Es ist also wichtig, dem Prinzip zu folgen: *Klären vor Bearbeiten!* Eine Bearbeitung eines Schemas ist erst dann indiziert, wenn zentrale Schema-Aspekte valide repräsentiert sind, also der bewussten Bearbeitung der Person zugänglich sind. Zu einer solchen Klärung eignen sich besonders gut Methoden der Klärungsorientierten Psychotherapie (KOP). Da Klärung von Schemata aber ein hoch komplexer Prozess ist, der von Therapeuten eine hohe Expertise verlangt, kann an dieser Stelle nicht näher darauf eingegangen werden; siehe für eine ausführliche Darstellung Sachse (1992a, 2003).

Phase 4: Schema-Bearbeitung

In dieser Phase geht es schließlich um die Veränderung der dysfunktionalen Schemata: Dies ist die Phase der *Schema-Bearbeitung*. Dieser Aspekt wird im Folgenden genauer behandelt.

Phase 5: Weitere therapeutische Maßnahmen

Als weitere therapeutische Maßnahmen kommt z.B. Kompetenz-Training in Frage: Der Klient kann neben dysfunktionalen Schemata Kompetenzdefizite aufweisen, die zu einer vollständigen Problemlösung beseitigt werden sollten. Dies macht man am besten *nach* einer Schema-Bearbeitung, denn sonst kann es sein, dass der Klient zwar durch Training neues Verhalten lernt, es aber aufgrund der dysfunktionalen Schemata gar nicht umsetzen kann!

Phase 6: Transfer

Therapeuten sollten in jedem Fall sicherstellen, dass ein Klient neue Schemata/neues Verhalten in Alltagssituationen anwendet, testet und trainiert. Dysfunktionale Schemata sind z.T. äußerst „hartnäckig". Es genügt nicht, sie im Therapieprozess zu hemmen und Alternativen dazu aufzubauen. Vielmehr müssen die neuen Schemata lange und intensiv im Alltag trainiert und getestet werden! Ein Klient muss immer wieder *in Problemsituationen* gegen seine alten Schemata *bewusst und aktiv angehen,* und er muss sich *immer wieder neue Schemata bewusst verdeutlichen.* Dies ist eine äußerst aktive Auseinandersetzung, für die der Klient auch hinreichend *motiviert* werden muss!

4.2 Prinzipien einer Schema-Bearbeitung

Auf der Grundlage von LeDouxs (2001, 2002) Ausführungen und Untersuchungen kann der Schluss gezogen werden (vgl. z.B. Young, 2005), dass emotionale Erinnerungen und auch Schemata unter der Beteiligung der Amygdala dauerhaft sind und deshalb nicht vollständig gelöscht werden können. Diese Überlegungen stellt auch Grawe (2004) für Angststörungen an und sieht keinen Grund, warum dies nicht für andere psychische Störungen und damit auch für andere negativen Emotionen gelten sollte. Theoretisch gesehen kann ein dysfunktionales Schema also sehr wahrscheinlich nicht „aus dem Gedächtnis gelöscht" werden (Dalgleish et al., 1999): Es ist sehr wahrscheinlich nicht möglich, ein einmal etabliertes Schema zu eliminieren; *ein Schema, das einmal in der Biographie entstanden ist, bleibt wahrscheinlich immer im Gedächtnis bestehen.*

Was man aber erreichen kann, ist zweierlei:

1. Man kann durch entsprechende Gegenmaßnahmen ein Schema *aktiv hemmen* (dies gilt sowohl für kognitive, als auch für affektive Schemata, vgl.: Dalgleish et al., 1999; Grawe, 2004; Power & Dalgleish, 1997; Traue & Pennebaker, 1993): Man kann erreichen, dass die Wahrscheinlichkeit, mit der es durch bisher auslösende Situationsbedingungen aktiviert wird, sehr stark reduziert wird, sodass es schließlich durch normale Situationskontexte gar nicht mehr aktiviert wird. Wird es nicht mehr aktiviert, dann erzeugt es auch keine aktuellen Effekte (aktuelle Kognitionen, Affekte oder Handlungsimpulse) mehr und es kann so die Exekutive auch nicht mehr steuern (s. Kapitel 4.2.1).
2. Man kann „parallel" zu dem dysfunktionalen Schema *ein alternatives Schema aufbauen,* das funktionale Annahmen enthält, die zu Erleben und Verhalten führen, die deutlich mehr Gewinn und deutlich weniger Kosten erzeugen als das dysfunktionale Schema. Die Aktivierung dieses Schemas sollte dann positive, günstige aktuelle Kognitionen, Affekte und Handlungsimpulse erzeugen und auf diese Weise die Exekutive beeinflussen, sodass günstiges Verhalten und konstruktive Handlungseffekte erzeugt werden können (s. Kapitel 4.2.2).

Um das dysfunktionale Schema zu hemmen, ist es nötig:

- *das alte Schema systematisch zu hinterfragen*: Das alte Schema muss als nicht zwingend, nicht wahr, nicht überzeugend identifiziert werden; es muss angezweifelt werden, es muss systematisch widerlegt werden;
- *das alte Schema muss aber auch frontal angegriffen werden*: Die Person muss sich gegen das alte Schema *bewusst entscheiden*, muss sich dazu entscheiden, das dysfunktionale Schema frontal anzugreifen, muss aktiv „den Kampf gegen das Schema aufnehmen".

Neben den alten Schemata muss ein neues funktionales Schema etabliert werden,

- in dem die Person Annahmen etabliert, die einerseits *realitätskompatibel* sind (die also in der Realität gut funktionieren können) *und die motivkompatibel* sind, d.h. die sie selbst glauben, akzeptieren und die sie damit in ihr kognitiv-affektives System *integrieren* kann;
- in dem die Person diese neuen Annahmen vor sich selbst *deutlich vertritt* und sie auch affektiv-emotional „verankert", nicht nur rein kognitiv akzeptiert!

4.2.1 Hemmung des Schemas

Was Hemmung eines Schemas betrifft, so kann man davon ausgehen, dass ein Schema am besten gehemmt werden kann, wenn drei Bedingungen therapeutisch erfüllt sind:

1. Das dysfunktionale Schema muss durch Argumente widerlegt werden, *die genau den Kern des Schemas treffen*. (Mit „Argument" soll hier alles bezeichnet werden, was das Schema invalidiert, auch affektive Strategien; „Argument" darf damit nicht in einem kognitiven Sinne verstanden werden!)
2. Die widerlegenden Argumente müssen die Person *subjektiv überzeugen*.
3. Die Person muss *motiviert sein*, das Schema zurückzuweisen.

Zu 1.: Argumente müssen den Kern des Schemas treffen

Das dysfunktionale Schema muss inhaltlich so angegangen werden, dass der *Kern* des Schemas widerlegt wird. Dies kann man z.B. an dem Schema „Ich bin ein Versager." illustrieren. „Versager" bedeutet, bei Leistungen inkompetent zu sein; also muss eine Widerlegung darin bestehen, dass die Person sich deutlich macht, *dass sie nicht bei Leistungen inkompetent ist*. Findet die Person z.B. Situationen, die sich so interpretieren lassen, dass sie kompetent gehandelt hat, dass sie Anerkennung und Lob erhalten hat, in der sie Erfolge hatte, dann zielen alle diese Aspekte zentral gegen die Annahme „Ich bin ein Versager.". Kann die Person eine Gegenannahme der Art etablieren: „Ich kann X und Y." oder „Ich bin in dem Bereich X kompetent.", dann zielt dieses „Gegenschema" ebenfalls zentral gegen die Annahme „Ich bin ein Versager.".

Baut die Person dagegen ein Schema auf „Ich bin attraktiv.", dann zielt dieses Schema *nicht* zentral gegen die Versager-Annahme: Sie ist damit kaum geeignet, das dysfunktionale Schema zu hemmen! Das bedeutet: *Nur* solche Gegenargumente und Schemawiderlegungen, die inhaltlich zentral das dysfunktionale Schema angreifen, sind auch geeignet, das Schema zu hemmen! Zielen die Gegenargumente oder neuen Annahmen inhaltlich „an dem Schema vorbei" oder zielen sie lediglich auf die Peripherie des dysfunktionalen Schemas, dann können sie dieses Schema auch nicht effektiv und/oder nicht dauerhaft hemmen!

Therapeuten müssen deshalb bei der Schemabearbeitung unbedingt darauf achten, dass Gegenannahmen gefunden werden, die auch tatsächlich gegen den Kern des Schemas anzielen und nicht „am Schema vorbei"!

Zu 2.: Argumente müssen subjektiv überzeugen
Sehr wesentlich ist aber noch ein zweiter Punkt: Die Argumente, die das dysfunktionale Schema widerlegen sollen bzw. die Annahmen des neuen funktionalen Schemas hemmen das alte dysfunktionale Schema *nur dann, wenn sie die Person subjektiv auch überzeugen*: Nur dann, wenn die Person diese Argumente und Annahmen akzeptiert, subjektiv für stimmig und zutreffend hält, wird sie diese Argumente und Annahmen auch gegen die alten Schemata verwenden und einsetzen. Und dann, und *nur* dann, können die dysfunktionalen Schemata wirksam und langfristig gehemmt werden!

Damit gilt es aber im Therapieprozess, Gegenargumente konsequent so lange zu entwickeln, bis man *solche* gefunden hat, die die Person akzeptieren, die sie annehmen und integrieren kann!

Somit geht es *nicht* darum, *irgendwelche* Annahmen zu finden, es geht nicht darum, dass der Therapeut dem Klienten *irgendwelche* Annahmen vorschlägt und es geht nicht darum, dass der Klient *irgendwelche* Gegenargumente findet: All das erzeugt nur oberflächliche Kosmetik, da es die relevanten Schemata *nicht* effektiv und/oder nicht langfristig hemmt! Vielmehr muss es darum gehen, solche Gegenargumente zu finden, die die Person subjektiv stimmig findet, überzeugend findet, akzeptabel findet: *Und genau das muss im Therapieprozess immer sichergestellt werden!*

Der Klient kann somit nicht sinnvollerweise „überredet" oder im „sokratischen Dialog überführt" werden, er muss vielmehr *überzeugt* werden: Und damit müssen sich Therapeuten deutlich klientenzentrierter verhalten und sie müssen sich im Therapieprozess deutlich mehr Mühe geben, als viele Therapeuten dies heute tun! Es wird noch deutlich werden , dass das EPR allein durch seine Struktur in hohem Maße den Punkt der Stimmigkeit von Gegenargumenten berücksichtigt. Hier geht das EPR u.E. weit über die Kognitive Therapie hinaus.

Zu 3.: Die Person muss motiviert sein
Die Hemmung des Schemas ist aber zum großen Teil ein motivationaler Prozess: Der Klient muss gegen das hoch automatisiert ablaufende und im Augenblick noch hoch dominante Schema *aktiv angehen*, er muss das Schema *aktiv bekämpfen*, er muss versuchen, es unter Kontrolle zu bekommen, er muss aktiv seine Relevanz in Frage stellen! Und damit sollte der Klient *entschlossen* sein, das Schema nicht mehr zu akzeptieren, sich nicht mehr von dem Schema determinieren und dominieren zu lassen! Das Schema kann dann besonders effektiv gehemmt werden, wenn der Klient hoch motiviert ist, sich gegen sein Schema abzugrenzen, jedes Mal, wenn es aktiviert ist, massiv dagegen anzugehen, sich die Gegenargumente aktuell in Erinnerung zu rufen und das Schema nicht einfach wirken zu lassen.

Daher ist es extrem wichtig, den Klienten im Therapieprozess zu motivieren, gegen sein Schema anzugehen, ja es ist wichtig, ihn geradezu „gegen sein Schema aufzuhetzen".

4.2.2 Aufbau neuer Schemata

Was den Aufbau eines alternativen, funktionalen Schemas betrifft, so ist es ebenfalls sehr wichtig, dass dieses Annahmen enthält, die der Klient subjektiv akzeptieren kann: Das neue Schema muss zu den existierenden Schemata, Zielen und Motiven des Klienten *passen*, es muss sich stimmig in das System des Klienten integrieren lassen, damit es im System des Klienten Bestand hat. Widerspricht das neue Schema anderen Schemata oder steht es zu Motiven in Konflikt, dann erzeugt es entweder neue Probleme oder es wird vom System „abgestoßen". Es hat keinen Bestand und geht dem Klienten wieder verloren.

Daher ist es therapeutisch extrem entscheidend, alle neuen Annahmen (wie auch alle Gegenannahmen zur Hemmung des alten Schemas) *einer Kompatibilitätsprüfung zu unterziehen*: Der Klient muss bei jeder neuen Annahme prüfen, ob sie ihn überzeugt, ob er sie akzeptieren und integrieren kann oder ob ihn davon etwas stört, er etwas nicht glaubt oder etwas nicht will. Ist dies der Fall, dann muss eine weitere Annahme gesucht werden, und zwar so lange, bis eine solche gefunden wird, die der Klient akzeptieren kann!

Auch bei der Entwicklung neuer Schema-Aspekte ist es hilfreich, wenn diese nicht rein kognitiv verankert sind: Wenn die Person ein Schema entwickelt der Art „Ich bin kompetent.", dann ist es gut, wenn sie nicht nur (abgehoben) *denkt* „Ich bin kompetent.", sondern wenn sie ihre Kompetenz auch *spüren* kann. Sie soll nicht nur die negativen Affekte des dysfunktionalen Schemas spüren; als richtige „Gegenkraft" des neuen Schemas sollte sie auch die *positiven Affekte* des neuen Schemas spüren! Sie sollte somit das neue Schema so verankern, dass seine Aktivierung ebenfalls affektiv-emotionale Konsequenzen hat. *Sie sollte ihre Stärke spüren,* sie sollte ihre Kompetenz fühlen können, sie sollte sich damit wohlfühlen, zufrieden sein können. Erst dann ist das neue Schema ein wirklich *alternatives Schema!*

4.2.3 Die therapeutischen Strategien müssen zu den jeweiligen Schema-Aspekten passen

Die Interventionen, mit deren Hilfe Schemaaspekte bearbeitet werden sollen, müssen noch im Hinblick auf die Modalität mit den Schemata abgestimmt werden. Das bedeutet, dass ein kognitives Schema auch mit kognitiven Maßnahmen angegangen werden kann; das bedeutet aber auch, dass ein affektives Schema *nicht* mit rein kognitiven Maßnahmen angegangen werden kann, denn rein kognitive Interventionen „passen" gar nicht auf dieses Schema.

Damit wird aber deutlich, dass rein kognitiven Interventionsverfahren Grenzen gesetzt sind. Kognitive Interventionen passen auf kognitive Schemata, aber schon da, wo kognitive Schemata bei ihrer Aktivierung Affekte auslösen, können rein kognitive Strategien zu kurz greifen. Ganz sicher zu kurz greifen rein kognitive Strategien aber, wenn es darum geht, gegen affektive Komponenten der Schemata anzugehen.

Zwar müssen auch affektive Komponenten der Schemata, um überhaupt therapeutisch über sie kommunizieren zu können und um überhaupt einen therapeutischen Angriffspunkt definieren zu können (zumindest ansatzweise) kognitiv repräsentiert sein. Diese kognitive Repräsentation ist aber nur das „Etikett", unter dem das Schema identifizierbar, aktivierbar und „handhabbar" wird; diese kognitive Repräsentation ist keineswegs das Schema selbst! Der Schema-Aspekt selbst bleibt affektiv oder motivational und diese Aspekte werden nicht allein durch kognitive Gegenargumente gehemmt. Man muss vielmehr annehmen, dass ein affektiver Schema-Aspekt durch alternative Affekte oder durch alternative affektive Schema-Aspekte gehemmt werden kann.

Das hat sehr weitreichende therapeutische Konsequenzen:
- Solange kognitive Schemaelemente vorliegen, die therapeutisch bearbeitet werden sollen, sind (rein) kognitive Interventionsstrategien angemessen und ausreichend.
- Sobald jedoch Affekte und Handlungsimpulse relevant werden, müssen therapeutisch Interventionen realisiert werden, die alternative Affekte erzeugen und alternative Motivationen generieren.
- Sobald affektive Schema-Elemente bearbeitet werden, reichen kognitive Interventionen allein nicht mehr aus. Es müssen Interventionen realisiert werden, *die alternative Affekte generieren, denn nur so kann ein dysfunktionaler affektiver Schema-Aspekt gehemmt und ein funktionales neues Schema aufgebaut werden!*
- Sobald motivationale Schemata bearbeitet werden, reichen kognitive Interventionen ebenfalls nicht mehr aus. Es müssen vielmehr alternative Ziele entwickelt werden, für die eine Person sich aktiv *entscheiden* muss, zu denen sie aktiv stehen muss, die sie aktiv verfolgen muss. Man benötigt Interventionsstrategien, die auf motivationale Strukturen abzielen!

4.3 Strategien der Motivierung

Wie ausgeführt ist es wesentlich im Therapieprozess, den Klienten dazu zu *motivieren*, seine Schemata zu hinterfragen, zu relativieren, zu prüfen und durch funktionalere Schemata zu ersetzen: Der Klient muss dies alles als sinnvoll, ja als notwendig erachten, wenn sichergestellt werden soll, dass der Klient effektiv an der Bearbeitung der relevanten Schemata mitarbeitet.

Ein gravierendes Problem, das dem entgegensteht, ist die Tatsache, dass viele Klienten viele ihrer Schemata für zwingend, für völlig überzeugend halten. Hat ein Klient ein Schema „Ich bin ein Versager.", dann „glaubt" er dieses Schema, spätestens dann, wenn das Schema aktiviert ist; hat ein Klient ein Schema „Ich bin nicht wichtig.", dann ist er subjektiv von der Gültigkeit dieses Schemas überzeugt. Selbst Gegenbeweise können ihn nicht davon abbringen, dies zu glauben.

Dies macht aber klar: Solange der Klient nicht davon überzeugt ist, dass das Schema falsch ist, nicht mehr zutrifft und dringend geändert werden sollte, so lange ist er auch nicht wirklich entschlossen, therapeutisch entschieden gegen dieses Schema vorzugehen! Solange der Klient glaubt, das Schema sei im Grunde zutreffend, beschreibe ihn oder seine Situation einigermaßen korrekt, so lange verhält sich der Klient bezüglich der Interventionen des Therapeuten, die auf eine Bearbeitung des Schemas abzielen, auch nicht compliant. Eine Schema-Bearbeitung, eine aktive Hemmung eines bisher „gut geölten" und hoch-automatisierten Schemas und die Etablierung und Automatisierung eines funktionalen, alternativen Schemas sind *sehr* schwierige therapeutische

Aufgaben. Der Klient „stellt" sich ihnen nur dann mit ausreichender Entschiedenheit und hält eine Bearbeitung lange genug durch, wenn er *entschlossen* ist, das Schema therapeutisch anzugehen.

Der Klient sollte daher im Therapieprozess, sozusagen „neben" den dysfunktionalen Schemata, eine „Motivationsplattform" etablieren, auf der er weiß, dass das Schema ungültig ist, auf der er sich dazu entscheidet, sich von dem Schema nicht mehr „unterkriegen" zu lassen, von der aus er entschlossen gegen das Schema vorgehen kann.

Um eine solche Entschlossenheit zu fördern, sollte der Therapeut daran arbeiten, dass der Klient Folgendes erkennen kann:

- Das Schema, das bearbeitet werden soll, *erzeugt hohe Kosten*; diese Kosten erscheinen nicht aus dem Nichts und sie kommen auch nicht „von außen"; sie werden durch den Klienten und sein Verhalten erzeugt und dieses geht wiederum auf das Schema zurück.
- Das Schema ist daher hoch dysfunktional und kostenintensiv.
- Das Schema stammt aus der Biographie des Klienten: Es ist durch Interpretationen bestimmter biographischer Erfahrungen entstanden und diese Erfahrungen sind durch wenige primäre Bezugspersonen vermittelt worden.
- Daher sind die Schemata *Produkte dieser Erfahrungen*: Sie sind nicht wahr, sondern sie sind entstanden, weil bestimmte Personen bestimmte Rückmeldungen gegeben haben.
- Als Kind oder Jugendlicher konnte man sich gegen diese Erfahrungen nicht zur Wehr setzen; man war nicht in der Lage, „gegen" derartige Erfahrungen eigene Schemata zu entwickeln, daher sind die Schemata so, wie sie sind.
- Heute, als Erwachsener, ist man jedoch in der Lage, diese Schemata kritisch zu prüfen, zu erkennen, dass sie nicht „wahr" sind, sondern zu erkennen, woher sie stammen.
- Und heute, *als Erwachsener, ist man in der Lage, diese Schemata zu verändern und sich gemäß neuer Erfahrungen neu zu definieren* und gemäß neuer Definitionen neue Erfahrungen zu machen.
- Heute kann man aktiv gegen alte, überholte, längst unzutreffende Schemata aktiv angehen und man kann für sich neue, angemessenere Schemata definieren, die zutreffender sind und mit denen man erheblich besser arbeiten kann.

Zur Erreichung dieser Erkenntnisse, *ist eine ganz bestimmte Art von biographischer Arbeit sehr hilfreich*: Sobald man mit dem Klienten ein bestimmtes, relevantes, dysfunktionales Schema identifiziert *und* geklärt hat, d.h. wenn dieses Schema kognitiv repräsentiert ist (und auf keinen Fall vorher!), wendet man sich der Biographie *mit der spezifischen Fragestellung zu, wie genau in der Biographie dieses Schema entstanden ist!* Dabei versucht der Klient mit Hilfe des Therapeuten zu rekonstruieren, welche Erfahrungen der Klient gemacht hat, welche Rückmeldungen der Klient (von wem) erhalten hat und wie er diese interpretiert hat. Der Klient kann so Schritt für Schritt erkennen,

- dass das Schema auf ganz spezielle Erfahrungen zurückgeht und auf ganz spezielle Rückmeldungen ganz spezieller Personen,
- dass diese Erfahrungen und Rückmeldungen an konkrete Zeiten, Orte und Personen gebunden sind (also „historisch relativiert") und sich *nicht* generalisieren lassen,

- dass die Rückmeldungen auf die speziellen Auffassungen spezifischer Personen zurückgehen und keineswegs eine „objektive Wahrheit" darstellen,
- dass die resultierenden Schemata damit so etwas wie „alte Hypothesen" sind, die heute keineswegs mehr gültig sein müssen und die deshalb äußerst dringend geprüft und hinterfragt werden müssen!

Es zeigt sich, dass diese „biographische Suche" nach den Entstehungsbedingungen dann am sinnvollsten ist, wenn das betreffende Schema weitgehend geklärt, aber auch aktiviert ist. Denn wenn Therapeuten ihre Klienten im aktivierten Zustand instruieren, in ihre Biographie zu schauen, d.h. zu gucken, ob sie auch das Gefühl, das mit der Schemaaktivierung verbunden ist, irgendwo her kennen, erinnern Klienten interessanter Weise häufig Situationen, an die sie lange nicht gedacht haben und die ihnen unaktiviert nicht eingefallen wären.

4.4 Therapeutische Konsequenzen

1. Therapeuten müssen Klienten sehr aktiv dazu *motivieren*, sich mit dysfunktionalen Schemata auseinanderzusetzen. Sie müssen die Klienten sozusagen „gegen ihre Schemata aufhetzen", damit die Motivation sowohl zur Hemmung der Schemata reicht, als auch zum Aufbau funktionaler Schemata führen kann!
2. Therapeuten müssen die relevanten Schemata sehr genau und sehr valide rekonstruiert haben, bevor sie mit einer Schemabearbeitung beginnen, denn die relevanten Schemata müssen durch Gegenmaßnahmen *im Kern getroffen und widerlegt* werden, damit ein Schema effektiv gehemmt werden kann; dies kann ein Therapeut aber nur dann erreichen, wenn er den „Kern" des Schemas genau versteht!
3. Therapeuten müssen mit dem Klienten immer wieder und wieder sorgfältig *prüfen*, ob eine Gegenmaßnahme den Klienten wirklich überzeugt und ob der Klient ein neues Argument wirklich, auch affektiv, akzeptieren und es integrieren kann. Tun sie es nicht, dann werden die neuen Schemata nicht integriert und sie halten dann auch den Tests nicht stand: Ihr Effekt geht nach kurzer Zeit wieder verloren!
4. Therapeuten müssen therapeutische Strategien anwenden, die die jeweiligen Schemata auch *erreichen*. Kognitive Schemaelemente können mit kognitiven Therapiestrategien angegangen werden, aber affektive Schemaanteile müssen mit affektiven Strategien angegangen werden.

5 Das Ein-Personen-Rollenspiel zur Bearbeitung dysfunktionaler Schemata: Einführung

5.1 Grundsätzliches zum Ein-Personen-Rollenspiel

Ein therapeutisches Verfahren, das sich hervorragend zur therapeutischen Bearbeitung dysfunktionaler Schemata eignet, ist das sogenannte *Ein-Personen-Rollenspiel (EPR)*. Beim Ein-Personen-Rollenspiel, so wie wir es verwenden, wird ein Klient angeleitet, sein eigener Therapeut zu sein und seine dysfunktionalen affektiven oder kognitiven Schemata unter Anleitung des Therapeuten zu disputieren.

Das EPR kann als Zwei-Stuhl-Technik oder auch als Rollenspiel gelten, ist also eine erlebnisorientierte oder auch „szenische" psychotherapeutische Methode, die in ähnlicher Form auch in anderen psychotherapeutischen Verfahren, z.B. der Gestalttherapie (Perls, 1976) oder der prozess- und erlebnisorientierten Therapie nach Greenberg, Rice und Elliott (2003) eingesetzt wird. Ebenso gibt es im Ansatz Parallelen zu Rollenspieltechniken, wie sie z.B. in der klassischen Verhaltenstherapie Verwendung finden. Dennoch gibt es vom inhaltlichen Fokus, der Methodik und bzgl. des konkreten therapeutischen Vorgehens her teilweise deutliche Unterschiede zwischen diesen Verfahren und dem EPR, wie wir es verwenden.

Der Hauptunterschied zum Einsatz des EPR im Rahmen der *Klärungsorientierten Psychotherapie (KOP)* besteht dabei in der Regel in der Ausführung des Rollenspiels an sich und dem Ziel der Intervention. In der KOP wird das EPR gezielt eingesetzt, um spezifische Schemainhalte zu modifizieren, die zuvor in der Klärungsphase mit dem Klienten herausgearbeitet wurden. Das EPR bedient sich dabei der Methoden des „Rollentausches", indem der Klient sich in die Rolle „seines eigenen Therapeuten" einfinden soll, sowie der Technik des „leeren Stuhls", wenn der Klient in der Rolle des eigenen Therapeuten sich selbst als Klient auf dem „Leeren Stuhl" vor sich projiziert und diesen direkt anspricht (s.u.). Dabei steht immer im Fokus, eine Schemaveränderung bzw. Schemahemmung zu erzielen. Im Folgenden soll in Abgrenzung hierzu ein kurzer Überblick über in anderen Therapieschulen eingesetzte Rollenspiele und Zwei-Stuhl-Techniken gegeben werden.

Die Therapieform, die sich am meisten erlebnisorientierter Methoden bedient, ist das *Psychodrama* nach Moreno (1972). Im Psychodrama wird der Mensch in der Regel im Rahmen eines gruppentherapeutischen Verfahrens als Rollenspieler aufgefasst, der sich in unterschiedlichen sozialen Rollen erfahren kann. Das Psychodrama bietet dabei eine „Bühne", auf der der Klient sich in verschiedenen oder neuen Rollen sowie in Rollenkonflikten erfahren kann. Hierdurch können vergangene, gegenwärtige und zukünftige Konflikte für den Klienten unmittelbar erfahrbar werden. Das Psychodrama lebt dabei von szenischen Interventionen. Beispiele hierfür sind der sogenannte Rollentausch, bei dem der Protagonist z.B. die Rolle einer anderen Person übernimmt, die nicht anwesend ist, und mit der er sich dadurch auseinandersetzt (Dinslage, 1992) und die Technik des „leeren Stuhls", bei der in die Mitte der Gruppe ein Stuhl aufgestellt wird, auf dem sich die Klienten eine Person vorstellen und „mit ihr in Kontakt treten" sollen.

Die *Gestalttherapie* (Perls, 1976, 1979; Dinslage, 1992) bedient sich ebenfalls zahlreicher erlebnisorientierter Methoden, teilweise wurden dabei die Rollenspieltechniken aus dem Psychodrama nach Moreno (1972) übernommen (Dinslage, 1992). Die „Leere-Stuhl-Technik" wird hier ebenfalls eingesetzt und für verschiedenste Interventionen genutzt. Der Klient kann sehr Unterschiedliches auf den leeren Stuhl vor sich projizieren: wichtige lebende oder verstorbene Bezugspersonen, eine Wunschperson, einen Gesprächspartner, Selbstanteile wie Teilpersonen („innerer Dialog"), gegensätzliche Auffassungen, Körperempfindungen, Gefühle u.a. Der leere Stuhl kann dabei Projektionsfläche bleiben, oder der Klient kann im Rahmen einer „Zwei-Stuhl-Technik" die Positionen wechseln (Dinslage, 1992).

Greenberg, Rice und Elliott (2003) nutzen im Rahmen ihres *prozess- und erlebnisorientierten Ansatzes* Zwei-Stuhl-Techniken, um Konflikte des Klienten zu verdeutlichen und zu lösen. Dabei werden z.B. bei sogenannten „Konfliktspaltungen" des Klienten (z.B. Konflikt zwischen sollen/müssen und Bedürfnissen/Wünschen des Klienten) die beiden Seiten des Konflikts auf die unterschiedlichen Stühle projiziert („Zwei-Stuhl-Dialog"). Der Klient kann sich dann durch Wechseln der Stühle nacheinander mit beiden Seiten identifizieren, sich mit beiden auseinandersetzen und eine Annäherung bis hin zu einer Integration finden.

Auch bei sogenannten „Selbstunterbrechenden Spaltungen", bei denen der Klient sich bspw. selbst oder den Ausdruck von Gefühlen blockiert und sich dadurch hilflos fühlt, können der blockierende und der hilflose Anteil auf je einem Stuhl Platz finden und miteinander in Dialog treten („Zwei-Stuhl-Inszenierung"), bis eine Konfliktlösung gefunden ist.

Eine weitere Möglichkeit bei Greenberg et al. (2003), die „Zwei-Stuhl-Technik" einzusetzen, ist die Verarbeitung unerledigter Erfahrungen. Hierbei wird auf dem „leeren Stuhl" eine andere Person (meist nahe Bezugsperson) projiziert, der gegenüber der Klient dann seine unmittelbaren Gefühle ausdrückt. Im Prozess kann der Klient schließlich auch die dahinterliegenden, meist unausgesprochenen, Gefühle und bspw. unerfüllten Wünsche erkennen und ausdrücken. Auch der Wechsel auf die Position des anderen ist möglich. Dadurch gelingt es dem Klienten eventuell, dessen Gründe für bestimmtes Handeln wahrzunehmen und dessen Situation besser zu verstehen (Greenberg, Rice & Elliott, 2003).

In der *klassischen Verhaltenstherapie* werden ebenfalls Rollenspiele eingesetzt, insbesondere um eine Simulationen realer Situationen herzustellen. Rollenspiele werden z.B. im Rahmen eines Sozialen Kompetenztrainings dazu genutzt, gezielt bestimmtes Verhalten schrittweise einzuüben, insbesondere in Bezug auf die Interaktion mit anderen. Im „Gruppentraining sozialer Kompetenzen" nach Hinsch und Pfingsten

(2007) werden bspw. konkrete Situationen eingeübt, wie das Äußern von Wünschen, das Durchsetzen des eigenen Rechts, „nein" sagen, in Kontakt kommen mit anderen Personen, u.a. Auch der Rollentausch wird in der Verhaltenstherapie eingesetzt, z.B. als Empathieübung, um sich besser in einen Interaktionspartner einfühlen zu können.

In *systemischen Therapieansätzen* und der *Familientherapie* wird ebenfalls die Methode des Rollentausches eingesetzt, z.B. um das Erleben und Verhalten anderer Familienmitglieder oder Personen besser nachvollziehen zu können, also auch um eine größere Empathiefähigkeit zu fördern.

Die Technik des Ein-Personen-Rollenspiels, die es demnach mit unterschiedlichen Zielen und Interventionen in verschiedenen Therapieformen gibt, wurde von Sachse (1983, 2000c, 2003, 2006c) so modifiziert, dass sie Vorgehensweisen der Kognitiven und der Klärungsorientierten Psychotherapie verbindet. Diese Konzeption ist Grundlage der folgenden Ausführungen.

Dabei eignet sich das EPR sowohl für die therapeutische Bearbeitung kognitiver als auch für die affektiver Schema-Anteile; darüber hinaus kann das EPR vom Therapeuten sehr gut zur Motivierung von Klienten eingesetzt werden. *Das EPR, so wird deutlich werden, berücksichtigt alle bisher gezogenen Schlussfolgerungen für die Psychotherapie.*

Außerdem eröffnet sie die Möglichkeit, weitere Elemente wie z.B. Ressourcenaktivierung oder Imagination zu integrieren.

Das EPR stellt damit einen *therapeutischen Rahmen* dar, in dem sehr unterschiedliche therapeutische Strategien realisiert werden können.

Der Kern des EPR liegt darin, dass ein Klient vom Therapeuten angeleitet wird, sein eigener Therapeut zu sein.

Aus diesem Grunde wird der Klient von Anfang an dazu gehalten, *sehr aktiv bei der Bearbeitung von Schemata mitzuwirken*: Sich aktiv an der Prüfung von Schemata zu beteiligen, aktiv Alternativen dazu zu suchen, selbst aktiv gegen Schemata anzugehen, aktiv „Gegenaffekte" gegen dysfunktionale Affekte zu entwickeln usw.

Ein-Personen-Rollenspiel bedeutet, dass der Klient zwischen zwei Positionen wechselt und auf jeder dieser Positionen eine andere „Rolle" (tatsächlich ist er natürlich immer er selbst!) einnimmt: Auf einer Position nimmt er die Rolle des Klienten ein (von sich selbst als Klient), auf der anderen Position nimmt er die Rolle des Therapeuten ein (von sich selbst als sein eigener Therapeut).

Der Klient nimmt auf der Klientenposition die Rolle des Klienten ein und „vertritt" dort seine dysfunktionalen Schemata; dann nimmt er auf der anderen Position („sich selbst" gegenübersitzend) die Rolle seines eigenen Therapeuten ein. Und als Therapeut kann er all das tun, was ein Therapeut auch sonst tut und genau dazu wird er angeleitet.

Auch der Therapeut verändert seine Rolle, je nachdem, welche Rolle der Klient jeweils einnimmt.

Sitzt der Klient auf der Klienten-Position, dann nimmt der Therapeut die Rolle des Therapeuten ein; sitzt der Klient jedoch auf der Position seines eigenen Therapeuten, *dann nimmt der Therapeut die Rolle eines Supervisors für diesen Therapeuten ein!* Und dann *handelt er auch wie ein Supervisor*, d.h. er kann dann all das tun, was ein Supervisor auch mit einem „normalen" Therapeuten tut: Anregungen geben und Vorschläge machen, den Therapeuten auf Aspekte aufmerksam machen, den Therapeuten instruieren, in bestimmter Weise zu intervenieren usw. Dies hat, wie noch deutlich werden wird, außerordentlich große Vorteile für den Therapieprozess.

Das Ein-Personen-Rollenspiel (EPR) erfüllt in dieser Form wesentliche Bedingungen einer konstruktiven Therapie: Es dient dazu, den Klienten zu motivieren, *es enthält Klärungs- und Bearbeitungsprozesse*, es berücksichtigt in hohem Maße affektive Schema-Aspekte und affektive Veränderungsprozesse; es zwingt den Klienten, die Perspektive zu wechseln, sich selbst kritisch mit seinen Annahmen auseinanderzusetzen und als sein eigener Therapeut zu fungieren; es aktiviert gezielt Ressourcen und positive Schemata des Klienten und ermöglicht hierdurch die Anlagerung an das zu bearbeitende negative, dysfunktionale Schema. Und es kann systematisch genutzt werden, den Klienten extrem stark zu motivieren, sich mit eigenen Schemata auseinanderzusetzen!

Das EPR verbindet damit direkt Vorzüge der Kognitiven und der Klärungsorientierten Psychotherapie:
- Von der Kognitiven Therapie übernimmt das EPR die Methoden der *Prüfung* von Annahmen, der *Disputation, der Entwicklung von Alternativen*, also Techniken der Bearbeitung und Neubildung von Schemata.
- Von der KOP übernimmt das EPR Vorgehensweisen der Aktivierung von Schemata, der Repräsentationsbildung von Schemata, insbesondere auch der affektiven Komponenten von Schemata. Damit bezieht das EPR auch die Bearbeitung affektiver Komponenten in die Therapie ein und überwindet damit eine fundamentale Einschränkung der bisherigen kognitiven Techniken.

Von der KOP übernimmt das EPR aber insbesondere auch Techniken der *affektiven Bearbeitung* von Schemata und überwindet damit eine in der Kognitiven Therapie verbreitete Beschränkung auf rein „kognitives Disputieren".

Die Klärung von Schemata bis zu zentralen Annahmen stellt auch sicher, dass eine Umstrukturierung und Bearbeitung von Schema-Inhalten wirklich an *zentralen* Annahmen ansetzt, was gerade nach systemtheoretischen Überlegungen äußerst wichtig ist. Diese Klärungsarbeit durch KOP führt somit direkt zur Bearbeitung relevanter Annahmen, als das in der Kognitiven Therapie oft der Fall ist, deren Klärungstechniken mit eher oberflächlichen „automatischen Gedanken" beginnen.

5.2 Die Vorteile des Ein-Personen-Rollenspiels

Das EPR weist sehr viele therapeutische Vorteile auf:
- Dadurch, dass der Klient gezwungen wird, in die Rolle des Therapeuten zu wechseln, seine genaue Kenntnis der Schemata des Klienten aber mitnimmt in diese Rolle (also tatsächlich ja „der Klient" bleibt),
  – wird der Klient gezwungen, sich von seinen dysfunktionalen Schemata *stärker zu distanzieren*, als wenn er in der Rolle des Klienten bliebe,

- wird der Klient gezwungen, eine andere Perspektive, eine völlig andere Sichtweise auf seine Probleme einzunehmen (was ihm natürlich zuerst schwer fällt, dann aber zunehmend gelingt),
  - wird der Klient gezwungen, aktiv zu werden und sich aktiv mit seinen Schemata auseinanderzusetzen (was besonders bei depressiven Klienten hilfreich ist); eine reine „Konsumenten-Rolle" des Klienten ist damit nicht mehr möglich;
  - kann der Klient veranlasst werden zu sehen, dass er aktiv *werden kann* und kann erkennen, dass die Schemata hinterfragt und diskutiert werden *können*; der Klient versteht damit, dass sie keineswegs zwingend oder zwangsläufig sind.
- Dadurch, dass der Klient in der Therapeutenrolle (mit Unterstützung des Supervisors) alle Annahmen hinterfragt und systematisch prüft, neue Annahmen generiert, nach (eigenen!) Ressourcen systematisch sucht und dem Klienten (sich selbst) darlegt, wird der Klient gezwungen,
  - sich systematisch mit eigenen Schemata zu beschäftigen, sie gründlich zu hinterfragen und „auseinanderzunehmen";
  - in *sehr hohem Maße eigene Ressourcen zu aktivieren*, eigene Möglichkeiten und Fähigkeiten sich selbst salient zu machen und damit Handlungsmöglichkeiten unübersehbar herauszuarbeiten;
  - zu erkennen, dass er keineswegs hilflos ist, seinen Schemata und Problemen keineswegs ausgeliefert ist, sondern dass er sich gegen seine Schemata wehren kann, dass er Stärken hat, dass er aktiv Veränderungen einleiten kann;
  - Alternativen zu Überzeugungen zu finden, *die ihn selbst überzeugen*, die er selbst akzeptieren und in sein System integrieren kann.
- Dadurch, dass der Klient sich als Therapeut selbst konfrontiert (und nicht durch eine andere Person konfrontiert wird),
  - *lösen diese Konfrontationen praktisch keinerlei Reaktanz aus*: Der Klient kann sich als Therapeut selbst *alles* sagen, sich mit *allem* konfrontieren, ohne dass dadurch nennenswert Reaktanz ausgelöst würde, was sehr wahrscheinlich der Fall wäre, wenn der Therapeut den Klienten mit Ähnlichem konfrontieren würde! Dies ist einer der entscheidenden Vorteile des EPR!
  - weiß der Klient im Grunde, dass die Konfrontationen zutreffend sind und ist kaum noch in der Lage, sich dagegen zu wehren;
  - kann sich der Klient mit „harten Erkenntnissen" konfrontieren, etwas, was der Therapeut selbst bei guter Beziehung nur „dosiert" tun könnte.
- Da der Therapeut in die Rolle des Supervisors wechselt,
  - kann er zum „Klient-Therapeuten" (KT) eine ganz andere Art von Beziehung aufmachen, als zum Klienten; er kann eine „kollegiale" Beziehung etablieren und sich „mit dem Therapeuten gegen die dysfunktionalen Schemata des Klienten verbünden". Dabei kann er dem KT deutlich machen, dass er ihn unterstützt, ihn berät, auf seiner Seite steht. Klienten bemerken in der Rolle des KT diese „besondere Beziehung" sehr wohl und wissen sie sehr zu schätzen;
  - kann der Supervisor dem Therapeuten Dinge sagen (vor allem aufgrund dieser besonderen Beziehung), die er als Therapeut dem Klienten niemals direkt sagen könnte: Er kann den Therapeuten z.B. darauf aufmerksam machen,
    - dass der Klient argumentative Fehler macht,

- dass der Klient „stur" ist,
- dass der Klient „mauert",
- dass der Klient „ausweicht", usw.
- Wir haben als SupervisorInnen dem KT schon Dinge gesagt wie: „Ich weiß nicht, wie es Ihnen als Therapeut geht, aber mein Eindruck ist, ihr Klient ist ein Betonkopf." Und der Therapeut kann dies, auch aus eigener Erfahrung, in der Therapeutenrolle locker akzeptieren! Versuchen Sie aber besser nicht, dem Klienten direkt zu sagen: „Ich glaube, Sie sind ein Betonkopf.".
In der Beziehung Supervisor-KT können Sie als Supervisor damit dem Klienten Dinge sagen und „Informationen ins System einschleusen", die Sie dem Klienten niemals direkt mitteilen könnten.

- Als Supervisor kann der Therapeut den „Klient-Therapeuten" systematisch motivieren, sich aktiv und *emotional* mit dem Klienten auseinanderzusetzen: Der Supervisor kann den Therapeuten systematisch gegen die dysfunktionalen Schemata des Klienten „aufhetzen". Er kann den Therapeuten (der ja der Klient ist) anstacheln, den Klienten anzuweisen, aktiv gegen seine Schemata anzugehen, sich aktiv gegen sie zu wehren, sich nicht mehr davon dominieren zu lassen (und indem der Therapeut den Klienten anweist, weist er sich ja selbst an, gegen seine Schemata anzugehen!)!
Damit kann der Supervisor den Klienten *massiv* motivieren, sich gegen seine Schemata *zu entscheiden* und *äußerst aktiv dagegen vorzugehen!* Das ist ein weiterer großer Vorteil des EPR: Der Klient ist über die Achse Supervisor-KT sehr gut motivierbar!

- Der Supervisor kann den KT auch hochgradig *emotionalisieren*: Den KT, der gegen den Klienten argumentiert und ihm deutlich machen will, welche Ressourcen er hat, kann der Supervisor folgendermaßen instruieren: „Wenn der Klient Ihnen glauben soll, dann müssen Sie zuerst selber glauben, was Sie sagen! Also versuchen Sie mal, das auch zu *fühlen*, was Sie sagen! Wenn Sie sagen, der Klient sei ok, dann müssen Sie *spüren*, dass der Klient ok ist! Sie müssen es selber *spüren*, sonst nimmt der Klient es Ihnen nie ab! Also versuchen Sie, sich da hineinzuversetzen, es zu spüren, es zu fühlen: Zu fühlen, dass der Klient ok ist, die Stärken des Klienten selbst zu spüren! Und dann machen Sie es dem Klienten *emotional* klar, und zwar so, dass der Klient es ebenfalls spüren kann!"
Dies kann der Supervisor unterstützen, indem er den KT anhält, sich an Situationen zu erinnern, die dem Schema widersprechen und die mit der Situation verbundenen Gefühle deutlich zu spüren. Klienten-Therapeuten sollen sich an diesem Punkt Zeit nehmen, die relevanten Empfindungen bewusst wahrzunehmen um dann aus diesem Gefühl heraus und mit diesem Gefühl dem KK eine eindeutige, überzeugende Botschaft zu kommunizieren.[7]
Auf diese Weise bringt der Supervisor den Klienten aus einer rein rational-kognitiven Argumentation (einem „mind-fuck") heraus und erreicht die Ebene der Motivationen und Affekte!

---

[7] Die schematheoretische Annahme, dass Schemata nur über Situationen oder deren Vorstellungen aktiviert werden können, gilt natürlich auch für positive Schemata. Dem wird hierdurch Rechnung getragen.

- Das EPR kombiniert außerdem Klärungs- und Bearbeitungsprozesse: Der Klient bearbeitet die Aspekte eines dysfunktionalen Schemas, die bisher repräsentiert sind. Es erweist sich auch als günstig, wenn der Klärungsprozess bezüglich des zu bearbeitenden Schemas fortgeschritten ist; zentrale Aspekte aller drei Schemaebenen sind explizit. Während der Bearbeitung können aber trotzdem neue Schemaaspekte deutlich werden. Diese müssen dann wieder erst geklärt und valide repräsentiert werden, damit sie therapeutisch weiter bearbeitet werden können. Dies kann der Therapeut tun, während der Klient sich in der Klienten-Position befindet: Dann durchläuft er mit dem Klienten eine Klärungsphase; sobald eine neue Annahme des Schemas klar ist, kann der Klient wieder in die KT-Position wechseln und die Bearbeitung startet erneut.
Auf diese Weise können sich Klärung und Bearbeitung im EPR flexibel abwechseln.
- Dieser Wechsel von Klärung und Bearbeitung stellt sicher, dass im Verlauf des EPR *das gesamte Schema-Netzwerk bearbeitet wird.* Wenn ein Klient das EPR mit relativ peripheren Annahmen beginnt, dann stellt die Vorgehensweise des EPR sicher, dass es nicht dabei bleibt. Der Prozess verläuft immer zentraler, sodass im Verfahren letztlich immer ganz zentrale Schema-Elemente bearbeitet und verändert werden. Wird jedoch mit einer zentralen Annahme begonnen, werden im Laufe des EPR auch die mit dieser Annahme verbundene Überzeugungen mitbearbeitet.
Das EPR verläuft in der Regel in Wellenbewegungen, bei denen von peripheren Annahmen zu zentralen und umgekehrt gewechselt wird. Ziel ist es, dass gesamte Netz von Annahmen in Frage zu stellen und zu widerlegen, bis ein neu etabliertes, funktionales Schema überzeugender ist als das alte.
- Ein zentraler Punkt, der das garantiert, ist die *Prüfung*: Hat ein Klient eine Alternativ-Annahme auf der Therapeuten-Position gefunden, dann wechselt er auf die Klienten-Position und wird vom Therapeuten aufgefordert, *genau zu prüfen*, ob ihn die neuen Argumente überzeugen oder nicht; falls es Aspekte gibt, die ihn überzeugen, dann soll er mit dem Therapeuten zusammen genau klären, was ihn überzeugt.
Im Anschluss daran soll er aber genauestens rekonstruieren, was ihn nicht überzeugt: Gibt es ein Gegenargument (kognitiv)? Oder gibt es ein Störgefühl (affektiv)? Gibt es irgendwas, was den Klienten abhält, den Argumenten zuzustimmen? Falls ja, dann muss dies genau geklärt werden. Hier setzen die Klärungsprozesse des EPR wieder ein. Das Ergebnis dieser Klärungsprozesse ist dann, wie ausgeführt, *wieder eine Schema-Annahme.*
Und diese muss dann weiter bearbeitet werden, und zwar so lange, bis keine neue Schema-Annahme mehr zum Vorschein kommt und der Klient alle neuen alternativen Annahmen in sein kognitiv-affektives System integrieren kann: *Dann und erst dann ist die Bearbeitung des dysfunktionalen Schemas abgeschlossen!*
Dieser Aspekt der *Prüfung* durch den Klienten, *der Validierung neuer Argumente, ist damit der entscheidende Schritt im EPR* (und sein größter Vorteil!!)!
Denn er garantiert,
    – dass der Klient solche neuen Annahmen findet, die er wirklich integrieren kann und die deshalb langanhaltenden Therapieerfolg garantieren;
    – dass der Klient solche Annahmen finden kann, die er umsetzen kann und will, die keine neuen Probleme und keine internalen Dauerkonflikte generieren;

- dass auch wirklich alle zentralen Aspekte des dysfunktionalen Schemas identifiziert, repräsentiert und bearbeitet werden und in der Therapie nicht nur eine oberflächliche „Kosmetik" des Schemas betrieben wird!
• Dadurch, dass der Therapeut in der Kommunikation mit dem Klienten (nach den Regeln der Klärungsorientierten Psychotherapie) dysfunktionale Schemata aktiviert, kann der Therapeut den Klienten *mit aktivierten (negativen) Schemata* in die Therapeuten-Position schicken. Und dort aktiviert der Supervisor (Ressourcen-)Gegen-Schemata. Damit wird sichergestellt, dass im Prozess in hohem Maße *an aktivierten Schemata* therapeutisch gearbeitet wird.

Damit kann an den Schemata selbst gearbeitet werden, wird damit nicht bloß „intellektualisiert" oder „über Schemata gesprochen". Vielmehr wird an den aktivierten Schemata selbst angesetzt. Und dies ist ebenfalls entscheidend. Sowohl die dysfunktionalen Schemata sind aktiviert und damit valide repräsentiert als auch die „Gegenschemata" sind aktiviert und bilden damit ein *affektives Gegengewicht*. Die gleichzeitige bzw. abwechselnde Aktivierung ist die Voraussetzung dafür, dass eine Bahnung von miteinander verschalteten Synapsen und Axonen und damit dann auch eine Stärkung der Verbindung stattfindet. So wird eine Hemmung der dysfunktionalen Schemata durch die Ressourcen und Gegenschemata aufgebaut.

Was im EPR angeregt wird, ist damit nicht nur ein Disput zwischen Klient und Therapeut: Was vielmehr angeregt wird, ist ein Disput zwischen dysfunktionalen und funktionalen Schemata! Und dies ist ein weiterer entscheidender Vorteil des EPR!

5.3 Die Struktur des EPR

Im Ein-Personen-Rollenspiel definiert der Therapeut zwei Positionen für den Klienten:
• die Klientenposition: der Klient als Klient: KK
• die Therapeutenposition: der Klient als sein eigener Therapeut: KT.

Um dem Klienten die beiden Positionen augenscheinlich zu machen und es dem Klienten zu erleichtern, von einer Position in die andere zu wechseln, stellt der Therapeut zwei Stühle gegenüber (sodass zwei sich gegenüber sitzende Personen sich gegenseitig ansehen können) und definiert auf jedem Stuhl eine der Klienten-Positionen; seinen eigenen Stuhl stellt er querab zu den beiden Stühlen. Dabei definiert er den von sich aus linken Stuhl als Klienten-Position (KK) und den rechten Stuhl als Therapeuten-Position (KT) (vgl. Abbildung 6).

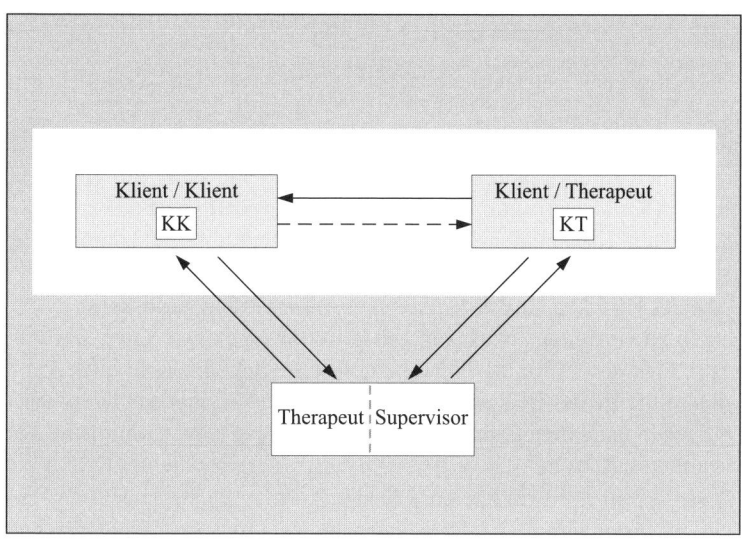

Abbildung 6: Positionen im Ein-Personen-Rollenspiel

Dass der Therapeut die Klienten-Position immer links definieren sollte, ist keineswegs magisch, er kann sie auch rechts definieren: Wichtig ist nur, dass er sie immer *gleich* definiert. Der Grund dafür liegt darin, dass der Klient bei der Durchführung des EPR, vor allem in der Anfangsphase, nicht sonderlich diszipliniert ist: Er „rutscht" auf dem Therapeutenstuhl schnell wieder in die Klienten-Rolle. Dies kann dann auch den Therapeuten verwirren, und wenn der Therapeut dann nicht mehr weiß, auf welcher Position der Klient welche Rolle einnehmen sollte, dann gerät er schnell durcheinander. Daher sollte der Therapeut die Positionen immer gleich definieren; wir definieren immer den vom Therapeuten aus gesehen linken Stuhl als Klienten-Position und den rechten Stuhl als Therapeuten-Position.

Die beiden Klienten-Stühle stehen unmittelbar voreinander, sodass der Klient, wenn er auf der Therapeutenposition ist, sich direkt ansehen und ansprechen kann.

Die räumliche Trennung der beiden Klienten-Positionen in zwei Stühle ist vorteilhaft, weil Klienten vor allem zu Beginn oft Schwierigkeiten haben, ihre Annahmen zu wechseln, eine andere Perspektive einzunehmen, aus ihrem gewohnten Bezugssystem herauszutreten. Die räumliche Trennung dieser beiden Positionen erleichtert es dem Klienten, sich von seinem eigenen Überzeugungssystem zu distanzieren. Somit ist der Stuhlwechsel ein reines Hilfsmittel, um dem Klienten einen „geistigen Positionswechsel" zu erleichtern. Dieser Wechsel hat sich aber als *sehr* hilfreich erwiesen. Der Übergang in die Therapeuten-Rolle ist zunächst für Klienten schwierig. Sobald Klienten ihn aber vollziehen können, erweist er sich als herausragend effektiv.

Die beiden Positionen sind damit ein *didaktisches Mittel*, um dem Klienten zu helfen,
- Aspekte auseinanderzuhalten;
- sich von eigenen Annahmen zu distanzieren, usw;
- neue Perspektiven sehr konsequent und gründlich einzunehmen;

- diese neuen Perspektiven zu durchdenken, konsequent *dazu* Gedächtnisbestände zu aktivieren;
- diese Positionen probeweise zu glauben, mit „ihnen zu spielen", sie auf sich wirken zu lassen.

Der Therapeut sitzt querab von beiden Klienten-Positionen. Der Therapeut hat beim EPR, genau wie der Klient, zwei Rollen oder Funktionen: Sitzt der Klient auf der Klienten-Position (KK), dann nimmt der Therapeut die Rolle eines Therapeuten ein, sitzt der Klient auf der Therapeuten-Position (KT), dann nimmt der Therapeut die Rolle des *Supervisors* für diesen Therapeuten ein.

Die Aufgabe des Klienten auf der *Klienten-Position* besteht darin, seine dysfunktionalen Annahmen zu vertreten, sozusagen „er selbst zu sein": Der Klient aktiviert dort seine Schemata, klärt mit Hilfe des Therapeuten seine Schemata, arbeitet Annahmen heraus, die sich mit Hilfe des EPR prüfen lassen, und er prüft hier, nachdem der Klient als Therapeut Gegenannahmen entwickelt hat, ob ihn diese Gegenargumente überzeugen, ob er sie annehmen kann.

Auf der *Therapeuten-Position* hat der Klient z.B. die Aufgabe, sich von seinen Annahmen selbst zu distanzieren, sie kritisch zu hinterfragen und zu prüfen und Gegen-Annahmen zu entwickeln, Gegen-Affekte zu entwickeln, die dem Klienten weiterhelfen, Ressourcen zu aktivieren, den Klienten zu Veränderungen zu motivieren usw.

Der Therapeut überwacht die Arbeit des Klienten auf den beiden Positionen genau; er achtet auch sehr genau darauf, dass der Klient die jeweilige Position konsequent einnimmt und die Aspekte nicht „vermauschelt". Sitzt der Klient auf der Klienten-Position (KK), dann hat der Therapeut die Aufgabe des Therapeuten: Er unterstützt den Klienten in seinen Klärungsprozessen (nach den Regeln der KOP), hilft dem Klienten, Schemata herauszuarbeiten und bearbeitbare Annahmen zu formulieren, und er hilft dem Klienten, die Gegenargumente des Klient-Therapeuten zu prüfen. Auf dieser Position tut der Therapeut all das, was ein Therapeut auch normalerweise tut; und noch ein wenig mehr (s.u.).

Nimmt der Klient dagegen die Therapeuten-Rolle (KT) ein, dann übernimmt der Therapeut die Rolle des *Supervisors* für diesen Therapeuten; mit allen Aufgaben und Möglichkeiten, die zu dieser Rolle gehören: Er unterstützt den Therapeuten darin, Gegenargumente zu finden, Annahmen zu prüfen und zu hinterfragen, er macht den Therapeuten auf Inhalte aufmerksam, die der Klient äußert, arbeitet mit dem Therapeuten Implikationen der vom Klienten geäußerten Annahmen heraus, usw. Der Therapeut kann hier als Supervisor all das tun, was auch normalerweise ein Supervisor mit seinem Therapeuten tut (s.u.).

Der Supervisor überwacht aber auch, ob der Therapeut auf dieser Position konsequent in seiner Therapeuten-Rolle bleibt:

Fängt ein Klient z.B. auf der Therapeuten-Position an, zu katastrophisieren, dann stoppt ihn der Therapeut und macht ihn auf seine Aufgabe aufmerksam; oder aber er bittet den Klienten, auf die Klienten-Position zu wechseln, falls er es trotz der Hilfe des Therapeuten nicht schafft, in der Therapeutenrolle zu bleiben.

Diese Aufgabe des Therapeuten ist sehr wesentlich, da Klienten, insbesondere zu Beginn dieser Therapiemaßnahme, nicht dazu neigen, diszipliniert zu sein: sie nehmen oft auf der Therapeuten-Position die Auffassung des Klienten an, argumentieren aus der Klienten-Position, usw. Dies darf der Therapeut aber nicht zulassen: die Therapeuten-Position dient dazu, dass der Klient lernt, aus seiner bisherigen Sichtweise herauszutreten; daher muss der Klient deutlich dazu angehalten werden, *dies* auch zu tun.

5.4 Der Ablauf des EPR

5.4.1 *Übersicht*

Das EPR verläuft in einer Serie von Dreier-Schritten:

1. Schritt: Der Klient sitzt auf der Klienten-Position (KK)

Hier vertritt der Klient die zu bearbeitende dysfunktionale Annahme (die er vorher mit dem Therapeuten herausgearbeitet hat).

2. Schritt: Der Klient sitzt auf der Therapeuten-Position (KT)

Der Klient wechselt in die Therapeuten-Position (KT) und arbeitet mit dem Therapeuten, der nun in der Rolle des Supervisors agiert, Gegenstrategien gegen die dysfunktionale Annahme aus. Sobald Klienten-Therapeut und Supervisor eine vertretbare Gegenstrategie gefunden haben, sagt der Klienten-Therapeut sie direkt dem Klienten.

3. Schritt: Klient sitzt auf der Klienten-Position (KK)

Der Klient wechselt wieder auf die Klienten-Position und *prüft nun zusammen mit dem Therapeuten die Stimmigkeit der Gegenstrategie*:
- Was überzeugt den Klienten davon?
- Was überzeugt den Klienten nicht?

Es wird empfohlen, diese beiden Schritte der Stimmigkeitsprüfung zumindest in den ersten Durchgängen des EPR einzuhalten. Durch die erste Frage („Was überzeugt Sie daran?") wird gewährleistet, dass der Klient erste Aspekte wahrnimmt, die gegen die Gültigkeit seines Schemas sprechen. Dies schafft eine Plattform, von der aus die weitere Bearbeitung ausgehen kann. Veranlasst man Klienten nicht zu diesem ersten Prüfschritt, so neigen sie dazu, direkt gegen die neue Annahme zu argumentieren, ohne zu sehen, wie weit sie schon trägt.

Gibt es Aspekte, die den Klienten nicht überzeugen, dann entwickeln sich daraus oft neue Schema-Elemente (oder das alte Schema-Element bleibt erhalten). Mit diesem wird nun ein neuer Durchgang, eine neue Dreier-Sequenz begonnen. Zum Ablauf siehe Abbildung 7.

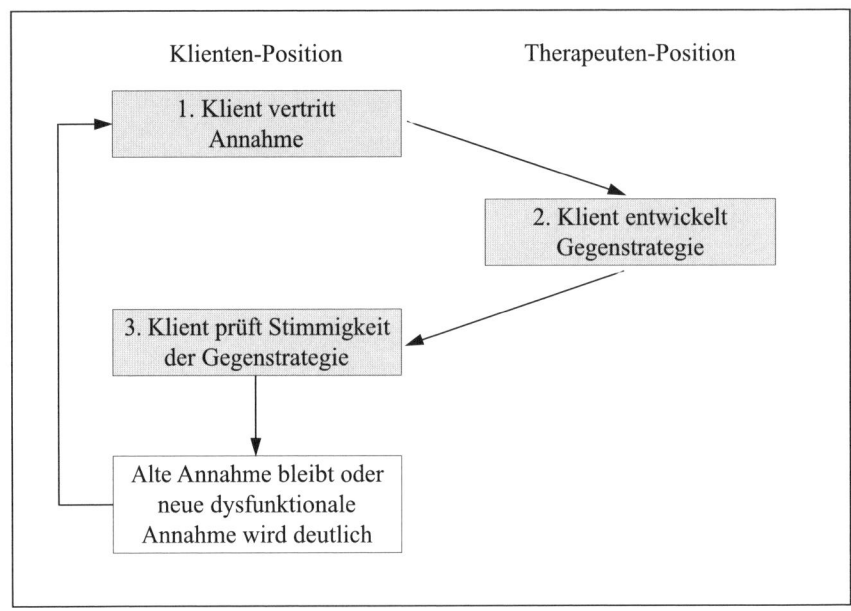

Abbildung 7: Der Ablauf eines Ein-Personen-Rollenspiels (EPR)

5.4.2 Der Ablauf im Detail

Das EPR verläuft somit in Zyklen von Dreier-Sequenzen. Diese sollen nun etwas ausführlicher betrachtet werden.

1. Klient auf der Klientenposition: Herausarbeiten einer bearbeitbaren Annahme

Das EPR beginnt, wenn es Therapeut und Klient gelungen ist, eine bearbeitbare Annahme herauszukristallisieren, d.h. eine Annahme, die nun im EPR geprüft und verändert werden soll und verändert werden kann. Eine solche Klärung findet statt, wenn der Klient auf der Klienten-Position sitzt. Eine solche Annahme ist die Voraussetzung dafür, in ein EPR „einzusteigen" und sie stellt immer die erste Phase eines Zyklus dar.

Eine *bearbeitbare Annahme* sollte dabei folgenden Kriterien genügen:
- Sie sollte *ein Aspekt eines problemrelevanten, dysfunktionalen Schemas sein*: Hat ein Klient z.B. ein negatives Selbst-Schema, dann könnte eine Annahme, die bearbeitet werden kann, sein: „Ich bin ein Versager.". Diese Annahme ist ein Teil des Schemas und das Schema ist problemrelevant (Annahmen zu bearbeiten, die nicht problemrelevant sind, ist wenig sinnvoll).
Die Annahme kann aber auch aus den Schemaebenen 2 (z.B.: „Wenn ich ein Versager bin, werde ich ausgeschlossen und bin allein.") oder aus Ebene 3 stammen (z.B.: „Allein zu sein ist furchtbar."). Die Annahme kann kognitiv sein und sie kann starke

affektive Anteile enthalten (die der Klient nun aktuell an vorhandenen Affekten *spürt*).
- Die bearbeitbare Annahme sollte, wenn möglich, für das jeweilige Schema möglichst zentral sein. Dies ist hilfreich, weil das EPR besonders effektiv und schnell verläuft, wenn es gelingt, bereits mit einer zentralen Annahme „einzusteigen". Mit zentralen Annahmen einzusteigen ist v.a. deshalb zu empfehlen, da die Klärungsorientierte Psychotherapie Methoden zur Schemaklärung zur Verfügung stellt, die deutlich zielgerichteter und schneller sind, als Klärungsprozesse, die im EPR stattfinden. Wie ausgeführt, kann das EPR über Klärungsprozesse zwar auch zu zentralen Annahmen führen, selbst wenn der Therapeut mit peripheren Schema-Aspekten beginnt, nur dann, das versteht sich von selbst, dauert der Prozess natürlich auch länger. Zudem stellt sich die Frage, warum es bislang nicht zur Klärung zentraler Aspekte des Schemas gekommen ist. Häufig sehen wir hierfür – wenn der Therapeut grundsätzlich die Kompetenz zum Anleiten von Klärungsprozessen besitzt – zwei Gründe. Entweder ist die Beziehung zwischen Klient und Therapeut noch nicht hinreichend gefestigt, so dass der Klient dem Therapeut zentrale Informationen vorenthält. Oder es liegen Bearbeitungsprobleme vor, d.h. der Klient zeigt (trotz guter Beziehung) ein hohes Ausmaß an Vermeidung. In beiden Fällen ist von einem EPR abzuraten.
- Die Annahme sollte möglichst konkret und präzise formuliert sein.
- Die Annahme, die bearbeitet werden soll, sollte möglichst kurz sein; je länger und komplizierter eine Annahme ist, desto schwerer lässt sie sich bearbeiten.
- Die Annahme sollte *prüfbar, bearbeitbar sein*. Bearbeitbar sind Annahmen in der Regel, wenn sie Aussagen des Schemas enthalten wie „Ich-Aussagen", „Kontingenzannahmen" oder „Bewertungen". Nicht sinnvoll bearbeitbar sind dagegen Aussagen wie „Ich habe Angst.", „Wenn XY auftaucht, bin ich gelähmt.", u.a., da sie keine Annahmen und somit keine Schema-Aspekte, sondern Realitätsaussagen sind! Der Klient hat in einer bestimmten Situation tatsächlich Angst. Das lässt sich nicht disputieren.

Daher gilt: Geprüft und bearbeitet werden Schema-Annahmen!
Nicht durch das EPR geprüft werden andere Aussagen des Klienten, wie Situationsbeschreibungen, Aussagen über eigene Handlungen und eigene Reaktionen u.a.

Sinnvoll bearbeitbare Annahmen sind z.B.:
- Ich bin ein Versager.
- Ich habe im Leben alles falsch gemacht.
- Niemand interessiert sich für mich.
- Beziehungen sind nicht verlässlich. u.ä.

Es kann eine zeitlang dauern, bis Therapeut und Klient eine solche bearbeitbare Annahme herauskristallisiert haben.
Bei dieser Vorarbeit mit Hilfe der Klärungsorientierten Psychotherapie
- präzisiert der Klient mit Hilfe des Therapeuten seine Annahmen: er erarbeitet, welches die zentralen Aspekte sind, er konkretisiert, präzisiert, differenziert seine Annahmen; der Therapeut gibt dem Klienten hier gezielte Hilfestellungen durch gezielte Formulierungen, Explizierungen, u.ä.;

- führt der Klient eine Klärung/Explizierung seiner Schemata durch: mit Hilfe des Therapeuten repräsentiert der Klient relevante Aspekte kognitiver oder emotionaler Schemata.

Dies ist die Voraussetzung dafür, dass der Klient überhaupt weiß, *welche* Schema-Annahmen er hat, welche Annahmen zentral sind und welche Annahmen überhaupt bearbeitet werden müssen. Der Therapeut führt hier eine Klärungsorientierte Therapie durch, so lange, bis bearbeitbare Annahmen herausgearbeitet sind.

Auch im Verlauf des EPR wird der Therapeut immer wieder Phasen der Klärungsarbeit einschieben, z.B. wenn der Klient durch die Bearbeitung auf neue Schemata oder Schema-Aspekte stößt, die noch nicht geklärt sind; dann müssen sie vor einer weiteren Bearbeitung geklärt werden. Die klärungsorientierten Phasen finden zwischen dem Therapeuten und dem Klienten auf der Klienten-Position statt.

2. Klient auf der Therapeuten-Position: Bearbeitung der Annahme

Wechselt der Klient auf die Therapeuten-Position (KT), dann beginnt die zweite Phase des Zyklus: Der Klient-Therapeut bearbeitet nun, mit Hilfe des Supervisors, die formulierte Annahme. Dabei hat der Klient-Therapeut eine ganze Reihe therapeutischer Strategien zur Verfügung (die unten genauer ausgeführt werden).

Die erste Strategie, die hier zum Einsatz kommt und die ebenfalls weiter unten genau dargestellt wird (Kapitel 6.1), ist die Instruktion an den Klienten. Diese beinhaltet einige sehr wichtige Elemente. Dazu gehört die Anweisung, der eigene Therapeut zu sein und sich als solcher bewusst von der Annahme des Klienten zu distanzieren.

Der Zug endet damit, dass Supervisor und Klient-Therapeut eine (mehr oder weniger lange) *Gegen-Strategie* formulieren, die der Klient-Therapeut (KT) dann direkt dem Klient-Klienten (KK) sagt. Es erweist sich als günstig, wenn der Klient-Therapeut dem Klient-Klient auch mitteilt, was die Gegenstrategie für seine Annahme bedeutet. Zum Beispiel bei der Annahme „Ich bin inkompetent." etwas wie „Es kann nicht sein, dass du völlig inkompetent bist, schließlich hast du deine Schreinerausbildung mit Auszeichnung abgeschlossen."

3. Klient auf der Klienten-Position: Prüfen der Gegenargumente

Die dritte Phase des EPR besteht darin, dass der Klient auf die Klienten-Position (KK) zurückwechselt und dann die Gegenargumente, die der Klient-Therapeut (KT) ihm gesagt hat, *prüft*.

Der Therapeut wiederholt noch einmal, was der Klienten-Therapeut (KT) auf der Therapeuten-Position ausgeführt hat, und bittet den Klient-Klienten, die Aussage *sorgfältig zu prüfen*. Der Klient-Klient soll nun feststellen,
- ob ihn die Aussage des Klienten-Therapeuten überzeugt, ob sie ihn erreicht;
- welche Aspekte ihn überzeugen und warum;
- welche Aspekte ihn nicht überzeugen und warum nicht.

Diese Stimmigkeitsprüfung ist ein zentrales Element des Vorgehens. Therapeutisches Ziel ist es, dass der Klient Argumente, eigene Erfahrungen und Ressourcen findet, die aus seiner Sicht tatsächlich negative Schemata widerlegen und damit blockieren können, die neue Schemata formen können, die der Klient in sein kognitiv-affektives

System integrieren kann. Auf diese Weise verlieren negative Schemata ihren Einfluss auf die Exekutive und neue, positive Schemata gewinnen sie.

Nicht gewünscht ist es, wenn Klienten auf der Therapeuten-Position Argumente entwickeln, die die negativen Schemata nicht erreichen, weil dadurch ein Satz „losgelöster" Überzeugungen entstehen würde, der beim Klienten wenig bewirkt. Es geht somit beim EPR *zentral* darum, Schema-Annahmen auf eine solche Weise zu widerlegen und neue Annahmen in solcher Weise zu formulieren, dass der Klient diese neuen Inhalte *akzeptieren* kann. Er muss diese Inhalte in sein kognitiv-affektives System *integrieren* können, um eine dauerhafte Veränderung von Schema-Annahmen zu erreichen. Dabei müssen die neuen Inhalte auch mit den *affektiven Komponenten* der Schemata kompatibel sein und deshalb muss der Klient die neuen Inhalte nicht nur kognitiv prüfen, sondern auch (und vor allem!) affektiv: *Fühlen sich die neuen Inhalte stimmig an?* Oder gibt es dagegen affektive Widerstände? Selbst wenn diese Widerstände zunächst noch diffus sind, sollten diese Unstimmigkeiten von Therapeut und Klient ernstgenommen werden und Ausgangspunkt einer genauen weiteren Klärung werden. Die Klärung führt dann zu weiteren Schema-Annahmen, die dann weiter bearbeitet werden müssen.

Gerade diese Stimmigkeitsprüfung ist es, die das EPR zu einem lernenden, selbstregulativen System macht: wenn der Klient neue Ideen und Interpretationen entwickelt, kann er selbst prüfen, ob diese wirksam sind; sind sie es, kann er sie integrieren; sind sie es nicht, muss er weitersuchen, weiter analysieren, weiter explizieren, usw. Die mangelnde Stimmigkeit weist darauf hin, dass es noch weitere, bisher noch nicht bearbeitete Annahmen gibt. Diese Annahmen können aus einem bisherigen Klärungsprozess bereits bekannt sein und werden nun therapeutisch bearbeitet. Es kann jedoch auch vorkommen, dass es sich um neue Annahmen handelt, die nun herausgearbeitet werden müssen, um dann therapeutisch bearbeitbar zu sein. In der KOP wird dieser Prozess „Vertiefung der Explizierung" genannt und dieser Prozess ist zentral dafür, wirksame, aber schwer fassbare Annahmen zu repräsentieren.

Falls der Klient den Eindruck hat, dass ihn einzelne Aspekte der Therapeuten-Aussage überzeugen, dann arbeitet der Therapeut *zuerst* mit dem Klient-Klienten genau heraus,
- was den Klienten überzeugt,
- wieso ihn das überzeugt
- und eventuell auch: welche Konsequenzen das hat.

Dies ist wichtig, damit die Aspekte, die bereits überzeugend sind, zunächst sehr gründlich gewürdigt und analysiert werden; damit „bringt der Therapeut sozusagen die Ernte ein". Dazu sollte sich der Therapeut unbedingt Zeit nehmen, die neuen Erkenntnisse mit dem Klienten mehrmals durchzugehen, um sie gedächtnismäßig zu verankern und bereits erste Konsequenzen daraus abzuleiten.

Ist das abgeschlossen, dann fragt der Therapeut den Klienten, was ihn nicht überzeugt, ob es ein „aber" gibt, einen gefühlsmäßigen Widerstand oder ein (diffuses) Unbehagen. Der Therapeut macht hier sehr deutlich, dass es beim EPR *nicht* darum geht, den Klienten zu „überreden" oder dem Klienten Inhalte zu vermitteln, die er eigentlich doch nicht akzeptieren kann. Es geht vielmehr darum, solche Inhalte zu finden, die der Klient integrieren kann, die er glaubt, die er akzeptiert, die ihn *wirklich* überzeugen.

Daher instruiert der Therapeut den Klienten hier, die vom Therapeuten geäußerten Gegenargumente *sehr genau und sehr kritisch zu prüfen*. Findet der Klient ein „aber", dann klären Therapeut und Klient sehr ausführlich, was dieses „aber" ist; *dabei werden dann oft neue Schema-Aspekte deutlich*. Diese werden dann wieder möglichst präzise herausgearbeitet.

Diese Annahmen sind dann erneut der Ausgangspunkt für einen neuen Zyklus: Die Bearbeitung beginnt von neuem.

Eine vollständige Sequenz im EPR hat damit immer mindestens drei Phasen: Äußern einer bearbeitbaren Annahme auf der Klienten-Position; Entwickeln von alternativen Annahmen u.ä. auf der Therapeuten-Position; Prüfen der Alternativen auf der Klienten-Position.

Eine Sequenz kann in Ausnahmefällen (s. Kapitel 7.6) auch mehr als drei Phasen aufweisen. Stellt sich ein Klienten-Therapeut selbst eine Frage (d.h. stellt er dem Klienten auf der Klienten-Position eine Frage), dann sollte er sie sich auf der Klienten-Position selbst beantworten, dann wieder auf die Therapeuten-Position wechseln, Gegenargumente finden und diese dann auf der Klienten-Position prüfen. Damit hat eine Sequenz dann fünf Phasen. Wie viele Phasen eine Sequenz auch immer hat: sie sollte *immer* mit einer Prüfung von Gegenargumenten auf der Klienten-Position enden!

5.5 Demonstration eines Ein-Personen-Rollenspiels an einem Transkript

Der Ablauf eines EPR kann am Besten an einem realen Beispiel demonstriert werden: Dem Transkript einer EPR-Sitzung. Das hier verwendete Beispiel ist ein EPR, das der Erstautor (RS) mit einer Klientin durchgeführt hat. Es wird zuerst das Transkript dargestellt und dieses wird anschließend kommentiert.

Dieses Beispiel soll zunächst einmal nur die Struktur und Vorgehensweise eines EPR illustrieren, noch keine spezifische therapeutische Strategie. Später folgen längere EPR-Prozesse, in denen gezielter auf inhaltliche Aspekte eingegangen wird.

5.5.1 *Das Transkript*

TH1: Ja gut, dann schauen wir mal. Wie soll die Annahme heißen?
K1: Ich muss von allen gemocht werden. Deswegen kann ich Konflikte nicht gut ertragen.
TH2: „Ich muss von allen gemocht werden" heißt wirklich von allen?
K2: Ja, nach Möglichkeit von allen.
TH3/Sup: Ja, dann wechseln Sie einmal in die Therapeutenposition. (*Klientin wechselt auf Therapeuten-Position.*) Ich möchte Sie bitten, dass Sie sich vorstellen, in der Position Ihrer eigenen Therapeutin zu sein. Es ist wichtig, dass Sie sich vorstellen, Abstand von der Klientin zu haben und eigentlich in diesem Punkt ganz anderer Meinung sind. Gar nicht zu teilen, was sie Ihnen sagt, sondern sich in die Position zu versetzen: Sie haben diese Überzeugung überhaupt nicht. Und dann ist Ihre Aufgabe, irgendetwas zu

finden, was sie davon abbringt, von dieser Vorstellung: „Ich muss von allen gemocht werden." Ich weiß, das ist schwierig und eine ungewohnte Situation. Es wird am Anfang schwierig sein, etwas dagegen zu finden, das ist aber auch völlig in Ordnung. Wir werden uns langsam da rantasten. Versuchen Sie mal, sich in so eine Position zu versetzen, dass Sie denken, die Annahme „Ich möchte von allen gemocht werden.", ist problematisch und bereitet der Klientin viele Schwierigkeiten, also müssen wir die Klientin von dem Trip abbringen.

K3/T: Hmm.

TH4/Sup: Was könnten Sie ihr sagen?

K4/T: Das muss ja ganz schön anstrengend sein, von allen gemocht zu werden.

TH5/Sup: Können Sie ihr das nachweisen?

K5/T: Da muss man sich ja nach allen richten.

TH6/Sup: Hmm. Gut, dann sagen Sie ihr das mal. Sagen Sie ihr mal, das ist anstrengend, wenn man sich nach allen richten muss und was das bedeutet. Sprechen Sie sie mal direkt an. Jetzt haben wir miteinander geredet und jetzt ist es wichtig, dass Sie ihr das mal so direkt sagen und ihr rüberbringen, was Sie ihr sagen wollen. Also einfach mal gucken: Was soll sie verstehen, was soll sie mitkriegen? Versuchen Sie ihr das mal zu vermitteln.

K6/T: Ja, das stelle ich mir ganz schön anstrengend vor, wenn man von allen gemocht werden möchte, weil da muss man ja ganz schön viel tun, damit die Anderen einen auch mögen. Da hat man hohe Kosten, wahrscheinlich auch. Ich kann mir vorstellen, dass Du auf ganz Vieles, was Du vielleicht selber willst, verzichtest.

TH7/Sup: Hmm. Ok. Wechseln Sie mal wieder zurück. *(Klientin wechselt auf die Klientenseite.)*

TH8: Stellen Sie sich mal vor, Sie gehen in die Klientenposition zurück mit dieser Vorstellung: „Ich muss von allen gemocht werden." Und gucken mal, was das für Sie bedeutet, wenn Ihre Therapeutin Ihnen sagt: „Sie haben sicher hohe Kosten und das ist sehr anstrengend. Sie müssen es allen recht machen. Eigentlich stellen Sie sich damit ganz schön zurück." Ich würde gerne mal gucken, dass Sie mal spüren, wie wirkt das auf Sie. Prüfen Sie mal das Argument kritisch! Überzeugt Sie das? Ist das so? Können Sie es annehmen?

K7/K: Also, das ist sehr anstrengend.

TH9: Das ist sehr anstrengend!

K8/K: Also, fühlt sich schon überzeugend an, dass ich da sehr hohe Kosten habe.

TH10: Ja. Wie ist es denn, würden Sie sagen, die Kosten sind sehr hoch? So hoch, dass Sie denken, Sie wollen die nicht mehr? Oder würden Sie sagen, Sie können die gerade noch ertragen? Es geht gerade noch so? Wie würden Sie das einschätzen? Wenn Sie mal so gucken, Sie haben Kosten. Ich meine, man hat immer mit irgendetwas Kosten. Die Frage ist: Kann man die Kosten akzeptieren? Oder würden Sie sagen: Ich hab keinen Bock mehr auf die Kosten?

K9/K: Ich *(zögert)* hab keinen Bock mehr auf die Kosten. Eigentlich sind sie mir zu hoch.

TH11: Eigentlich?

K10/K: Ja, aber ich weiß nicht, wie ich es ändern soll.

TH12: Gut, aber, wenn Sie es könnten, würden Sie es tun.

K11/K: Mmmh.

TH13: Ok. Dann gehen Sie mal rüber. *(Klientin geht auf die Therapeutenseite.)*

TH14/Sup: Ja, Sie sind wieder Therapeutin. Sie haben ne ganz andere Meinung als die Klientin und wir hören, dass die Klientin sagt: Ich hab keinen Bock mehr auf die Kosten. Das ist schön. Darüber freuen wir uns. Weil sie dann sagt: Ich will was ändern. Jetzt macht sie aber was deutlich, was eine ganz spannende Frage ist: Wie? Und darauf sollten wir jetzt eine Antwort finden. Was denken Sie, was könnten wir ihr sagen, dass sie schrittweise wegkommt von dieser Idee?

K12/T: Hmm. Ja, dass sie einfach mal ausprobiert, hmm, sich nicht anzupassen und äh ausprobiert, das ein bisschen außer Acht zu lassen. Auch mal zu gucken, wie sich das anfühlt, auch mal nicht gemocht zu werden.

TH15/Sup: Ja. Wie könnten wir ihr das konkreter machen? Verstehen Sie? Weil sie muss es ja umsetzen. Die Frage ist: Was könnten Sie ihr konkret vorschlagen? Was sollte sie tun? Wie könnte sie das tun? Wirklich mal auszuprobieren, wie sich das anfühlt. Wie kann sie das machen?

K13/T: *(lacht nervös)* Habe ich jetzt nicht sonderlich die Idee.

TH16/Sup: Gut, dann bleiben wir erstmal bei dem davor, was wir jetzt haben. Sagen Sie mir noch mal, was Sie ihr sagen würden.

K14/T: *(zögert)* Mmm, dass sie ja gar nicht weiß, hmm. Im Prinzip ist sie ja jemand, der sich dann ja sehr schnell anpasst. Konflikten aus dem Weg geht und von daher oftmals auch gar nicht weiß, was passiert, hmm ...

TH17/Sup: Wenn sie es mal ausprobiert.

K15/T: Wenn sie es mal ausprobiert und ihre Sachen so darstellt.

TH18/Sup: Das heißt, Ihr Argument ist: Du weißt gar nicht, wie sich das anfühlt. Du weißt gar nicht, ob das so furchtbar ist. Probier es mal aus. Versuchen Sie es mal. Sagen Sie es ihr.

K16/T: Ja, Du hast mir jetzt gerade gesagt, dass es deswegen so anstrengend, äh, und Du hast deswegen hohe Kosten weil, hm, weil Du oftmals Konflikte schon vermeidest und Dich da zu schnell anpasst. Und es wäre doch mal gut auszuprobieren, was passiert, wenn Du das mal nicht machst: Dich direkt anzupassen und mal guckst, was dann die Konsequenz ist.

TH19/Sup: Ja, gehen Sie wieder in die Klientenrolle. *(Klientin wechselt auf Klientenseite.)*

TH20: Sie sind wieder Klientin. Es ist wichtig, dass Sie einfach mal auf sich wirken lassen, was Ihre Therapeutin Ihnen gesagt hat, ob das für Sie ok ist. Ihre Therapeutin sagt: „Probieren Sie das doch mal aus. Sie wissen doch eigentlich gar nicht, wie sich das anfühlt, also lassen Sie es mal drauf ankommen. Wie sich das anfühlt, wenn Sie nicht gemocht werden, wenn Sie nicht wichtig sind." Wie wirkt das auf Sie?

K17/K: *(Pause)* Das macht mir ein bisschen Angst.

TH21: Das war zu erwarten. Dann lassen Sie uns mal klären, was genau die Angst ist. Wovor genau hätten Sie Angst? Was könnte schlimmstenfalls passieren? Gucken Sie gar nicht so auf die Realität, gucken Sie mal auf Ihr Gefühl. Es ist egal, ob die Gefahr realistisch ist oder nicht. Das interessiert uns jetzt gar nicht. Einfach: Was sagt Ihr Gefühl? Wovor haben Sie Angst? Was könnte passieren, wenn Sie es drauf ankommen lassen?

K18/K: Mmh. Dass ich abgewertet werde.
TH22: Dass Sie abgewertet werden. Mmh.
K/K19: Ja, dass ich in meiner Person angegriffen werde.
TH23: Und das würde was bedeuten?
K20/K: *(Pause)* Wahrscheinlich wäre das eine Bestätigung von nem anderen Schema oder einer Annahme.
TH24: Nämlich?
K21/K: Ich bin nichts wert. Oder, ich bin nicht viel wert.
TH25: Ok. Gehen Sie mal wieder in die Therapeutenrolle. *(Klientin wechselt auf die Therapeutenseite.)*
TH26/Sup: Sie sind Ihre eigene Therapeutin und sind ganz anderer Meinung als die Klientin. Und Ihre Klientin hat jetzt gesagt, wir kommen jetzt auf eine ganz wichtige andere Annahme, die heißt: „Ich bin eigentlich nicht viel wert." Das ist ja schon ne ziemlich wichtige Annahme. Und wenn wir die nicht einfach so kommentarlos hinnehmen wollen, müssten wir eigentlich mal dagegen vorgehen. Und die Frage ist: Was könnten wir damit machen, mit der Annahme: „Ich bin eigentlich nicht viel wert und deswegen kann ich auch jederzeit abgewertet werden."? Die Klientin muss immer ganz viel tun, um nicht abgewertet zu werden. Die zentrale Annahme heißt einfach: „Ich bin nicht viel wert."
K22/T: Mmh ... .
TH27/Sup: Ja, was möchten Sie ihr sagen?
K23/T: Ja, woran sie das festmacht. Das kann ja nicht sein, dass durch einen Konflikt, den man austrägt, ja, mal seine eigene Meinung zu sagen, als Person nichts wert ist.
TH28/Sup: Das heißt, wir müssen konstatieren, dass sozusagen die Tatsache, dass ... na ja, wenn mal ein Konflikt passiert, dass mal jemand anderer Meinung ist als sie, dass es dann ziemlicher Quatsch ist, dass sie dann sofort denkt: „Das zeigt wieder, dass ich wertlos bin." Das heißt, eigentlich ist diese Schlussfolgerung Blödsinn.
K24/T: Mmh.
TH29/Sup: Mmh. Dann würde ich sagen, wir gucken mal wieder, wie Sie ihr das verklickern können. Dass das schlicht und einfach Blödsinn ist.
K25/T: Ja, das hört sich für mich, äh ... *(Frage an den Supervisor:)* „Ich verstehe das nicht." sagt man dann nicht, oder?
TH30/Sup: Wie Sie wollen. Die Frage ist, was Sie ihr verklickern wollen? Wollen Sie ihr eine Frage stellen? Das können Sie natürlich auch. Oder, verstehen Sie, die Frage ist für mich auch: Wie weit sind Sie als Therapeutin schon überzeugt? Wenn Sie sehr davon überzeugt sind, dass das Blödsinn ist, könnten Sie ihr auch direkt sagen, dass das Blödsinn ist.
K26/T: Ja, ich bin offensichtlich nicht so davon überzeugt.
TH31/Sup: Nicht wirklich. Dann gucken Sie doch mal, wovon Sie überzeugt sind.
K27/T: *(Pause)* Ich bin schon davon überzeugt, wenn man einen Konflikt hat oder eine Auseinandersetzung mit jemandem, dass das dann nicht direkt bedeutet, dass der Andere wertlos ist.
TH32/Sup: Nicht direkt?
K28/T: Ja. *(lacht)*
TH33/Sup: *(lacht)* Mmh. Na gut, sagen Sie es ihr.

K29/T: Ja, *(lacht)* das ist sehr schwierig.

TH34/Sup: Mmh, na klar ist es schwierig. Wenn`s einfach wäre, müssten wir`s nicht machen.

K30/T: *(Pause)* Ja, das, was ich noch nicht so richtig nachvollziehen kann, ist, wie Du zu der Überzeugung kommst, dass wenn ein Konflikt mit jemandem entsteht und der anderer Meinung ist, Du das abwertest und Dich dann direkt wertlos fühlst, oder dass das dann direkt heißt: Du bist wertlos.

TH35/Sup: Ja, wenn Sie dann in die Klientenrolle gehen. *(Klientin wechselt auf die Klientenseite.)*

TH36: Ihre Therapeutin fragt Sie: Wie kann das sein? In einem Konflikt: Jemand ist anderer Meinung und Sie fühlen sich direkt wertlos. Sie sagt: Das ist eigentlich nicht richtig nachvollziehbar. Erklären Sie es ihr.

K31/K: *(Pause)* Ja, in dem Moment, wo mir jemand eine andere Meinung sagt, oder gegen mich wettert, oder gegen mich schimpft, habe ich eben den Eindruck, ich bin wohl als Person nicht in Ordnung. Also ich nehme das dann auf der Beziehungsebene auf. Ich kann dann nicht so richtig nur das Sachliche sehen.

TH37: Ok. Gehen Sie mal wieder bitte in die Therapeutenrolle.

5.5.2 Kommentar

TH1: Der Therapeut geht direkt auf die vorher geklärte, zu prüfende Annahme ein.

TH3/Sup: Der Therapeut als Supervisor gibt der Klientin die üblichen Anweisungen zum Wechsel auf die Therapeuten-Position. Zu beachten ist, dass sich die Klientin zuerst auf den Klient-Therapeuten-Stuhl begibt, bevor der Therapeut die Aufgaben auf dieser Position erklärt. Wichtig ist auch, dass er, nachdem er zur Distanzierung auffordert und die Aufgabe der Klient-Therapeutin erklärt, die Annahme der Klientin noch einmal wiederholt

TH6/Sup: Der Therapeut gibt der Klientin als Supervisor wieder Instruktionen: Sie soll der Klientin als Therapeutin die Gegenargumente direkt mitteilen. Sie soll sich somit vorstellen, ihre Klientin sitze vor ihr auf dem (leeren) Stuhl und sie spricht sie direkt an. Dabei soll die Therapeutin ihre Klientin duzen (der Supervisor kann hier sagen: „Sie, Therapeutin, kennen Ihre Klientin ja sehr gut, bitte duzen Sie ihre Klientin!). Dadurch soll verhindert werden, dass die Therapeutin Distanz zur Klientin aufbaut. Denn die Therapeutin soll sich ja (als die Klientin, die sie ja weiterhin ist!) in die Gegenargumente möglichst lebendig hineinversetzen und diese auf sich wirken lassen und dann versuchen, auch die Klientin zu überzeugen. Distanz zur Klientin wäre dazu aber hinderlich!

TH8: Der Therapeut fordert die Klientin, die nun wieder auf der Klienten-Position sitzt, auf, die Argumente der Klient-Therapeutin, die der Therapeut nun noch einmal formuliert (wobei er diese präzisieren, verschärfen, akzentuieren kann!), auf sich wirken zu lassen und sie kritisch zu prüfen.

TH10: Der Therapeut regt nun eine Vertiefung der Prüfung durch die Klientin an. Dies ist wichtig, da die Klientin Argumente finden soll, die sie wirklich integrieren kann.

K10/T: Die Klientin sagt hier, sie sei bereits motiviert, ihr Verhalten zu ändern und es mangele nur am Wissen, wie sie diese Änderung herbeiführen soll. Es ist aber anzunehmen (und wird später im Prozess auch klar), dass es ihre Schemata sind, die einer Veränderung im Wege stehen. Diese lassen sich aber nur bearbeiten, wenn sie aktiviert sind. Der Therapeut holt die Klientin an dieser Stelle also da ab, wo sie steht und arbeitet mit dem, was sie hier anbietet. Sein Prozessziel ist es aber, das Schema der Klientin zu aktivieren, um dann die aktivierten Anteile zu bearbeiten.

TH15/Sup: Durch diese konkretisierenden Interventionen versucht der Therapeut eine Vorstellung der Problemsituation bei der Klientin zu aktivieren. Hier geht es eigentlich nicht um Schemabearbeitung, sondern noch darum, die Voraussetzungen dafür (Schemaaktivierung) zu schaffen.

K13/T: Es ist anzunehmen, dass dies eine Vermeidungstendenz ist, die durch das Schema ausgelöst wurde.

TH16/Sup: Der Therapeut geht mit der Klientin einen Schritt zurück und akzeptiert eine Intervention für die Klient-Therapeutin, die deutlich unkonkreter ist, als er das eigentlich beabsichtigt hatte. Hier zeigt sich ein wichtiges Prinzip der Anfangsphase des EPR: Es geht mehr darum, die Klienten an das Vorgehen zu gewöhnen, als darum, besonders gute Gegenargumente zu finden.

TH17/Sup: Der Therapeut bringt seinerseits den Aspekt des Ausprobierens von Alternativverhalten wieder ins Spiel, weil er annimmt, dass das später das Schema aktivieren wird, wenn die Klientin wieder auf dem Klientenstuhl sitzt.

TH18/Sup: Hier definiert der Therapeut, dass die KT der KK sagen will, die KK solle ein anderes Verhalten ausprobieren. Das hat die KT nicht gesagt! Dieses Vorgehen dient allein dem Ziel das Schema zu aktivieren, wenn die Klientin wieder auf der Klientenposition ist.

TH20: Schon die Aufforderung, die Aussage der KT einfach auf sich wirken zu lassen, dient dem Ziel, gleich das Schema zu aktivieren. Dieses Ziel verfolgt der Therapeut konsequent weiter, indem er von dem Gegenargument der KT nur die Aufforderung wiederholt, ihr Verhalten zu ändern. Auch hier verschärft der Therapeut die Aussage. Die KT sagte lediglich: „Und, es wäre doch mal gut auszuprobieren, was passiert, wenn Du das mal nicht machst."

K17/T: Das Schema ist aktiviert, wie sich auch in dem folgenden Prozess zeigt, in dem die Klientin Inhalte des Schemas formuliert.

In TH21 regt der Therapeut wieder einen Klärungsprozess an. Das Argument der Klient-Therapeutin hat bei der Klientin Angst ausgelöst und es ist nun nötig, genau zu klären, *was genau* der Klientin Angst macht, also: Welche Verarbeitungsprozesse aufgrund welcher Schemaelemente nun bei der Klientin „getriggert" werden. Dieser Klärungsprozess führt zu neuen Schemaaspekten, die dann wieder im EPR bearbeitet werden.

TH26/Sup: Deutlich wird auch, dass der Therapeut als Supervisor die Klient-Therapeutin immer wieder motiviert, sich aktiv mit den Annahmen der Klientin auseinander zusetzen, z.B. indem er sagt: „Das sollten wir nicht kommentarlos hinnehmen." Durchweg spielen Motivierungen der Klient-Therapeutin eine große Rolle, auch wenn der Arbeitsschwerpunkt des EPR nicht primär Motivation ist. Der Klient-Therapeut muss durchweg angehalten werden, sich aktiv mit Annahmen auseinander zusetzen, sich aktiv davon zu distanzieren, aktiv dazu, Gegenpositionen zu entwickeln!

TH27/Sup: Der Supervisor hilft der Klient-Therapeutin sehr aktiv
- bei der Entwicklung von Gegenargumenten,
- bei der Präzisierung und Konkretisierung von Gegenargumenten,

- bei der Weiterentwicklung von Argumenten,
- dabei auszuarbeiten, was die Klientin durch ein Argument lernen soll, welche Schlüsse sie tatsächlich ziehen soll,
- dabei, ein Argument auf Stimmigkeit und Überzeugungskraft zu prüfen usw.

Die Aufgabe des Therapeuten als Supervisor besteht somit darin, den Klient-Therapeuten *in sehr hohem Maße sehr aktiv zu unterstützen*: Natürlich soll der Klient immer auch Zeit und Gelegenheit haben, *selbst nachzudenken und selbst Argumente zu entwickeln*. Tut er dies aber nicht oder nur unzureichend, dann unterstützt der Supervisor ihn durch Vorschläge. Und auch wenn der Klient-Therapeut selbst Ideen einbringt, ermuntert der Supervisor ihn, diese auszubauen, weiterzuentwickeln, zu präzisieren usw. Der Supervisor ist somit eine Art von „Ideen-Katalysator", der sich aktiv an dem Prozess beteiligt!

KL23/Th: An dieser Stelle findet eine leichte Verschiebung des Inhalts der zu bearbeitenden Annahme statt: Von „Ich bin nicht viel wert." ändert sich die Annahme zu „Wenn ich einen Konflikt austrage, bin ich nichts wert." Diese Inhaltsverschiebung ist akzeptabel, weil es sich nach wie vor um denselben Kern dreht (Wertlosigkeit). Insgesamt muss man sagen, dass das EPR sehr tolerant gegenüber Verflachungen der bearbeiteten Annahmen ist. Es geht ja darum das gesamte Schema mit all seinen Implikationen zu invalidieren. Daraus folgt, dass man horizontal und vertikal durch das Schema wandert und nicht immer vertiefen muss.

TH28/Sup: RS zeigt als Therapeut eine starke Tendenz, Dinge *sehr* deutlich auf den Punkt zu bringen und auch sehr klare Bewertungen von Schemata abzugeben: Das Schema wird als „Blödsinn" bezeichnet, womit klar ist, dass man sich dringend davon distanzieren sollte! *Klar ist aber immer, dass niemals der Klient abgewertet wird!* Die Kommentare richten sich immer auf das Schema und machen dem Klienten deutlich, wie ungeheuer unsinnig das Schema ist! Zu dem Zeitpunkt, an dem wir uns entschließen, mit einem Klienten ins EPR zu gehen, haben wir immer eine bereits tragfähige therapeutische Beziehung und dem Klienten ist klar, dass wir auf seiner Seite stehen und deshalb mit ihm ein Bündnis gegen das Schema eingehen. Deshalb fühlt sich der Klient auch durch deutlich negative Bezeichnungen für das Schema nicht persönlich abgewertet.

TH31/Sup: Der Therapeut folgt dem Grundsatz, tragfähige Gegenargumente zu finden.

K27/T: Durch den Zusatz „nicht direkt" wird deutlich, dass die Klientin nicht 100%ig in der Therapeutenrolle ist. Ihre Aussage, ist durch das Schema beeinflusst. Dies passiert häufig im EPR. Es ist allerdings unerlässlich, dass der Therapeut hier einschreitet und die Distanzierung zum Schema erhöht.

TH32/Sup: Ironie ist oft ein gutes Mittel, um den Klienten die Absurdität ihrer Annahmen zu vermitteln.

K29/T: Hier deutet sich an, dass das Schema Widerstände gegen die Veränderung produziert. Dieser Prozess ist normal und zeigt an, dass die Klientin grade gegen einen relevanten Aspekt vorgeht und dass dieser aktiviert ist. Hier findet wahrscheinlich ein wichtiger innerpsychischer Prozess statt: Bei aktiviertem Schema werden funktionale Prozesse aktiviert, was eine Bahnung begünstigen sollte (siehe Grawe, 2005; Hebb, 1949). In der Eingangssequenz fiel es der KT vergleichsweise leicht, ein Gegenargument zu formulieren, was auch dafür spricht, dass dort das Schema noch nicht aktiviert war.

TH34/Sup: Es ist wichtig, die Schwierigkeiten der Klientin zu akzeptieren und zu normalisieren. Bei manchen Klienten ist an dieser Stelle noch die explizite Aufforderung nötig, sich gegen die Schwierigkeiten zu wehren.

6 Prinzipien des therapeutischen Vorgehens im Ein-Personen-Rollenspiel

6.1 Die Aufgaben des Therapeuten in der Therapeuten- und Supervisor-Funktion

Der Therapeut hat im EPR unterschiedliche Aufgaben, je nachdem, ob er sich in der Therapeuten-Position befindet (und der Klient auf dem Klienten-Stuhl sitzt) oder ob er sich in der Supervisor-Position befindet (und der Klient auf dem Stuhl des Klient-Therapeuten sitzt). Und der Therapeut hat unterschiedliche Aufgaben, je nachdem, in welchem der drei Schritte sich der Klient im EPR befindet.

1. Schritt: Klient als Klient und Therapeut als Therapeut

Sitzt der *Klient auf der Klienten-Position*, dann besteht die Aufgabe des Therapeuten im Wesentlichen darin, wie ein klärungsorientierter Therapeut zu handeln und dem Klienten durch klärungsorientierte Therapietechniken bei der Klärung/Repräsentation wesentlicher Schema-Aspekte zu helfen.

Als Vorbereitung für eine Bearbeitung von Schemata besteht seine Aufgabe vor allem darin zu versuchen, mit dem Klienten eine bearbeitbare Annahme herauszukristallisieren, d.h. zu versuchen, eine zentrale Schema-Annahme möglichst kurz, präzise, konkret zu formulieren.

Die Aufgabe des Therapeuten ist es dann, den Klienten zu veranlassen, den Stuhl zu wechseln.

2. Schritt: Klient als Therapeut und Therapeut als Supervisor

Führt der Therapeut das EPR ein, dann steht er auf, stellt einen dritten Stuhl bereit, bittet den Klienten, auf diesen Stuhl zu wechseln und sagt zu dem Klienten wenn dieser bereits auf der Klient-Therapeutenposition sitzt: „Ich möchte, dass Sie jetzt auf dieser Position diese Annahme, die wir gerade herausgearbeitet haben, genauer prüfen. Auf diesem Stuhl sind Sie nun Ihr eigener Therapeut – Ihnen gegenüber, auf dem anderen Stuhl, sitzt Ihr Klient. Hier auf dem Therapeutenstuhl sind Sie nun ganz anderer Meinung als Ihr Klient. Ihre Aufgabe ist es, mit meiner Hilfe etwas zu finden, was dem Klienten weiterhilft. Wir wissen noch nicht, was das sein könnte, aber wir werden es herausfinden. Am Anfang wird es schwierig werden, aber Sie werden diese Schwierigkeiten überwinden."

Jedesmal wenn der Therapeut den Klienten erneut auf die KT-Position schickt, wiederholt er die Instruktionen. Das heißt, der Therapeut macht dem KT erneut deutlich, welche Aufgabe er nun hat. Dazu sagt der Therapeut:
- „Sie sind jetzt Ihr eigener Therapeut."
- „Sie haben eine völlig andere Meinung als Ihr Klient."
- „Ihre Aufgabe besteht nun darin, etwas zu finden, was Ihrem Klienten hilft." (Die ersten 10 bis 15 Male sagt der Therapeut diese ausführliche Instruktion bei jedem Wechsel, dann sagt er nur noch: „Sie sind jetzt wieder in der Rolle des Therapeuten.")

Danach fasst er dem Klient-Therapeuten gegenüber noch einmal zusammen, welche Annahmen der Klient auf der Klienten-Position vertreten hat. Diese Zusammenfassung ist wichtig, da der Klient in der Zwischenzeit wahrscheinlich die Annahme aus dem Fokus verloren hat. Dabei kann der Therapeut die Klienten-Aussage noch einmal präzisieren, sodass dem KT völlig klar ist, welche Annahme jetzt genau bearbeitet werden soll.

Er hilft dem Klienten auf der Therapeuten-Position nun, die Annahmen zu prüfen, Gegenargumente zu finden, Gegenaffekte zu entwickeln usw.

Eine wesentliche Aufgabe des Therapeuten besteht nun darin, den KT als Supervisor *aktiv* zu unterstützen. Der Therapeut kann als Supervisor nun alles das tun, was ein Supervisor auch gegenüber einem Therapeuten tut: Der Supervisor kann dem KT Vorschläge machen, Anregungen geben, ihn auf Aspekte der Klienten-Aussagen aufmerksam machen usw. Dabei entwickelt der Klient etwas, was hier zunächst einmal global als „Gegenstrategie" bezeichnet werden soll (was das alles sein kann, wird weiter unten noch klarer). Auch hier hilft der Supervisor dem KT wieder sehr aktiv bei der Herstellung präziser und griffiger Formulierungen; der Supervisor kann den KT auch fragen, was er dem Klienten eigentlich genau sagen will und den KT damit veranlassen, seine Aussagen selbst schärfer und präziser zu formulieren.

Als Supervisor kann der Therapeut z.B.:
- den KT darauf aufmerksam machen, was der Klient tut: Dass der Klient vermeidet, unkonkret ist, Verarbeitungsfehler macht wie z.B. „dichotomes Denken", „Übergeneralisierung", u.a.;
- den KT darauf aufmerksam machen, dass die Aussagen des Klienten nicht stimmig sind, Widersprüche enthalten u.a.;
- den KT auffordern, die Argumente des Klienten zu hinterfragen, zu prüfen, zu widerlegen;
- mit dem KT ein brainstorming darüber veranstalten, was der KT dem Klienten sagen könnte, welche alternativen Annahmen er entwickeln könnte, u.a.;
- den KT auffordern, den Klienten zu einer Veränderung seiner Schemata zu motivieren;
- den KT darauf aufmerksam machen, dass seine Aussagen noch zu schwach, zu „schlapp", zu wenig überzeugend sind;
- den KT emotionalisieren, instruieren, „emotionaler", „mitreißender" zu argumentieren usw.;

- den KT instruieren, sich Stärken, Ressourcen, positive Aspekte so weit zu vergegenwärtigen, dass der Klient einen *Gegenaffekt* zu dem negativen Affekt spürt, der mit der Aktivierung des Schemas verbunden ist.

Man muss sich klar darüber sein, dass im EPR der Therapeut als Supervisor sehr aktiv Vorschläge machen kann: Vorschläge über Gegenannahmen, alternative Sichtweisen usw. Denn der Klient muss ja auf der Klienten-Position all diese Inhalte sehr gründlich wieder auf Stimmigkeit prüfen. Sollte der Klient sie nicht akzeptieren, muss er sie wieder verwerfen! Daher kann der Supervisor den Klienten hier durch Vorschläge nicht in falsche Richtungen leiten.

Der Supervisor sollten den Klient-Therapeuten daher nicht „im Stich lassen", sondern ihn sehr aktiv aufmerksam machen auf Annahmen des Klienten, die nicht ok sind, die man nicht akzeptieren kann, die man hinterfragen muss usw. Das bedeutet aber auch, dass der Therapeut/Supervisor Ideen haben muss, was der Klient-Therapeut dem Klient-Klienten sagen kann – am besten bereits, wenn er ihn auffordert sich auf die Klient-Therapeut-Position zu begeben. An dieser Stelle unterscheidet sich das Vorgehen des Supervisors deutlich von dem Geleiteten Endecken der kognitiven Therapie. Zwar ist es auch hier günstig, wenn der Klient-Therapeut selbst Gegenmaßnahmen generiert. Da der KT jedoch sehr mit der Distanzierung von seinen Schemata befasst ist und diese Aufgabe sehr schwierig ist, kommt es vor, dass dem KT nichts einfällt. In diesem Zustand darf der Supervisor den KT nicht „schmoren" lassen. Er muss ihm einen Vorschlag für ein Gegenargument machen.

Und der Supervisor kann aufgrund seiner besonderen Beziehung zum KT, wie schon gesagt, etwas tun, was ein Therapeut dem Klienten direkt gegenüber niemals tun würde: Er kann den Klienten auf der Therapeuten-Position darauf aufmerksam machen, dass der Klient (auf der Klienten-Position) keine Argumente (des Klient-Therapeuten) annimmt, dass er mauert, u.ä.: so kann der Supervisor dem KT z.B. sagen: „Ich weiß nicht, ob es Ihnen auch schon aufgefallen ist, aber unser Klient ist ein ausgesprochener Betonkopf. Er scheint nichts von dem annehmen zu wollen, was Sie ihm sagen. Vielleicht sollten wir mal gemeinsam überlegen, warum er nichts akzeptiert.". Und dann kann er den KT auffordern, mit ihm zusammen zu analysieren, warum der Klient mauert oder vermeidet: Warum ist er Argumenten gegenüber unzugänglich? Wieso setzt er sich nicht mit dem KT auseinander?

Durch diese Analyse kann z.B. herauskommen, dass der Klient „etwas von seinen Problemen hat": Der Klient, so kann dem KT deutlich werden, verteidigt dysfunktionale Annahmen, weil er sie braucht, um Interaktionspartner zu manipulieren. Auf diese Weise kann ein Klient manchmal zu wesentlichen Einsichten gelangen.

Wesentlich ist, dass der Klient hier immer *selbst gegen sich argumentiert*. Im EPR argumentiert der Therapeut niemals direkt mit dem Klienten, sondern immer nur „über" den KT. Dies hat einen ganz wesentlichen Vorteil. Argumentiert der Therapeut gegen den Klienten, dann löst er damit in der Regel Reaktanz aus: der Klient fühlt sich veranlasst, dem Therapeuten nun erst recht das Gegenteil zu beweisen. Argumentiert der Klient aber selbst gegen sich, tritt kein Reaktanzeffekt auf: der Klient wird durch seine eigenen Argumente nicht zum Widerspruch angestachelt.

6.2 Was Therapeuten generell tun und beachten sollten

Man kann einige allgemeine Regeln darüber formulieren, was Therapeuten im EPR beachten sollten und darüber, was sie allgemein oder speziell tun sollten.

1. Beziehungsgestaltung

Auch im EPR ist eine aktive und konstruktive Beziehungsgestaltung durch den Therapeuten von großer Bedeutung: Der Therapeut behandelt den Klienten immer respektvoll und akzeptierend; er behandelt als Supervisor seinen „Therapeuten-Kollegen" auch kollegial. Als Supervisor lobt er den Klient-Therapeuten für alle konstruktiven Ideen und Einfälle, er bekräftigt günstige Strategien und ermuntert den Klient-Therapeuten. Vor allem macht er aber sein Vertrauen in die Kompetenzen des Klient-Therapeuten deutlich. Der Supervisor geht davon aus, dass der Klient-Therapeut gegen das dysfunktionale Schema angehen wird und angehen kann, dass ihm Ideen kommen werden.

Der Therapeut macht dem Klienten aber auch sehr deutlich, dass er generell davon ausgeht, dass der Klient nicht „das Problem ist": Der Klient ist weder pathologisch, noch defizitär, sondern er hat lediglich ein Problem; er hat jedoch viele Ressourcen, Kompetenzen usw. und er ist sicher stärker als sein Problem. Er kann sein Problem in den Griff bekommen!

Dementsprechend macht der Therapeut als Supervisor dem Klient-Therapeuten immer auch deutlich, dass beide *gegen die dysfunktionalen Schemata angehen und nicht gegen den Klienten!* Das Schema muss verändert werden, weil es Kosten erzeugt, aber der Klient ist als Person in Ordnung! „Gegen das Schema angehen" bedeutet damit *keineswegs*, gegen den Klienten anzugehen. Dies sollte auch dem Klienten jederzeit klar sein!

> *Gestalte als Therapeut auch im EPR aktiv eine vertrauensvolle Beziehung zum Klienten und vermittle dem Klienten Zuversicht, seine Schemata verändern zu können!*

2. Prozessdirektivität

Der Therapeut ist im EPR in sehr hohem Maße prozessdirektiv: Er entscheidet, wann der Klient die Position wechseln soll, er entscheidet, wann eine entwickelte „Gegenstrategie" so weit elaboriert ist, dass der Klient-Therapeut sie nun seinem Klienten direkt sagen kann, er hilft dem Klienten aktiv bei der Entwicklung von Gegenstrategien usw. Der Therapeut steuert in ganz extrem hohem Maße!

> *Steuere im EPR aktiv den Bearbeitungsprozess des Klienten, aber steuere ihn konstruktiv!*

3. Inhaltliche Vorschläge

Als Supervisor tut der Therapeut auch etwas, was er in der Klärungsphase von Schemata auf gar keinen Fall tun sollte: Er macht dem Klient-Therapeuten *inhaltliche Vorschläge*, welches alternative Annahmen sein könnten, wie der Klient Dinge anders sehen könnte usw. Dies kann der Supervisor deshalb tun, weil der Klient in Stufe 3 *alle* Argumente des Klient-Therapeuten sehr sorgfältig prüfen soll. Auf diese Weise akzeptiert der Klient dann nur solche Inhalte, die er kognitiv *und* affektiv akzeptieren kann. Damit kann er dann auch Vorschläge des Supervisors, die nicht akzeptabel sind, wieder eliminieren; er *kann* aber auch feststellen, dass solche Vorschläge ihn „erreichen" und er kann sie akzeptieren und umsetzen!

> *Hilf dem Klient-Therapeuten als Supervisor aktiv mit Anregungen bei der Bearbeitung seiner Schemata!*

4. Vorsicht mit Aufforderungscharakter von Vorschlägen

Beim Klienten kann im EPR der Eindruck entstehen, er soll möglichst schnell von der Unangemessenheit seines Schemas überzeugt sein, woraufhin es passieren kann, dass Klienten Gegenargumente nicht sorgfältig prüfen, sondern sich leichtfertig überreden lassen, anders zu denken. Der Therapeut muss darauf achten, dass so etwas nicht passiert, denn es geht ja darum, Gegenargumente zu finden, die für den Klienten tragfähig sind. Der Therapeut macht daher vor allem dann, wenn der Klient wieder in der Klientenposition ist und das Gegenargument prüft, deutlich, dass er ehrlich und kritisch prüfen soll, ob und inwieweit das Gegenargument für ihn überzeugend ist.

> *Verdeutliche dem Klienten, dass er Gegenargumente ehrlich und kritisch prüfen soll!*

5. Als Supervisor den Klient-Therapeuten aktiv unterstützen

Klienten haben, gerade zu Beginn, große Schwierigkeiten mit der Rolle ihres eigenen Therapeuten: Sie haben Probleme, sich von den dysfunktionalen Schema-Inhalten zu distanzieren, Gegenstrategien zu finden usw. Als Therapeut muss man sich klar sein, dass beim Klienten gewissermaßen ein allmächtiges, dysfunktionales Schema gegen ein kleines, zartes, neues Schema kämpft. Das alte Schema ist „ausgefuchst" und darin trainiert, Gegenargumente abzuschalten. Damit hat es der Klient-Therapeut wirklich nicht leicht und damit braucht er äußerst dringend Unterstützung vom Supervisor!

Daher muss der Therapeut als Supervisor den Klient-Therapeuten sehr aktiv unterstützen: Er muss ihm Vorschläge machen, was er dem Klienten entgegnen könnte, muss ihn aufmerksam machen darauf, was der Klient tut und welche Fehler er in seinen Argumentationen macht usw.

Dabei ist der Supervisor aber in einem gewissen Dilemma: Denn einerseits darf er den Klient-Therapeuten nicht „hängen lassen", denn wenn der Klient sich in der Therapeuten-Rolle hilflos fühlt, kann diese Rolle für ihn schnell aversiv werden, was auf keinen Fall passieren sollte. Andererseits will er aber, dass der Klient *selbst Ideen entwickelt* und lernt, sich selbst aktiv mit seinen Schemata auseinander zusetzen!

Daher sollte der Supervisor den Klient-Therapeuten zuerst immer dazu anregen, selbst Gegenargumente zu finden: „Was könnten Sie dem Klienten erwidern?", „Was könnte den Klienten vom Gegenteil überzeugen?" u.ä. Erst dann, wenn es dem Klienten nicht gelingt, Gegenstrategien zu finden oder nicht gelingt, „Schwächen" in der Argumentation des Klienten zu finden o.ä., macht der Supervisor aktive Vorschläge und Vorgaben.

> *Fordere den Klienten immer auf, selbst aktiv zu arbeiten; falls der Klient dies nicht kann, mache inhaltliche Vorschläge!*

Der Supervisor sollte den Klient-Therapeuten immer auch affektiv und motivational unterstützen. Der Klient-Therapeut soll sich *aktiv* auseinandersetzen, soll Argumente *engagiert* vertreten, soll *energiegeladen* gegen die Schemata vorgehen! Gerade *darin* soll der Supervisor den Klient-Therapeuten unterstützen: Ihm *Zuversicht geben*, dass er das Schema bekämpfen kann, dass er Argumente finden wird, dass er sich nicht unterkriegen lässt! Unserer Erfahrung nach ist die „motivational-energetische" Unterstützung des Klient-Therapeuten durch den Supervisor noch wichtiger als die inhaltliche Unterstützung.

6. Einhaltung der Regeln

Therapeuten müssen darauf achten, dass Klienten sich an die Regeln halten.

So sollen Klienten, die auf der Therapeuten-Position sitzen, nicht in die Klienten-Rolle verfallen, denn sie sollen sich bewusst distanzieren und ihrer Aufgabe als Therapeut nachkommen! Tun sie es trotzdem, dann stoppt der Supervisor dies sofort und instruiert sie, in der Therapeuten-Rolle zu bleiben; können sie dies nicht (weil sie zu sehr in der Klienten-Rolle sind), dann setzt der Supervisor sie auf den Klientenstuhl zurück und klärt mit dem Klienten, was ihn augenblicklich bewegt.

> *Achte als Therapeut/Supervisor immer darauf, dass der Klient die Regeln des EPR einhält!*

Hier ist anzumerken, dass es geschehen kann, dass Klienten auf der Therapeutenposition eine so starke Schemaaktivierung erfahren, dass es weder möglich ist, sie zu distanzieren, noch sie auf den anderen Stuhl zu schicken, weil beides bedeuten würde, den Klienten in seinem aktuellen massiv emotionalen Zustand nicht ernst zu nehmen. In diesem Fall muss das EPR abgebrochen bzw. unterbrochen werden. Anzuraten wäre es jedoch, diesen Zustand nicht zu vertiefen, zu klären o.ä., weil es ja auf diesem Stuhl und in dieser Situation eigentlich darum geht, sich von aversiven emotionalen Zuständen zu distanzieren.

Grundsätzlich schlagen wir für den Fall der emotionalen oder Schemaaktivierung auf dem Therapeutenstuhl folgendes gestuftes Vorgehen vor:

1. Den Klienten instruieren, sich von diesem Zustand zu distanzieren und gegen die gerade aktivierten Inhalte angehen, also im EPR bleiben.
2. Falls das nicht möglich ist: Den Klienten auf den Klientenstuhl schicken und hier entweder kurz klären, was aktiviert wurde, um dann wieder dagegen zu arbeiten (= im EPR bleiben) oder eine längere Klärungsphase einbauen (= das EPR verlassen).
3. Falls der Klient zu stark aktiviert ist, um ihn auf den Klientenstuhl zu schicken: Den Klienten auf dem Therapeutenstuhl belassen, zugewandt sein, Verständnis äußern und mit dem Klienten arbeiten als wäre er auf dem Klientenstuhl.

Der Therapeut/Supervisor entscheidet sich für das Vorgehen und instruiert den Klienten entsprechend ohne die Entscheidung mit ihm explizit zu machen. Das heißt, der Supervisor sagt zum KT lediglich „Setzen Sie sich mal wieder rüber." und macht dann klärende Interventionen. Erst sagt nicht: „Mmmh. Das mit dem Distanzieren und der Therapeutenrolle klappt nicht so gut; brechen wir das Rollenspiel lieber ab.".

7. Präzisieren und Explizieren

Eine außerordentlich wichtige Aufgabe des Therapeuten besteht darin, das, was der Klient sagt, aber auch das, was der Klient-Therapeut äußert, zu präzisieren, zu konkretisieren und „auf den Punkt zu bringen". Klienten formulieren oft nicht präzise, finden nicht die richtigen Worte, reden unkonkret usw. Der Therapeut *sollte* dem Klienten oder Klient-Therapeuten nun *aktiv* dabei helfen, das, was der Klient offenbar meint, aber nicht gut ausdrücken kann, präziser in Worte zu fassen: Kurz, prägnant, „knackig"! Denn Annahmen können besonders gut bearbeitet werden und „Gegenstrategien" sind dann besonders wirksam, wenn sie das Gemeinte präzise „auf den Punkt bringen".

Therapeuten müssen auch explizierend weit über das hinausgehen, was der Klient sagt: Kann der Therapeut rekonstruieren, was der Klient meint und kann er dies auch belegen, so formuliert er, stellvertretend für den Klienten, das Gemeinte. In diesem Fall ist es keine Deutung (denn der Therapeut leitet ja die Explizierung aus seinem *Klientenmodell* und nicht aus einer allgemeinen Theorie ab) und auch keine Spekulation (da der Therapeut seine Schlussfolgerungen belegen kann), sondern eine *Explizierung*, die der Klient prüfen und, wenn sie zutrifft, akzeptieren und verwenden kann.

> *Hilf dem Klienten als Therapeut/Supervisor aktiv dabei, Inhalte zu präzisieren und zu explizieren; bringe das, was der Klient sagt, „auf den Punkt".*

8. Provokativ formulieren

Es ist auch wichtig, dass der Supervisor dem Klient-Therapeuten gegenüber sowohl die Klienten-Aussagen, als auch die Gegenargumente sehr deutlich, völlig uneuphemistisch, z.T. sogar provozierend formuliert, damit sehr deutlich wird, dass das dysfunktionale Schema des Klienten Unsinn ist und man sich ohne Weiteres davon distanzieren kann!

Formuliert der Klient-Therapeut z.B. als Gegenargument „Das, was der Klient sagt, ist wohl nicht ganz zutreffend.", dann kann der Therapeut dies als euphemistische Aussage auffassen, die er aber so nicht stehen lassen will, weil sie das dysfunktionale Schema weiterhin beschönigt! Der Therapeut sagt dann als Supervisor z.B.: „Ich weiß nicht, wie Sie das sehen, aber ich finde das, was der Klient sagt „Mega-Banane"!" Damit wird der Sachverhalt uneuphemistisch klargestellt!

> *Als Supervisor sollte man keine Euphemismen des Klient-Therapeuten zulassen und Aussagen provokant formulieren!*

9. Schemaaspekte ändern sich im Prozess des EPR

Entwickelt der Klient-Therapeut Gegenargumente, die er als Klient prüft, dann wird durch diese Prüfung oft klar, dass es ein „aber" gibt: Es gibt Gründe, warum der Klient das Argument nicht akzeptieren kann.

In diesem Fall muss der Therapeut zusammen mit dem Klienten weiter *klären*. Es muss deutlich werden, was der Klient nicht akzeptieren kann. Eine solche Klärung führt so gut wie immer zu anderen Schemaaspekten, deren Bearbeitung dann auch relevant ist. Damit aber ändern sich die jeweils zu bearbeitenden Schemaaspekte mit dem Fortschreiten des EPR und dies sollen sie auch! Sicherstellen müssen die Therapeuten aber, dass es sich *wirklich um Aspekte des gleichen, unter Bearbeitung befindlichen Schemas* handelt und der Klient nicht das Thema (und damit auch das Schema) gewechselt hat. Das wäre auf gar keinen Fall sinnvoll!

> *Rechne als Therapeut damit, dass zu bearbeitende Schemaelemente im Verlauf des EPR sich ändern; rege dies auch bewusst an, aber vermeide einen Themenwechsel!*

10. Folgen der heißen Spur

Wenn man als Therapeut versucht, Schemaaspekte zu zentralisieren, dann sollte man als Therapeut, wenn man mehrere inhaltliche „Spuren" zur Auswahl hat, der jeweils „heißesten Spur" folgen. Schemainhalte ändern sich, wie gesagt, im Prozess; so kann ein Klient von „Ich bin nicht liebenswert." auf „Ich bin für andere eine Last." kommen. Hier sollte man der heißen Spur folgen und dies ist immer gegeben durch den belastenderen Inhalt, den Inhalt, der aversiver, peinlicher, unangenehmer ist. Eine Spur, die zu „Ich bin toxisch." führt, ist viel „heißer" als eine, die zu „Ich bin nicht liebenswert." führt!

> *Folge als Therapeut immer der heißesten Spur!*

11. Aktivierung relevanter Schemata

Im EPR geht es *zentral* um die Bearbeitung relevanter Schemata. Gedächtnispsychologisch ist aber evident, dass Schemata nur dann geklärt und – vor allem – nur dann bearbeitet werden können, wenn sie *aktiviert* sind. Daher müssen Therapeuten im EPR wesentlich an der Aktivierung von Schemata arbeiten.

Ohne Aktivierung werden Schemata niemals effektiv bearbeitet!

Dabei
- muss der Therapeut auf der Klienten-Position des Klienten die dysfunktionalen Schemata aktivieren. Der Klient muss deutlich dysfunktionale, automatische Gedanken bemerken, er muss Affekte und Emotionen spüren; dabei sollte die Aktivierung ein „mittleres Niveau" aufweisen: Nicht zu schwach aber auch nicht so stark, dass sie den Klienten „paralysieren".
- muss der Supervisor auf der Therapeuten-Position des Klienten positive, gegen das dysfunktionale Schema gerichtete *„Gegenschemata"* aktivieren: Positive Kognitionen, positive Affekte, positive Emotionen, die ein Gegengewicht bilden können gegen das dysfunktionale Schema!

Im EPR ist der Vorteil der, dass Klient-Klient und Klient-Therapeut aktiv miteinander disputieren: Dadurch provoziert der Klient-Klient beim Klient-Therapeuten Gegenargumente; der Klient-Therapeut provoziert aber auch durch Gegenargumente die dysfunktionalen Schemata. In den meisten Fällen führen diese „Provokationen" bereits zu Schemaaktivierungen, die der Therapeut/Supervisor allerdings noch aktiv unterstützen sollte.

Bemühe Dich als Therapeut/Supervisor immer darum, relevante dysfunktionale wie positive Schemata zu aktivieren!

12. Aktivierung positiver Aspekte ist schwierig, aber wichtig

In der Regel fällt es den Klienten auf der Position des Klient-Therapeuten recht schwer, Ressourcen zu aktivieren, positive Schemata zu aktivieren und positive Affekte zu produzieren. Gerade dabei sollte der Supervisor den Klient-Therapeuten aktiv unterstützen. Zum Beispiel kann der Supervisor den Klient-Therapeuten bitten, sich eine Situation, in der der Klient Lob und Anerkennung erhalten hat, ganz plastisch und konkret vorzustellen und auf sich wirken zu lassen. Und dann kann der Supervisor den Klient-Therapeuten instruieren, zu *spüren*, wie sich das anfühlt (stellvertretend für den Klienten!): Kann er fühlen, dass er sich stark fühlt? Kann er fühlen, dass er sich stolz fühlt?

Als Supervisor sollte man sich stark bemühen, im Verlauf des EPR beim Klient-Therapeuten positive Affekte zu evozieren!

13. Antizipationen

Es ist hilfreich, wenn der Therapeut/Supervisor in der Lage ist, *vorauszudenken*, also bestimmte Prozesse und Effekte zu antizipieren, denn wenn er dies kann, kann er sehr schnell konstruktiv intervenieren, oft kann er schon intervenieren, bevor ein Problem im Prozess überhaupt relevant wird.

Arbeitet der Therapeut mit dem Klienten an dysfunktionalen Annahmen, dann ist es sehr hilfreich, wenn der Therapeut über mögliche Widerlegungen dieser Annahmen bereits nachdenken kann, *bevor* er den Klienten auf die Therapeuten-Position schickt. Denn kann er dies, ist er nie hilflos, er weiß, was man tun kann, auch dann, wenn den Klient-Therapeuten überhaupt nichts einfallen sollte.

Arbeitet der Therapeut als Supervisor mit dem Klient-Therapeuten, dann kann er manchmal absehen, dass ein Gegenargument, das der Klient-Therapeut entwickelt, den Klienten gar nicht erreichen wird. Es ist absehbar, dass es bei der Prüfung durch den Klienten „durchfallen" wird. In diesem Fall kann der Supervisor, insbesondere wenn der Klient das EPR schon beherrscht, den Klient-Therapeuten stoppen: „Ich glaube, wenn wir das dem Klienten sagen, wird ihn das nicht überzeugen. Deshalb sollten wir besser noch etwas tiefer nachdenken und sehen, ob uns noch bessere Argumente einfallen."

> *Therapeuten sollten im Therapieprozess mitdenken und vorausdenken.*

14. Umgang mit Traurigkeit

Wird ein Klient während eines Klärungsprozesses traurig, dann fokalisiert der Therapeut diese Trauer und klärt die der Trauer zugrunde liegenden Schemata. Er arbeitet somit in bestimmter Weise mit der Trauer. Wird ein Klient auf der Klienten-Position im EPR traurig, dann arbeitet der Therapeut aber *nicht* in dieser Weise mit der Trauer. Vielmehr schickt er den Klienten im Zustand dieser Trauer unmittelbar auf die Therapeuten-Position und versucht als Supervisor, mit dem Klient-Therapeuten eine Gegenemotion, einen Gegenaffekt zu evozieren. Der Klient-Therapeut macht (zuerst sich und dann dem Klienten) deutlich, dass es keinen Grund gibt, traurig zu sein, dass der Klient völlig in Ordnung ist, nicht allein und einsam ist o.ä. und versucht, positive Affekte im Klienten zu erzeugen: Ein Gefühl von Geborgenheit, von „andere sind für mich da", „ich erhalte Solidarität" u.a.

Dieses Vorgehen setzt allerdings voraus, dass die Trauer auf deutlich dysfunktionale Schemata und *nicht* auf unverarbeitete Verlusterlebnisse zurückgeht. Im letzteren Fall wäre eine „Trauer-Arbeit" absolut notwendig!

15. Was Therapeuten tun können, hängt stark davon ab, wie gut Klienten das EPR schon beherrschen

Klienten müssen zu Beginn des EPR erst lernen: Sie müssen lernen, in die Rolle ihres eigenen Therapeuten zu gehen, sich von ihrem Schema zu distanzieren, Gegenargumente zu finden usw.

Daher sollte ein Therapeut in den ersten 1 bis 3 Durchgängen in der Regel noch keine „inhaltlichen Durchbrüche" erwarten, sondern er sollte die Anweisungen immer wieder wiederholen, dem Klienten deutlich machen, dass die Aufgabe schwierig ist, dem Klienten signalisieren, dass er dennoch Vertrauen in die Kompetenz des Klienten hat; er sollte auch Argumente des Klient-Therapeuten erstmal durchlassen, egal, ob sie gut sind oder nicht. Der Klient soll sich hier erst einmal an das EPR gewöhnen, er soll noch nicht unbedingt sehr konstruktiv arbeiten.

Dann erhöht der Therapeut die Anforderungen an den Klienten, aber Schritt für Schritt: Der Klient-Therapeut soll länger nachdenken, soll sich immer stärker distanzieren, wird vom Therapeuten immer stärker „gegen die Schemata aufgehetzt" usw.

> *Der Therapeut sollte auf jeden Fall die Schwierigkeiten dessen, was er dem Klienten aufgibt, daran anpassen, wie gut der Klient das EPR schon beherrscht und wie gut der Klient mitarbeiten kann.*

16. Komplexität und Expertise

Das EPR ist für Therapeuten eine hoch komplexe Aufgabe: Therapeuten müssen parallel Inhalte verarbeiten, über Gegenstrategien nachdenken, den Prozess überwachen und steuern, Beziehung gestalten usw. Daher benötigen Therapeuten für das EPR *eine sehr hohe Expertise!* Sie müssen unter Supervision das EPR viele Male trainieren und sich der Sequenz üben → reflektieren → üben → reflektieren usw. unterziehen, bis sie ein EPR auf gutem Niveau absolvieren können!

17. Übergang von Klären zu Bearbeiten

Eine wichtige Frage, die in Seminaren zum EPR auch immer wieder auftaucht und die hier deshalb beleuchtet werden soll, ist: Wann geht man als Therapeut von einer Klärung des Schemas in eine Bearbeitung des Schemas über?

Dazu muss man sagen: Es ist sinnvoll für den Therapieprozess, wenn ein Therapeut zuerst alle drei Ebenen eines relevanten Schemas bis hin zu zentralen Aspekten klärt, bevor er ins EPR einsteigt und Schemaaspekte bearbeitet. Denn dann hat er ein gutes Modell davon, worum es geht und an welchen Schemaaspekten man wirklich ansetzen sollte. Zentrale Aspekte und alle drei Schemaebenen vor dem EPR geklärt zu haben, hat weiterhin den Vorteil, dass man effektiver arbeitet (da Klärungsprozesse im EPR länger dauern als durch die Anwendung anderer Techniken der klärungsorientierten Therapie) und dass man sich sicher sein kann, dass eine vertrauensvolle therapeutische Allianz besteht und keine ausgeprägte Vermeidung mehr vorliegt (da sonst eine umfassende Klärung nicht möglich wäre).

Auch in dem Fall einer weitgehenden Klärung muss man allerdings davon ausgehen, dass im EPR immer noch weitere und zentralere Schemaaspekte auftauchen können, die dann weiter geklärt werden sollten. Selbst bei guter Klärung *vor* der Bearbeitung macht das EPR fast immer noch auf – bisher implizite – Schemaaspekte aufmerksam – was ein großer Vorteil ist! Hat man als Therapeut jedoch vor dem EPR die Schemata schon gut geklärt, dann hat man *im* EPR nicht mehr viel Arbeit mit Klärung.

Man kann sich stark auf die Bearbeitung konzentrieren und das ist kapazitätstechnisch für den Therapeuten ein Vorteil.

Im Prinzip aber *kann* man auch ins EPR einsteigen, sobald man eine erste Annahme der ersten Schemaebene des relevanten Schemas formulieren kann! Damit *kann* man schon sehr früh, nach sehr wenig Klärung ins EPR einsteigen!

Die Konsequenz, die daraus resultiert, ist allerdings die, dass man dann fast die gesamte weitere Schemaklärung im EPR machen muss, also praktisch *parallel* zur Bearbeitung. Dies stellt unserer Erfahrung nach außerordentlich hohe Anforderungen an Therapeuten und ist damit insbesondere Anfängern auf keinen Fall zu empfehlen!

6.3 Eine besonders wichtige Aufgabe von Therapeuten: Herausarbeiten von Implikationen

Annahmen von Schemata sind eingebettet in *Netzwerke weiterer Annahmen*. Und dieses ganze Netzwerk kann die aktuelle Verarbeitung von Klienten bei seiner Aktivierung determinieren. Ein Klient mit einer selbstunsicheren Persönlichkeitsstörung kann z.B. folgendes Netzwerk von Annahmen haben:

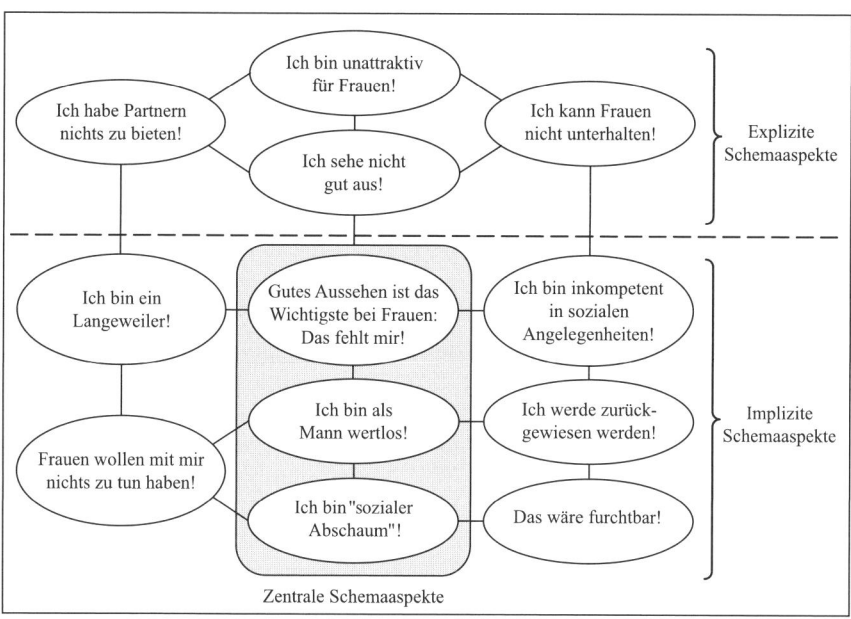

Abbildung 8: Implikationsstruktur des Schemas und zentraler Bereich (graue Hinterlegung)

Von diesem Netzwerk sind einige Annahmen dem Klienten bewusst und zugänglich, sie sind *explizit*. Auch der Therapeut erhält relativ leicht Zugang zu diesen Annahmen und kann sie mit dem Klienten leicht verbal formulieren. Damit sind diese Annahmen dann auch im EPR *bearbeitbar*: Sie können geprüft, widerlegt werden und man kann dazu explizit Gegenannahmen entwickeln.

Andere Annahmen des Netzwerkes werden zwar ebenfalls bei Verarbeitungsprozessen (kognitiv wie affektiv) *wirksam*, sie sind jedoch dem Klienten nicht bewusst und relativ schwer zugänglich. Damit sind sie *implizit*. Sie sind Teil des Netzwerkes, das eine bestimmte Bedeutung konstruiert („unattraktiv") und das wirkt; sie lassen sich aber nur schwer in Worte fassen. Und damit lassen sie sich dann auch nicht als Annahmen formulieren und nur schwer im EPR bearbeiten! Diese Art von Annahmen nennen wir die *Implikationsstruktur von Schemata:* Annahmen, die Teil des Schemas sind, die aktiviert hoch wirksam sind, die aber (noch) nicht sprachlich fassbar und damit auch nur schwer bearbeitbar sind!

Um sie therapeutisch bearbeitbar zu machen, müssen sie *explizit werden*: Sie müssen in Sprache so übersetzt werden, dass die sprachliche Formulierung die Bedeutung dessen valide abbildet, die in den Schemata steht.

Klienten können einen solchen Prozess der Explizierung aber so gut wie gar nicht allein vollziehen, sie benötigen in jedem Fall sehr aktive Unterstützung vom Therapeuten.

> *Der Therapeut muss somit im Wesentlichen in der Lage sein, die Implikationsstruktur des Schemas „aufzuspüren", zu verstehen und explizit in Sprache zu fassen.*

Diese Aufgabe ist aber nicht leicht: Der Therapeut braucht meist *Wissen* darüber, welche Arten von Schemata prinzipiell welche Arten von Implikationsstrukturen aufweisen. Dieses Wissen kann der Therapeut dann auf ein reales Schema eines realen Klienten als *Such-Heuristik* anwenden, um *Hypothesen* (!!, *nicht* Deutungen!) darüber zu gewinnen, welche Implikationen auch beim Klienten vorliegen könnten. Findet der Therapeut Daten, die die Hypothesen unterstützen, so bildet der Therapeut mit jeder neuen, relevanten Information, die er vom Klienten erhält, Stück für Stück (gewissermaßen: Puzzle-Stück für Puzzle-Stück!) ein Modell über die Implikationsstruktur des relevanten Schemas. Ist die Hypothese gut belegt und in sich schlüssig, *dann* (und erst dann!) sollte der Therapeut dem Klienten eine Explizierung vorschlagen: Der Therapeut formuliert, welche Annahmen der Klient noch haben könnte und bittet den Klienten zu prüfen, ob diese Formulierung zutrifft, ob die Aussage des Therapeuten die Bedeutung der Schemata, die dem Klienten zugänglich ist, „abbildet". Ist dies der Fall, dann kann eine neue Schema-Aussage als expliziert gelten: Sie ist nun zugänglich, klarer formuliert und kann auf diese Weise therapeutisch bearbeitet werden!

Die auf diese Weise explizierten Schemaannahmen sind in der Regel deutlich zentraler und damit auch deutlich relevanter als die bisher bearbeiteten. Ihre Bearbeitung und Veränderung hat damit auch einen deutlich höheren therapeutischen „Impact" als die Bearbeitung der bisher zugänglichen. Oftmals sind die impliziten Annahmen derart hoch relevant, dass ohne ihre Klärung und Bearbeitung das ganze Schema gar nicht sinnvoll verändert werden kann!

Therapeutisch ist es deshalb von hoher Relevanz, die impliziten Annahmen eines Schemas explizit zu machen und therapeutisch zu bearbeiten.

Unserer Erfahrung in Ausbildung und Supervision nach, ist dies aber eine der schwierigsten Aufgaben für Therapeuten: Therapeuten müssen über gut strukturiertes Wissen verfügen, müssen in der Lage sein, Hypothesen zu bilden, „in der Schwebe zu halten", Modelle Stück für Stück zu bilden; sie müssen auch in der Lage sein, Informationen in einem intuitiv-holistischen Modus zu verarbeiten, sie müssen „Verstehen entstehen lassen" können. All dies verlangt eine hohe therapeutische Expertise und damit viel reflektiertes Training.

6.4 Was Therapeuten häufig falsch machen

Wir haben viele Jahre therapeutische Erfahrungen mit dem EPR; wir verfügen aber insbesondere über viele Jahre Erfahrung als Dozenten und Supervisoren des EPR und damit haben wir auf reichhaltige Erfahrungen darin, was Therapeuten beim EPR häufig falsch machen, jedoch nicht falsch machen sollten.

1. Therapeuten bearbeiten keine Schema-Elemente

Ein bei Anfänger-Therapeuten recht verbreiteter und recht schwerwiegender Fehler liegt darin, dass Therapeuten Annahmen bearbeiten lassen, die gar keine Aspekte von Schemata sind. Damit lassen sie sich oft aber gar nicht hinterfragen, verändern oder diskutieren, was den EPR-Prozess schon nach kurzer Zeit „matt setzt".

So schicken Therapeuten Klienten manchmal in die Rolle des Klient-Therapeuten mit Annahmen, die eigentlich Symptomaussagen oder Problemaussagen sind, z.B.:
- „Ich habe Angst vor Ablehnung."
- „Ich bin schüchtern." u.ä.

Natürlich kann man diese Aussagen gar nicht bearbeiten. Sie sind im Augenblick schlicht zutreffend! Bearbeiten kann man Schemaannahmen, nicht Problembeschreibungen! Therapeuten lassen dann auch Situationsaussagen prüfen, z.B.:
- „In Situation X geht es mir schlecht."
- „In Situation X hat Y mich abgelehnt."

Diese Aussagen lassen sich ebenfalls nicht prüfen: Denn dazu müsste man eine Zeitreise machen und die Situation erneut als Beobachter aufsuchen!

Problembeschreibungen, Symptome, Situationen usw. liegen im Therapieprozess aber weit zurück, wenn Klient und Therapeut bei *Schemaaspekten*, also bei zentralen Problemdeterminanten angekommen sind. Dahin zurückzukehren wäre auch ein *Rückschritt*: Sie haben im Bearbeitungsprozess schlicht nichts mehr zu suchen!

2. Therapeuten geraten selbst in Plausibilitätsfallen

Therapeuten können ganz allgemein in sogenannte „Plausibilitätsfallen" geraten, wenn die Annahmen, die ein Klient äußert, ihren eigenen entsprechen. In diesem Fall „nicken sie diese Annahmen ab", weil sie ihnen zustimmen, können den Klienten aber nicht mehr dazu anregen, das Schema systematisch zu hinterfragen. Dies kann Therapeuten auch im EPR passieren: Sie regen deshalb als Supervisor beim Klient-Therapeuten keine systematische Distanzierung, kein Hinterfragen usw. an, weil ihnen das Schema gar nicht problematisch (genug) erscheint!

3. Therapeuten sind überfordert!

Anfänger-Therapeuten sind häufig überfordert von der Komplexität der Aufgabe: Ihnen fällt selbst nichts ein, wie man eine Annahme bearbeiten könnte, sie verlieren den Faden, lassen zu, dass der Klient, der auf der Therapeuten-Position sitzt, in die Klienten-Rolle fällt, sie helfen dem Klienten nicht bei der Präzisierung von Annahmen usw. Diese typischen Anfängerfehler lassen sich nur durch reflektierte Praxis beheben.

4. Therapeuten sind euphemistisch

Therapeuten neigen oft dazu, dysfunktionale Schemata „zu verniedlichen" oder durch Umformulierungen zu verwässern. So sagt ein Klient z.B. „ich bin nicht liebenswert" und der Supervisor sagt dem Klient-Therapeuten: „Ihr Klient hat gerade gesagt, er sei nicht liebenswürdig." „Liebenswürdig" ist aber eine Verharmlosung, verglichen mit liebenswert! Etwas Derartiges sollten Therapeuten auf keinen Fall tun, denn Euphemismen führen dazu, Schema-Inhalte *unpräzise* zu formulieren und damit wird dann nicht mehr an den zentralen Aspekten gearbeitet! Außerdem führen Euphemismen zu einer Deaktivierung des Schemas, statt zu der erforderlichen Aktivierung.

Auch als Supervisor lassen Therapeuten oft beim Klient-Therapeuten zu, dass dieser sehr „schlappe" Argumente bringt und sorgen nicht dafür, dass der Klient-Therapeut diese Argumente verschärft und den Klienten wirklich provoziert. Schlappe Argumente sind aber solche, die gut trainierte dysfunktionale Schemata praktisch gar nicht erreichen.

5. Therapeuten trennen Rollen nicht

Therapeuten müssen deutlich die Rollen „Klient-Klient" und „Klient-Therapeut" trennen. Wenn der Klient auf der Therapeuten-Position sitzt, muss der Supervisor sagen: „Ihr Klient hat gerade gesagt..." und *nicht*: „Sie haben gerade gesagt..."

Der Supervisor muss sagen: „Sie kennen den Klienten ja ganz gut. Versuchen Sie mal herauszufinden, ob es in seiner Biographie Situationen gibt, in denen er erfolgreich war." Und *nicht*: „Gibt es in Ihrer Biographie Situationen, in denen Sie erfolgreich waren[8]?"

---

[8] Wenn man versucht, Gegenaffekte zu evozieren (siehe Kapitel 3.2), ist es oft angemessen, den Klienten in der zweiten Person anzureden („Sie waren erfolgreich."). Dies kann die affektive Involviertheit erhöhen. In jedem Fall ist es aber erforderlich, die Kommunikation auf der KT-Position mit einer Distanzierung vom Schema zu beginnen („Sie sind Ihr eigener Therapeut. Sie sind ganz anderer Meinung."). Nur, wenn der KT hinreichend distanziert ist, kann er direkt als Klient angesprochen werden.

Der Klient-Therapeut geht wirklich in die Rolle eines Therapeuten, der den Klienten gut kennt und er bleibt in der Rolle; Therapeuten/Supervisoren müssen dies aber *sehr konsequent beibehalten!*

Häufig sehen wir, dass Therapeuten/Supervisoren durch ihre Interventionen die Klienten sogar dazu anregen, die Rollen zu wechseln.

Zum einen machen Supervisoren dem Klient-Therapeuten gegenüber Explizierungen des Schemas im empathischen Klärungsmodus, was zu einer massiven Schemaaktivierung auf dem Therapeut-Stuhl führt. Zum Beispiel setzt man den Klienten mit der Annahme „Ich bin ein Versager." auf den Therapeutenstuhl und sagt als Supervisor „Die Annahme ist ‚Ich bin ein Versager.', lassen sie das mal auf sich wirken, hört sich an als würde der Klient denken ‚Ich bin nicht liebenswert'.

Zum anderen lassen Supervisoren oft zu, dass der KT den KK auffordert Gegenargumente zu finden, wodurch der KK in die Rolle des KT fällt. Zum Beispiel sagt der KT „Es wäre gut, wenn der Klient überlegen würde, welche Erfolge er schon hatte."; der Supervisor „Gut, fragen Sie ihn.". Wenn der KT den KK fragt, welche Erfolge er hatte und der KK folgt dieser Frage, wird das Schema deaktiviert und der KK übernimmt die Aufgabe des KT.

6. Therapeuten geben die Instruktionen nicht richtig

Das erste, was unserer Erfahrung nach häufig falsch gemacht wird, ist, dass dem Klienten die Instruktion der KT-Position bereits gegeben wird, während er noch auf dem KK-Stuhl sitzt. Dies verwirrt die Klienten. Er soll sich erst rüber setzen und dann erhält er die Instruktion. Es ist wirklich sehr wichtig, dem Klienten immer nur die Information zu geben, die er zu dem gegebenen Zeitpunkt braucht.

Allerdings ist es genauso wichtig, ihm die Informationen, die er braucht, auch zu geben. Häufig vergessen Therapeuten/Supervisoren zu sagen „Sie sind jetzt wieder Therapeut." oder „Sie sind jetzt wieder Klient." Sie vergessen auch die Annahme des Klienten für den KT oder das Gegenargument für den KK zu wiederholen.

7. Therapeuten lassen den Klienten die Schemaannahme zum Klient-Therapeuten gewandt wiederholen

Das EPR beinhaltet, zu einem leeren Stuhl zu sprechen; der KT sagt dem KK sein Gegenargument direkt. Dies ist ein wichtiger Aspekt des EPR, weil das die Gegenannahme stärkt: Erst wird zwischen Supervisor und KT diskutiert, dann sagt der KT dem KK das Argument direkt und dann wiederholt der Therapeut das Argument für den KK. Der KK soll jedoch nicht zum KT sprechen. Der Therapeut arbeitet mit dem KK eine bearbeitbare Annahme heraus, setzt ihn auf die KT-Position und wiederholt hier nur die Annahme, damit der KT weiß, wogegen er etwas finden soll. Das Schema soll nicht dadurch gestärkt werden, dass der KK dem KT sein Schema noch einmal direkt sagt.

6.5 Voraussetzungen für ein Ein-Personen-Rollenspiel

Bevor ein Therapeut eine anspruchsvolle Methode wie das EPR, die den Klienten doch recht stark fordert, in den Therapieprozess einführen kann, sollte er sicherstellen, dass einige wichtige Voraussetzungen erfüllt und wesentliche Vorarbeiten geleistet sind. *Berücksichtigt der Therapeut dies nicht, kann das Ein-Personen-Rollenspiel (EPR) scheitern*; daher ist es von großer Wichtigkeit, diese Bedingungen genau zu beachten.

1. Ein EPR sollte nur mit Klienten durchgeführt werden, die über ein Minimum kognitiver Reflexionsfähigkeit verfügen; unserer Erfahrung nach müssen Klienten keineswegs hoch intelligent oder gebildet sein, jedoch sollte der Klient in der Lage sein, einen Dialog zu führen. Depressive Klienten, die durch ihre Störung kognitiv stark eingeschränkt sind, eignen sich ebenfalls nicht für ein EPR; sind Klienten aus dieser Phase heraus, funktioniert EPR jedoch ausgezeichnet.

2. Da das EPR von Klienten ein hohes Maß an Compliance erfordert und ein hohes Maß an Selbstöffnung, ist die Etablierung einer vertrauensvollen Therapeut-Klient-Beziehung eine wichtige Voraussetzung. Der Klient muss dem Therapeuten persönlich und kompetenzmäßig vertrauen. Ist dies im Therapieprozess noch nicht gegeben, sollte ein EPR *nicht* eingesetzt werden.

3. Die zu bearbeitenden Schemata müssen geklärt worden sein: Der Klient muss die problemrelevanten Schemata und insbesondere die zentralen Schema-Aspekte aller drei Schema-Ebenen kognitiv repräsentiert haben, es muss aktuell als Ausgangspunkt eine „bearbeitbare Annahme" vorliegen, d.h. ein Schema-Aspekt, der klar, präzise und kurz formuliert werden kann. Eine solche „bearbeitbare Annahme" stellt eine notwendige Eingangsvoraussetzung für ein EPR dar. *Klärung ist damit eine notwendige Vorarbeit für ein EPR!*

   Klärungsprozesse können jedoch auch im Prozess des EPR *noch weitergeführt und vertieft* werden. Daher ist es nicht notwendig, *vorher alle* relevanten Schema-Aspekte schon herausgearbeitet zu haben. Einen *Ansatzpunkt* für eine Bearbeitung braucht man aber in jedem Fall!

   Hilfreich ist es, wenn die ersten Annahmen, mit denen man das EPR startet, kurz sind, z.B.:
   – „Ich bin ein Versager."
   – „Ich bin völlig unattraktiv."
   – „Ich bin nicht wichtig."

4. Der Klient darf vor dem Einstieg ins EPR kein hohes Ausmaß an Vermeidung mehr aufweisen; daher ist EPR auch für psychosomatische Klienten erst dann geeignet, wenn die „Bearbeitung der Bearbeitung" (z.B. Sachse, 2006a) abgeschlossen ist und die Klienten im Therapieprozess Compliance aufweisen.

5. Klienten sollten ein gewisses Ausmaß an Änderungsmotivation im Hinblick auf die identifizierten dysfunktionalen Schemata aufweisen. Den Klienten sollte deutlich sein, dass diese Schemata ihnen Kosten bereiten und sie sollten sich klar darüber sein, dass sie diese Kosten nicht wollen. Klienten sollten dementsprechend eine Bereitschaft erkennen lassen, dass sie mit dem Therapeuten gegen ihre Schemata angehen wollen!

6. Sollte der Klient eine Persönlichkeitsstörung aufweisen, dann kann das EPR erst durchgeführt werden, wenn der Klient
   – mit dem Therapeuten einen Arbeitsauftrag erarbeitet hat,
   – seine intransparenten interaktionellen Verhaltensweisen selbst verstanden hat,
   – diese intransparenten Verhaltensweisen *nicht* mehr in der Beziehung zum Therapeuten realisiert!

   Dies ist *extrem wichtig:* Denn beachtet der Therapeut diese Regel nicht, dann nutzt der Klient das EPR, um den Therapeuten zu manipulieren, dies ist aber für den Therapieprozess verheerend!

   In späteren Phasen, wenn Therapeuten diese Regel beachten, kann das EPR unserer Erfahrung nach *sehr gut* auf die dysfunktionalen Schemata persönlichkeitsgestörter Klienten angewandt werden. Man kann z.B. negative Selbst-Schema narzisstischer Klienten, „Wichtigkeitsschemata" histrionischer Klienten oder „Grenz-Schemata" passiv-aggressiver Klienten hervorragend bearbeiten. Setzt man das EPR jedoch zu früh ein, dann arbeitet der Klient nicht an den Inhalten, sondern er funktionalisiert den Therapeuten!

7. Wenn möglich, sollte *vor* dem EPR die oben beschriebene biographische Schema-Arbeit mit dem Klienten stattgefunden haben: Denn der Klient arbeitet im EPR umso besser mit, je mehr er bereits weiß, dass seine Schemata ungünstig, kostenintensiv *und* heute nicht mehr zutreffend sind! Je besser die Änderungsmotivation des Klienten ist, desto aussichtsreicher ist die Therapie! Dies impliziert auch, dass der Klient weiß, dass es sich um ein Schema, nicht um die Realität handelt.

6.6 Aufgabenschwerpunkte des EPR

Der *Kern* des EPR ist die Arbeit, die von Klient und Therapeut geleistet wird, wenn sich der Klient auf der Therapeuten-Position befindet und der Therapeut die Rolle des Supervisors einnimmt; wenn also an den dysfunktionalen Schema-Aspekten des Klienten gearbeitet wird (Phase 2 der Dreier-Sequenz).

Wie ausgeführt, verläuft das EPR immer in Dreier-Sequenzen: Der Klient präsentiert eine dysfunktionale Annahme auf der Klienten-Position (Phase 1), der Klient arbeitet mit dieser Annahme therapeutisch auf der Therapeuten-Position (Phase 2), der Klient prüft neue Annahmen, Gegenargumente usw. auf der Klienten-Position (Phase 3). In diesem Ablauf *ist die jeweilige Phase 2 das Kernstück*: Denn hier wird die alte dysfunktionale Annahme des Klienten in Frage gestellt, hier werden neue Annahmen entwickelt, hier findet die Motivation des Klienten statt usw.! *Phase 2 ist die jeweilige Kernarbeitsphase des EPR.* Deshalb ist die Zeit, die sich der Klient auf der Therapeuten-Position befindet in der Regel länger als die, die er sich auf der Klienten-Position befindet.

In dieser Phase stehen dem Therapeuten sehr viele und unterschiedliche therapeutische Strategien zur Verfügung; es stehen ihm, anders als in der kognitiven Therapie, *nicht nur* kognitive Techniken zur Verfügung, sondern auch emotionale und motivationale Techniken!

Damit weist die jeweilige Phase 2 des EPR ganz unterschiedliche Arbeitsschwerpunkte auf: Ein Therapeut kann dysfunktionale Annahmen des Klienten in Frage stellen; er kann neue Annahmen entwickeln; er kann Ressourcen des Klienten aktivieren; er kann Gegenemotionen zu den dysfunktionalen Emotionen entwickeln, er kann den Klienten dazu motivieren, gegen die eigenen Schemata vorzugehen, sich nicht mehr davon dominieren zu lassen usw.

Im Wesentlichen gibt es in Phase 2 des EPR drei Arbeitsschwerpunkte:

1. Bearbeitung kognitiver Schema-Aspekte

Hier bearbeitet der Therapeut kognitive Aspekte des Schemas mit Hilfe kognitiver Techniken. Zu einer Aussage wie „Ich bin ein Versager." werden z.B. Gegenbeweise gesucht, es werden alternative Annahmen entwickelt usw. Zur Anwendung kommen kann hier alles, was die Kognitive Therapie zu bieten hat.

2. Bearbeitung affektiver Schema-Aspekte

Statt kognitiver können affektive Schema-Aspekte im Zentrum der therapeutischen Bearbeitung stehen: Schema-Aspekte, die zwar auch kognitive Repräsentationen aufweisen, die also auch benannt und kommuniziert werden können, deren Aktivierung aber im Wesentlichen Affekte und damit affektive Reaktionen erzeugt, die der Klient spüren kann.

Zur Bearbeitung dieser affektiven Schema-Aspekte reichen kognitive Techniken nicht aus, da das affektive Schema „kognitive Gegenargumente" gar nicht verarbeiten kann und damit affektive Schema-Aspekte durch kognitive Techniken nicht gehemmt und dadurch auch keine alternativen Schemata etabliert werden können.

Daher muss der Klient-Therapeut mit Unterstützung des Supervisors hier im Wesentlichen *alternative Affekte* etablieren, *Gegen-Affekte* produzieren, nicht Gegen-Argumente.

3. Motivierung

Verfolgt ein Supervisor mit dem Klienten-Therapeuten das Ziel der Motivierung, dann geht es zentral darum, den Klienten dazu zu bringen, einen Entschluss zu fassen, gegen das Schema vorzugehen. Der Klient soll sich dazu entscheiden, das alte Schema explizit abzulehnen, sich ihm nicht mehr zu unterwerfen, sich gegen das Schema zu richten und sich dazu zu entscheiden, ein neues, funktionales Schema zu entwickeln, mit dem der Klient besser leben kann.

Vielleicht mag es auf den ersten Blick übertrieben klingen, ein solches Ziel zu verfolgen. Aber wenn man als Therapeut erlebt hat, wie hartnäckig Klienten an dysfunktionalen, hoch kostenintensiven Schemata festhalten, wie stark sie davon überzeugt sind, dass die Schemata „wahr" sind und wie viel Angst sie z.T. davor haben, Schemata zu ändern, dann wird einem deutlich, wie *extrem wichtig* diese Motivierungsarbeit ist! Mit einer schwachen Motivation wird ein Klient sich nicht wirklich mit einem Schema auseinandersetzen; er wird das Schema nicht wirklich in Frage stellen und er wird es auch nicht zulassen, positive Gegen-Emotionen zu entwickeln. Die Therapie wird von einem bestimmten Punkt an, wenn es an die wirklich relevanten Schemata geht, stagnieren.

Daher ist es von zentraler, extremer Bedeutung, den Klienten dazu zu bringen, sich explizit dazu zu entscheiden, aktiv und entschlossen gegen seine Schemata vorzugehen! Therapeuten sollten in ihrer Supervisoren-Funktion Klienten „gegen ihre Schemata aufhetzen"!

7 Arbeitsschwerpunkt kognitive Schema-Aspekte

7.1 Zu bearbeitende Schemaaspekte

Viele Aspekte von Schemata, insbesondere auf Schemaebene 1, aber auch teilweise auf der 2. Ebene, sind kognitive Aspekte: Es sind Annahmen, die kognitiv formuliert sind und die deshalb auch sinnvollerweise mit kognitiven Therapiemethoden bearbeitet werden können und sollten.

Die Schema-Aspekte, die hier bearbeitet werden sollen, sind *kognitive Annahmen*, wie z.B.:
- „Ich bin ein Versager."
- „Ich bin wertlos."
- „Ich bin nicht wichtig."
- „Ich bin nicht attraktiv."
- „Wenn ich nicht attraktiv bin, werde ich keine Partnerin finden."
- „Wenn ich wertlos bin, werde ich ausgegrenzt und bin allein."
- „Wenn ich nicht wichtig bin, respektiert mich niemand." usw.

Man muss hier beachten, dass eine kognitive Annahme, gleich welcher Art, in aller Regel in *eine Netzwerk-Struktur* eingebettet ist, also noch eng mit anderen Annahmen verbunden ist; diese Annahmen sind z.T. explizit, also dem Klienten deutlich und zugänglich; z.T. sind diese weiteren Annahmen des Netzwerkes dem Klienten aber nicht klar, nicht zugänglich, also implizit: Sie stellen damit eine *Implikationsstruktur* für die jeweilige explizite Annahme dar.

Dies muss man berücksichtigen, denn es ist in diesem Fall nicht ausreichend, nur die bisher explizit verfügbare Annahme zu bearbeiten, sondern man muss *im EPR* daran arbeiten, relevante Aspekte dieser Implikationsstruktur ebenfalls zu klären und zu bearbeiten! Daher ist es oft hilfreich für den Prozess, wenn Therapeuten *vor* dem Einstieg ins EPR versuchen, bereits die wirklich *zentralen* Annahmen des Klienten zu rekonstruieren. Dann können sie schnell zum Kern der Schemata vorstoßen und diesen effektiv bearbeiten.

Andererseits stellt das EPR aber ein Verfahren dar, bei dem der Therapeut mit hoher Wahrscheinlichkeit auch dann zum Kern des Schemas vorstoßen wird, wenn er diesen zu Beginn des EPR noch nicht rekonstruiert hat. Dies geschieht im EPR meist dadurch, dass man sich an die Regeln hält, denn in der Regel „treffen" die vom Klienten entwickelten Prüfungen und Gegenargumente immer nur die jeweils expliziten Annahmen.

Prüft der Klient dann, ob diese Gegenargumente ihn überzeugen, dann merkt er deutlich, dass es Teile gibt, die nicht überzeugend sind. Und dies sind dann die noch impliziten Annahmen, die man auf diese Weise identifizieren kann. Diese müssen dann geklärt und ebenfalls bearbeitet werden, damit man das gesamte Schema bearbeitet bekommt.

„Kognitive Bearbeitung von Schemaaspekten" bedeutet im Wesentlichen, die Schemaaspekte zu „disputieren", also zu hinterfragen, zu prüfen, zu widerlegen und alternative Annahmen zu entwickeln.

Eine kognitive Disputation von Schemaaspekten ist nötig, wenn diese dysfunktional sind; sie ist aber meist nur dann therapeutisch *sinnvoll*, wenn der Klient auch von der Gültigkeit dieser Schemaaspekte überzeugt ist, wenn er z.B. die Annahme „Ich bin ein Versager." auch glaubt, sie für zutreffend, für „wahr" hält. In diesem Fall haben diese Schemaaspekte „Impact".

Ist der Klient aber bereits davon überzeugt, dass die Schemaaussagen unsinnig sind, das Schema wirkt dagegen aber weiterhin dysfunktional, dann muss man davon ausgehen, dass es kaum noch über seine kognitiven Anteile dysfunktional wirkt, sondern über seine affektiven Anteile. In diesem Fall macht dann eine kognitive Disputation aber kaum noch Sinn. Denn glaubt der Klient die Schemainhalte selbst nicht mehr, ist ihre Widerlegung ohnehin überflüssig und diese Schemaaspekte entfalten kaum noch Wirkung. In einem solchen Fall sollte man sich nicht weiter mit kognitiven Disputationen „aufhalten", sondern sofort zur affektiven Bearbeitung übergehen.

7.2 Biographische Wurzeln der Schemaaspekte klären

Dies geschieht meist schon vor dem EPR in der Phase der Klärung. Hier wird dem Klienten klar, in welchen situationalen Kontexten der eigenen Biographie die Schemata durch welche Rückmeldungen von welchen Personen zustande gekommen sind.

Diese Erkenntnisse kann der Klient nun, angeregt durch den Supervisor, in der Rolle als Klient-Therapeut als Argumente nutzen. Mit Hilfe dieser Argumente kann der Klient-Therapeut dem Klienten z.B. klarmachen:
- Die Schema-Aspekte sind in der Biographie entstanden.
- Sie gehen auf die Rückmeldungen *weniger* Personen zurück.
- Sie beziehen sich auf bestimmte, umgrenzte Kontexte.
- Sie kommen somit zustande, weil bestimmte Personen mit bestimmten eigenen Problemen, Interessen usw. bestimmtes Feedback gegeben haben.
- Dieses Feedback hat damit nur eine sehr geringe Validität.
- Im Grunde entstanden die Schemata durch die Definitionen, die andere Personen gegeben haben.

Alle diese biographischen Erkenntnisse kann der Klient nun nutzen, um Schlussfolgerungen gegen seine Schemata zu ziehen:
- Da die Schemata auf Rückmeldungen weniger Personen zurückgehen, sind sie nicht a priori wahr!
- Sie geben vielmehr Voreingenommenheiten wieder!
- Also müssen und können sie heute neu und gründlich geprüft werden!

- Der Klient kann heute eigene und viel validere Schlussfolgerungen ziehen als als beeinflusstes Kind oder Jugendlicher!

7.3 Hinterfragen und Prüfen von Schemaaspekten

Es ist extrem wichtig, dass der Klient lernt, in der Therapeutenrolle eine *sehr kritische Haltung* seinen Schemata gegenüber einzunehmen. Der Supervisor sollte dem Klienten deutlich machen, dass diese Haltung verschiedene Aspekte beinhaltet, wie z.B. Annahmen der Art:
- Die zu bearbeitenden Schemata sind dysfunktional, da sie hohe Kosten verursachen.
- Also stehe ich ihnen äußerst kritisch gegenüber!
- Sie sind nicht a priori wahr und ich brauche sie nicht zu glauben; ich muss mich ihnen auch nicht unterwerfen!
- Alle Schemaaspekte werden gründlich geprüft und hinterfragt!
- Zunächst einmal distanziere ich mich davon!
- Die Devise ist: Alles ist hinterfragbar, nichts ist zwingend und alle Annahmen können völlig falsch sein!

Der Klient kann dann seine Annahmen *an eigenen Erfahrungen und Wissensbeständen prüfen*. Er kann z.B. prüfen, ob er im Gedächtnis Ereignisse dafür findet, die *gegen* die Annahme sprechen „Ich bin ein Versager.". Er kann versuchen, Ereignisse zu finden, bei denen er Erfolg hatte, wo er positive Rückmeldungen erhalten hat und die infolgedessen die dysfunktionale Annahme erschüttern. Dieses Vorgehen wird als „Prüfen an Erfahrungen und Wissensbeständen" bezeichnet: Der Klient wird vom Therapeuten veranlasst, eine Annahme systematisch zu falsifizieren, also im Gedächtnis systematisch Informationen zu suchen, die eine Annahme *widerlegen*. Man muss davon ausgehen, dass Schemata durch ihre selektive Verarbeitung dazu führen, dass der Klient über viele solcher widerlegenden Informationen verfügt, sie aber nicht nutzt. Wird der Klient jedoch aufgefordert und angeleitet, diese Information zu suchen und gegen eine Annahme zu verwenden, dann findet er *immer* Daten, die seine Annahme falsifizieren.
Mögliche Anregungen des Supervisors an den Klient-Therapeuten sind z.B.:
- „Sie als Therapeut kennen den Klienten ja sehr gut, Sie kennen seine Biographie. Er behauptet, er sei ein Versager. Bitte suchen Sie jetzt mal sehr gründlich in seiner Biographie nach Situationen und Ereignissen, in denen der Klient erfolgreich war, in denen er Lob und Anerkennung erhalten hat, in denen ihm Sachen gut gelungen sind. Wir machen mal eine Liste."
- „Der Klient behauptet, er sei anderen nicht wichtig. Sie kennen ja das Leben des Klienten sehr gut. Schauen Sie doch mal als Therapeut sehr gründlich, welche Hinweise es in letzter Zeit gibt, dass der Klient anderen doch wichtig ist. Schauen Sie mal: Wer hat ihn eingeladen? Wer hat ihn angerufen? Wer wollte Zeit mit ihm verbringen? Wer hat sich um ihn gekümmert? Wir prüfen das jetzt mal systematisch nach!"

7.4 Schlussfolgerungsfehler aufzeigen

Schemata, das wurde klar, sind keine „Abbildungen von Erfahrungen", sondern sind durch Schlussfolgerungen zustande gekommen, die wiederum auf Annahmen und Schemata basierten. Daher ist es äußerst wahrscheinlich, dass Schemata durch viele Schlussfolgerungsfehler zustande gekommen sind. Gelingt es dem Klienten-Therapeuten, dem Klienten aufzuzeigen, dass wichtige Annahmen auf Fehlern basieren, kann die Validität dieser Annahmen erheblich erschüttert werden.

Daher ist es wichtig, dass der Supervisor den Klienten-Therapeuten darauf aufmerksam macht, dass die Annahmen in der Biographie auf Schlussfolgerungsfehler zurückgehen und, noch wichtiger, dass der Klient *heute*, zur Bestätigung dieser Annahmen, solche Fehler immer noch macht.

Dies ist allerdings ein Aspekt, den der Supervisor dem Klienten-Therapeuten deutlich machen muss, denn dieser wird, aufgrund seiner Schema-bedingten Voreingenommenheit, auf keinen Fall „von selbst" darauf kommen.

Der Supervisor kann so den Klienten-Therapeuten aufmerksam machen, dass der Klient beim Auswerten von Daten
- dichotome Schlüsse zieht,
- übergeneralisiert,
- willkürliche Schlüsse zieht,
- katastrophisiert,
- personalisiert

und dass er
- selbsterfüllende Prophezeiungen realisiert.

Und daraus kann der Supervisor Argumente machen wie z.B.:
- „Wir haben nun gesehen, Ihr Klient lässt nur zwei Alternativen zu: Entweder er ist total erfolgreich oder er ist ein Versager. Aber uns ist klar: Das ist völliger Blödsinn! Dazwischen gibt es alle Arten von Abstufungen! Man kann leichte Fehler machen und damit ist man überhaupt noch kein Versager! Ich will, dass Sie Ihrem Klienten das mal unmissverständlich klarmachen: Was können Sie ihm sagen?"

Daraufhin arbeitet der Supervisor mit dem Klient-Therapeuten Argumente gegen das Schema aus:
- „Damit ist klar: Der Klient hat vom Chef die Rückmeldung bekommen, alles war ok, nur eine Kleinigkeit hätte besser sein können. Und er denkt: Alles war scheiße! Das darf doch wohl nicht wahr sein! Der Klient nimmt gar nicht zur Kenntnis, was der Chef sagt! Er strickt sich seine eigene Realität zusammen, in der er alles schlecht macht! Damit schlägt aber seine negative Einstellung sich selbst gegenüber voll zu! Das sollten wir ihm auf keinen Fall durchgehen lassen! Sie denken nun als Therapeut mit mir darüber nach, was Sie dem Klienten klarmachen wollen! Er muss auf jeden Fall erkennen, dass er systematisch positive Rückmeldungen ausblendet und dass er damit ständig seine negativen Annahmen verstärkt! Und er muss erkennen, dass er damit aufhören muss!"

7.5 Vorsicht mit Wahrscheinlichkeiten

Klienten machen oft irreale Angaben dazu, wie wahrscheinlich es ist, dass eine Katastrophe eintreten könnte; es ist daher sehr verführerisch für Therapeuten, mit dem Klienten solche Wahrscheinlichkeitsangaben zu disputieren: Dies halten wir aber nur in begründeten Ausnahmefällen für sinnvoll, in der Regel aber *für unsinnig!* Denn die hohen Wahrscheinlichkeiten gehen meist gar nicht auf kognitive Analysen zurück, sondern sind Folgen extrem „schlimmer" Bewertungen: Ich nehme nur deshalb an, ein Ereignis werde eintreten, weil es schlimm wäre und ich davor Angst habe. Und nicht: Ich habe Angst, weil ich es für wahrscheinlich halte!

Man muss sich auch klarmachen, dass bei sehr massiver Bewertung (V) eine Angst- oder Vermeidungstendenz (T) auch dann extrem wäre, wenn es mir therapeutisch gelingen würde, die Wahrscheinlichkeit (E) des Ereignisses stark zu reduzieren, denn bei $T = E \times V$ ist T bei $V = 10^{20}$ auch dann extrem, wenn $E = 0{,}000001$ ist!

> *Bei sehr massiver Bewertung ändert eine Reduktion der Wahrscheinlichkeit im Erleben der Person gar nichts.*

Erst eine Reduktion von E auf 0 würde helfen, ist aber in der Realität gar nicht möglich, denn alles *kann* eintreten: *Sicherheit gibt es nicht!* Daher gilt:

> *Therapeuten sollten in der Regel nicht an einer Veränderung subjektiver Wahrscheinlichkeitseinschätzungen von Klienten arbeiten!*

7.6 Fragen stellen

Die Klienten können in der Therapeuten-Position bemerken (oder vom Supervisor darauf aufmerksam gemacht werden), dass bestimmte Annahmen, die sie auf der Klienten-Position äußern, unkonkret, unschlüssig, unverständlich sind; sie können dann ihrem Klienten Fragen stellen, die der Klient in der Klienten-Position beantworten muss. Damit machen Klienten sich selbst auf Unklarheiten, Unstimmigkeiten, wenig überlegte Argumente u.ä. aufmerksam. Dem Klienten kann auf diese Weise selbst deutlich werden, dass Annahmen nicht konsistent sind, dass Annahmen undeutlich, grob, unkonkret formuliert sind usw. Damit kann dem Klienten deutlich werden, dass diese Annahmen offenbar *keine* gute Basis zur Orientierung sind, sondern dass sie dringend gründlich geprüft werden sollten.

Unserer Erfahrung nach sollte jedoch ein Supervisor es nur in begründeten Ausnahmefällen zulassen, dass der Klient-Therapeut den Klienten etwas fragt, denn Klient-Therapeuten nutzen Fragen oft als Ausweichmanöver: Statt sich wirklich um gute Gegenargumente zu bemühen, stellen sie dem Klienten erst mal gemütlich Fragen und schinden damit Zeit. Meist ist dies *keine* sinnvolle therapeutische Strategie!

7.7 Entwickeln alternativer Schemaaspekte

Es genügt nicht, das dysfunktionale Schema zu widerlegen; damit der Klient weiterhin und funktional *handeln* kann, ist es notwendig, parallel zur Widerlegung und Hemmung des dysfunktionalen Schemas ein neues, funktionales Schema zu implementieren, ein Schema, das Annahmen enthält, die sowohl ein einigermaßen gutes Modell der Realität sind, dem Klienten also eine effektive Interaktion mit der Realität gestatten, als auch mit den Motiven und Zielen des Klienten kompatibel sind, also so wenig wie möglich internale Konflikte erzeugen *und* nicht zu Alienation führen.

Solche Alternativ-Annahmen sind für den Klienten zunächst nicht leicht zu finden. Der Klient muss erst einmal mit Gegenannahmen experimentieren.

Wenn ich kein Versager bin, was bin ich dann? Auch hier muss der Klient Erfahrungen und Wissensbestände durchsuchen, nicht primär, um alte Annahmen zu widerlegen, sondern um ein neues Schema zu bilden. Dabei geht der Klient nach Fragestellungen vor:
- Was sagen meine Erfahrungen, was ich kann?
- In welchen Bereichen hatte/habe ich Erfolge?
- In welchen Bereichen erhalte ich positive Rückmeldungen?
- Auf welche Fähigkeiten weist das hin?
- Was sind meine Stärken?
- Welche Ziele kann ich realistischerweise erreichen?

Und, um ein realistisches Schema aufzubauen, sollte der Klient auch Fragen folgen wie:
- Was kann ich nicht so gut?
- In welchen Bereichen habe ich weniger Erfolge?
- Was sind meine Schwächen?

Der Klient muss als Klient-Therapeut mit Hilfe des Supervisors wieder *Schlüsse* ziehen und zwar Schlüsse, die begründet, gerechtfertigt sind: Was sagt das alles über ihn und seine Fähigkeiten? Wenn er kein Versager ist, was ist er stattdessen? Wie kann man die neue Annahme kurz und präzise formulieren? In welchen Erfahrungen kann man sie verankern?

8 Arbeitsschwerpunkte affektiver Schemaaspekte

8.1 Affektive Schemaaspekte

Affektive Schemaaspekte sind solche, in denen affektive Verarbeitungen gespeichert sind und deren Aktivierung Affekte (körperliche Reaktionen, Stimmungen, diffuse Gefühle u.a.) erzeugen. Diese Affekte schaffen persönlich relevante Bedeutungen für Personen, sie machen Situationen angenehm oder unangenehm, schlimm, furchtbar, unerträglich usw. Diese Affekte, die bei der Aktivierung dieser Schemaaspekte entstehen, interferieren stark mit konstruktiven Verarbeitungs- und Handlungsregulationsprozessen.

Diese Schemata sind nicht kognitiv und sie wirken auch nicht über kognitive Vermittlungen; es können aber Aspekte affektiver Schemata kognitiv repräsentiert sein. In diesem Fall hat eine Person ein kognitives Äquivalent für eine affektive Bedeutung gefunden, sie kann somit die gefühlte, affektive Bedeutung in eine kognitive Bedeutung „übersetzen". In diesem Fall „versteht" die Person dann den Affekt oder auch Teile des affektiven Schemas.

Bewertungen, die Personen abgeben, sind solche kognitiven Repräsentationen affektiver Aspekte: Wenn eine Person sagt, etwas sei „schlimm", „furchtbar" o.a., dann hat sie eine kognitive, ja sogar sprachliche „Übersetzung" für das gefunden, was sie spürt. Man muss aber davon ausgehen, dass keineswegs das Label „furchtbar" etwas „furchtbar" macht, sondern der zugrunde liegende Affekt. Daher macht es nicht den geringsten Sinn, kognitiv zu disputieren, ob etwas „furchtbar" sei oder nicht: Das Problem liegt nicht auf kognitiver Ebene, vielmehr ist die Kognition nur die Übersetzung, das Label für einen zugrunde liegenden affektiven Prozess!

Die affektive Bedeutung des Schemas kann auch noch weitergehender für die Person kognitiv repräsentiert sein. In diesem Fall hat die Person kognitive Bedeutungselemente gefunden und sprachlich übersetzt, die valide die affektive Bedeutung von Schemaelementen repräsentieren. Gewissermaßen gibt es eine „kognitive Übersetzung des affektiven Schemainhaltes". In diesem versteht die Person, was das Schema bedeutet und was der ausgelöste Affekt bedeutet. So kann eine Person z.B. verstehen, dass ein diffuses Gefühl bedeutet, „abgewertet zu werden" u.a. „Abgewertet werden" ist aber nicht so, in kognitiver Form, im Schema selbst gespeichert, sondern ist nur ein „Label", eine Übersetzung für einen affektiven Prozess, der *nicht* kognitiv abläuft (der aber natürlich, da man Sprache zur Kommunikation verwenden muss und Sprache auf Kognition basiert, immer auch nur kognitiv beschrieben werden kann!).

Wenn man mit affektiven Schemata therapeutisch arbeiten will, so muss man feststellen, dass es ein affektives Schema gibt, man muss wissen, dass es *jetzt* aktiv ist und dass man es *jetzt* bearbeiten kann. Man muss es also bemerken und identifizieren können. Und das kann man prinzipiell an zwei Arten von *„Markern"*, von Indikatoren, die Vorliegen und Aktivität von Schemata anzeigen.

Der erste Marker sind die schon genannten kognitiven Repräsentationen: Diese weisen auf das Schema hin und lassen zumindest zum Teil schon erkennen, wobei es sich bei dem Schema handelt und was es bedeutet. Daher ist es hilfreich, wenn kognitive Repräsentationen eines affektiven Schemas vorliegen, weil man mit Hilfe dieser besser „mit dem Schema umgehen kann". Durch Klärungsorientierte Psychotherapie (Sachse, 2003) und vor allem durch die Therapiemethode des Focusing (Sachse, 1985; Sachse et al., 1992) ist es möglich, viele Aspekte affektiver Schemata in kognitive Repräsentationen „zu übersetzen"; eine gute Vorarbeit für eine Schemabearbeitung!

Der zweite Marker sind aber die Affekte selbst: Wird ein affektives Schema aktiviert, dann erzeugt es auch Affekte, somit ist es an seinen Affekten identifizierbar! Spürt ein Klient irgendwelche Affekte (körperliche Reaktionen, Stimmungen usw.) bei der Vorgabe kritischer Situationen, dann kann man sicher sein, dass das Schema hier und jetzt aktiviert ist!

Aus diesem Grund ist es auch möglich, ein affektives Schema (durch die Erzeugung von gezielten Gegenaffekten) auch dann zu bearbeiten, wenn das Schema gar keine kognitiven Marker (keine kognitiven Repräsentationen) aufweist. Man kann es durch sein Auftreten in bestimmbaren Situationen identifizieren, diese Situationen dem Klienten vorgeben, das Schema aktivieren und dazu Gegenaffekte entwickeln lassen! Um wirksame Gegenaffekte zu finden, benötigt man allerdings minimale Informationen über den Affekt, das dahinter liegende Schema oder die Situationen, in denen der Affekt auftritt. Man muss beispielsweise wissen, dass sich jemand unterlegen fühlt, damit man ein Gegengefühl der Überlegenheit oder der Selbstachtung etablieren kann.

Unbestreitbar ist es jedoch sehr viel leichter, ein affektives Schema zu bearbeiten, wenn dieses deutliche kognitive Marker hat: Denn dann kann man bereits verstehen, welche Inhalte es hat, kann darüber kommunizieren und man weiß schon in etwa, welche Gegenaffekte man erzeugen muss, um das Schema hemmen zu können. Die kognitiven Marker sollten den Therapeuten aber nicht zu der falschen Annahme verleiten, man könne und sollte nun gegen diese kognitive Therapietechniken einsetzen!

8.2 Gegenaffekte

Die wesentliche Technik, um mit affektiven Schemaelementen umzugehen, besteht in der *Evokation von Gegenaffekten*. Dabei aktiviert der Therapeut zunächst (auf der Klienten-Position) das negative, affektive Schema, sodass der Klient deutliche negative Affekte spüren kann.

Dann instruiert der Therapeut den Klienten, auf die Therapeuten-Position zu wechseln. Der Klient „nimmt" dabei das aktivierte, negative Schema mit allen negativen Affekten „auf diese Position mit". Er spürt auch auf der Therapeuten-Position die negativen Affekte.

Der Therapeut instruiert den Klienten aber nun, positive Schemata, positive Erfahrungen, Ressourcen usw. zu aktivieren (s.u.), sodass der Klient *auch positive Affekte entwickeln kann. Diese soll der Klient dann so stark und deutlich spüren, dass sie die – zunächst gleichzeitig bestehenden – negativen Affekte zurückdrängen.* Gelingt dem Klienten dies (mehrmals und sehr deutlich), dann tritt eine Hemmung des negativen, affektiven Schemas ein.

Genauso wie es bei der kognitiven Disputation kognitiver Schemaelemente wichtig ist, *solche* Gegenargumente zu finden, die genau gegen die dysfunktionalen Annahmen angehen, die diese sozusagen „im Kern treffen", so ist es auch hier notwendig, gegen negative Affekte solche zu setzen, die diese „im Kern treffen". Denn auch hier geht es im Kern um „affektive Bedeutungen", die die negativen affektiven Schemata enthalten und die positiven affektiven Bedeutungen, die man dagegensetzt, müssen diese ebenfalls widerlegen! Das Ziel ist hierbei letztlich die Etablierung eines positiven affektiven Schemas, das weit verzweigt ist, also eine große Menge an positiven Annahmen und Verknüpfungen zu vielen Situationen enthält und somit in vielen Situationen positiven Affekt generiert. Dieses Schema soll vom Klienten leicht aktivierbar sein (z.B. über Vorstellungsbilder) und letztlich automatisch in den entsprechenden Situationen aktiviert werden (siehe Grawe, 2004). Außerdem soll das positive Schema mit dem negativen Schema verbunden sein, dieses also hemmen und zwar letztlich vor allem in genau den Situationen, in denen das negative Schema aktiviert wird.

Es ist allerdings nicht möglich, Schemata intentional direkt zu aktivieren. Die Aktivierung von Schemata geschieht immer über Situationen oder deren Vorstellung. Was wir in Kapitel 3.6 über dysfunktionale Schemata gesagt haben, gilt also in derselben Weise für funktionale oder positive Schemata. Die gleiche Konsequenz muss man auch für Affekte ziehen. Affekte entziehen sich der bewussten Beeinflussung (Öhmann et al., 1998). Um einen Gegenaffekt zu evozieren, ist es also nötig, sich in Situationen zu befinden oder sich Situationen vorzustellen, die geeignet sind, diesen Affekt auszulösen. Prozessual gesehen muss die Aktivierung des Gegenaffekts oder des Gegenschemas also immer über Situationen oder deren Vorstellung erfolgen. Die Frage ist nur, welche Situationen man wählen soll. Wie erwähnt liegt ein Problem darin, dass man unterschiedlich genaue Informationen über die Inhalte des affektiven Schemas hat. Damit hat man als Therapeut auch unterschiedlich genaue Hinweise auf eine Situation, die alternative, passende Verarbeitungen und Affekte auslösen kann. Im Optimalfall hat man durch einen Focusing-Prozess die Inhalte des Problemschemas weitgehend kognitiv repräsentiert. Möglicherweise hat man aber auch nur die Minimalinformation, dass der negative Affekt in bestimmten Situationen auftritt und was ungefähr der Affekt ist. Doch auch dann ist es möglich, einen Gegenaffekt zu etablieren. Je nach Klärungsgrad des Affekts bzw. des affektiven Schemas, das bearbeitet werden soll, gibt es unterschiedliche Heuristiken für die Wahl einer passenden Situation. Abbildung 9 gibt einen Überblick hierüber. Auf der linken Seite ist der psychische Prozess der Aktivierung eines negativen affektiven Schemas mit dem nachfolgenden negativen Affekt über eine geeignete Situation dargestellt. Dies ist quasi das Problem, das es zu bearbeiten gilt. Spiegelbildlich davon ist auf der rechten Seite der zu erreichende

Prozess dargestellt. Die verbindenden Pfeile zeigen an, welche Aspekte des problematischen Prozesses Hinweise auf welche Aspekte des Alternativprozesses geben.
1. Der zu hemmende negative Affekt gibt einen Hinweis darauf, welcher Gegenaffekt etabliert werden soll. Der Therapeut muss also aufgrund des negativen Affekts Hypothesen darüber bilden, um welchen Gegenaffekt es gehen wird. Dieser Gegenaffekt ist dann die Suchheuristik für den Klienten, um eine geeignete aktivierende Situation zu finden.
2. In der Regel ist aufgrund des bisherigen Therapieprozesses auch die auslösende Situation für den negativen Affekt bekannt. Hierdurch ist dann ein weiterer Anhaltspunkt für eine Alternativsituation gegeben. Aber auch hier muss der Therapeut eine Hypothese bilden. Die Verarbeitungsprozesse sind weitaus weniger klar als bei kognitiven Schemata. Daher ist auch nicht direkt klar, welche Situationsaspekte schemaaktivierend sind. Aufgrund der Kenntnis des Klienten und seiner Motive[9] muss der Therapeut entscheiden, welche die relevanten Aspekte der Situation sind. Der Klient wird dann gebeten, sich an eine Situation zu erinnern, die als Gegenteil der Problemsituation betrachtet werden kann.
3. Hat man auch Teile des affektiven Schemas repräsentiert, kann am besten eine passende Gegensituation gefunden werden. Hier können alle Informationen über das negative Schema, die auslösende Situation und den resultierenden Affekt genutzt werden, um den Klienten zu instruieren, sich an eine alternative Situation zu erinnern. Beispiel: „Stellen Sie sich eine Situation vor, in der sie von jemandem das Signal bekommen haben, gemocht zu werden, richtig wertvoll für den anderen zu sein, eine Bereicherung zu sein (vs. ich werde abgelehnt, bin wertlos etc.) und in der sie das richtig annehmen und spüren konnten, in der Sie sich also angenommen, warm und glücklich gefühlt haben."

Die Evokation eines Gegenaffekts beinhaltet also folgende Schritte:
1. Es müssen eine oder mehrere Situationen gefunden werden, die einen zum negativen Affekt passenden Gegenaffekt oder ein zum negativen Schema passendes Gegenschema aktivieren. Diese Situationen muss der Klient aus seinem Gedächtnis abrufen.
2. Anhaltspunkte zum Finden einer solchen Situation sind: der zu bearbeitende negative Affekt; die Situationen, in denen der zu bearbeitende negative Affekt auftritt; das negative affektive Schema.
3. Die Situation zur Evokation positiver Affekte muss Aspekte enthalten, die als Gegenteil der Situationsaspekte aufgefasst werden können, die das negative Schema aktivieren. Sie muss außerdem mit Affekten einhergehen, die als Gegenaffekt zum negativen Affekt angesehen werden können. Und die Situation muss ein alternatives, positives Schema aktivieren, das zum negativen Schema in der Hinsicht passt, dass es letzteres „widerlegt".

---

9 Wie in Kapitel 2.2.3.1 erwähnt, entstehen Affekte in enger Verbindung mit den impliziten Motiven einer Person. Die Kenntnis dieser erleichtert es demzufolge, die Situationsaspekte zu identifizieren, die zu dem negativen Affekt geführt haben. Gleichzeitig hilft dieses Wissen auch dabei, alternative Situationen zu finden, die positive Affekte auslösen müssten.

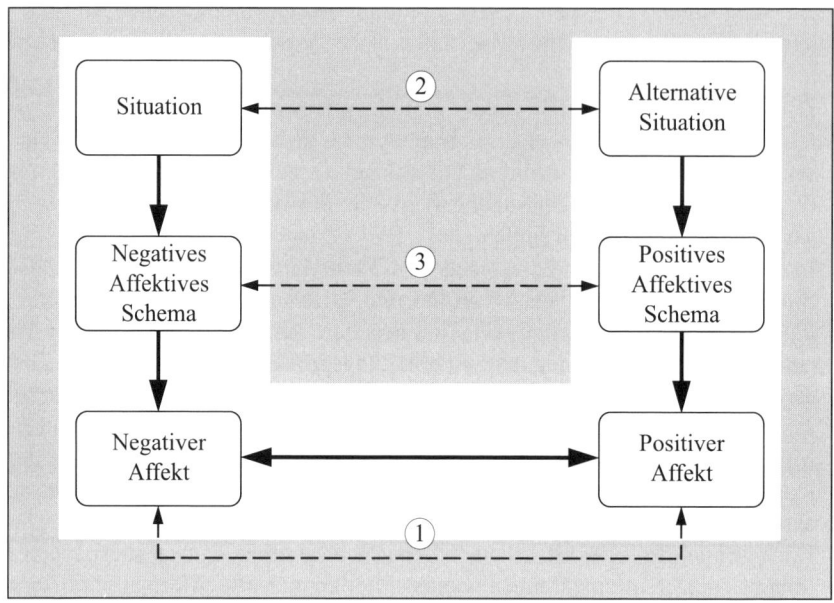

Abbildung 9: Heuristik für die Wahl einer passenden Situation zur Evokation eines Gegenaffekts

Hat ein Klient z.B. ein „affektives Versager-Schema", dann erzeugt dessen Aktivierung Affekte, die man *kognitiv beschreiben* (!!!) kann, wie: Ich *fühle* mich klein, schwach, defizitär (das sind kognitive Beschreibungen von Affekten, keine Kognitionen, bitte *nicht* verwechseln!!); das positive Schema, das man aktiviert, sollte also gezielte Gegenaffekte enthalten wie: Stolz auf sich sein, sich kompetent fühlen, sich stark fühlen! Erzeugt man dagegen Affekte wie „sich entspannt fühlen", dann wird dieses affektive Gegenschema kaum Wirkung entfalten.

Sobald der Therapeut bemerkt, dass der Klient dieses Schemaelement aktiviert, der Klient also diese Affekte spüren kann, setzt er den Klienten auf die Therapeuten-Position. Der Klient wechselt nun, und das ist sehr wichtig, *mit dem aktivierten negativen, affektiven Schema auf die Therapeuten-Position*: Das heißt, der Klient spürt die negativen Affekte auch auf der Therapeuten-Position. *Das ist wichtig, da nun positive affektive Prozesse, die mit positiven affektiven Reaktionen verbunden sind, hier und jetzt gegen das aktivierte negative, affektive Schema „angehen" sollen!* Nur wenn das negative Schema im aktivierten Zustand „bekämpft" wird, kann es auch aktiv gehemmt werden!

Sitzt der Klient auf der Therapeuten-Position, versucht der Therapeut nun als Supervisor, den Klient-Therapeuten durch entsprechende (kognitive) Instruktionen dazu zu veranlassen, positive affektive Erfahrungen zu aktivieren, sodass der Klient nun positive affektive Reaktionen spüren kann. Dabei soll sich der Klient diese positiven Erfahrungen möglichst plastisch vergegenwärtigen, sie sich ganz klar und deutlich vor Augen führen, sie auf sich wirken lassen und versuchen, die dadurch ausgelösten positiven Affekte möglichst deutlich im Körper zu spüren.

Dabei unterstützt der Supervisor den Klienten *sehr aktiv* durch entsprechende Suggestionen, z.B.: „Vergegenwärtigen Sie sich noch mal die Situation X sehr deutlich: Da hat Ihnen XY gesagt, was für eine tolle Arbeit Sie machen – lassen Sie das mal ganz deutlich auf sich wirken – XY hat Ihnen gesagt, was für eine *tolle Arbeit* Sie machen – Sie sind jetzt (!!) richtig stolz auf sich – Sie können das jetzt ganz deutlich spüren – Sie spüren richtig, wie stolz Sie sind – Sie können das jetzt (!!) ganz deutlich spüren – Sie spüren, wie gut sich das anfühlt – Sie spüren, wie Stärke Sie jetzt (!!) durchströmt, wie gut Sie sich fühlen – Sie fühlen sich kompetent, fähig, stark." usw.

Solche suggestive Unterstützung durch den Therapeuten wird in der Regel notwendig sein, denn der Klient muss ja positive Affekte nicht nur „aus dem Stand" heraus produzieren – er muss sie vielmehr sogar produzieren, *während er sich selbst noch in einem negativen affektiven Zustand befindet!* Und damit ist natürlich die Evokation positiver Affekte *sehr schwierig*. Und deshalb benötigt der Klient vom Therapeuten *in extrem hohem Ausmaß Unterstützung!*

Da die Evokation positiver Affekte aus einem negativen Affektzustand heraus schwierig ist, sollte der Therapeut dies vorher mit dem Klienten *gut vorbereiten:*

- Therapeut und Klient sollten vorher genau herausarbeiten, über welche positiven Schemata, positiven Erfahrungen der Klient verfügt.
- Der Klient sollte diese Aspekte auch als tatsächlich positiv akzeptieren können.
- Und der Klient sollte zu diesen Aspekten bzw. bei ihrer plastischen Vorstellung positive Affekte entwickeln können.

Außerdem sollte der Therapeut die Evokation positiver Affekte aufgrund entsprechender Vorstellungen vorher mit dem Klienten schon geübt haben: Aus einem neutralen, affektiven Zustand des Klienten heraus! Erst dann geht der Therapeut in die Übung, erst negative Schemata zu aktivieren und dann *dazu*, positive Gegenaffekte zu evozieren!

Man sollte sich als Therapeut eines aber völlig klar machen: Dem Klienten einfach die Erfahrung zu vermitteln, dass er Ressourcen hat und auch, dass er aufgrund dieser Ressourcen positive Affekte spüren kann, reicht in gar keiner Weise therapeutisch aus. Denn dies stärkt zwar die Ressourcen des Klienten, aber es hemmt in gar keiner Weise die negativen, affektiven Schemata! Tut der Therapeut dies trotzdem, dann baut er nur ein „Doppeltes Überzeugungssystem" beim Klienten auf: Denn dann hat der Klient sowohl (therapeutisch gestärkte) positive Schemata *als auch* alte, negative Schemata; und damit allein hat der Klient noch nicht wirklich viel gewonnen!

> *Um aber ein negatives Schema aktiv zu hemmen und dann ein positives Schema deutlich stärker zu machen als das alte negative, ist es erforderlich, positive und negative Prozesse gleichzeitig zu aktivieren und so gewissermaßen „miteinander kommunizieren zu lassen"!*

Der Supervisor kann, um eine Basis für die Aktivierung positiver Schemata zu bauen, dem Klient-Therapeuten (vor dieser Übung) verschiedene Aspekte sehr deutlich (auch affektiv deutlich) machen:

- Er kann mit dem Klient-Therapeuten z.B. Situationen herausarbeiten, in denen der Klient Erfolg hatte, positives Feedback erhalten hat, auf seine Leistung stolz war und sich gut gefühlt hat.
- Der Supervisor kann dem Klient-Therapeuten deutlich machen, dass er als Kind zwar hilflos war und dass das Schema deshalb verständlich ist; dass der Klient nun aber erwachsen ist und in gar keiner Weise mehr hilflos ist. Er kann deutlich machen, dass der Klient heute Stärken hat; dass er mit negativen Zuständen klarkommen kann; dass er Bedrohungen begegnen kann und dass er seine Stärke auch spüren kann.
- Der Supervisor kann dem Klient-Therapeuten deutlich machen, dass der Klient heute sehr viel „Impact" auf seine Umgebung hat; dass er Menschen und Situationen beeinflussen kann; dass er sich Gehör verschaffen kann.
- Der Supervisor kann dem Klient-Therapeuten deutlich machen, dass der Klient als Person in Ordnung ist, dass er wertvoll, liebenswert und akzeptabel ist, dass er nichts mehr beweisen muss, usw.

Der Klient auf der Therapeutenposition soll durch all diese Instruktionen des Supervisors somit in die Lage versetzt werden, *seine Stärke zu spüren, zu spüren, dass er Wirkungen auf die Realität hat,* dass er in Ordnung ist, dass er wichtig ist, usw.

Hat der Klient z.B. auf der Klienten-Position die Annahme geäußert „Wenn man ein Versager ist, dann ist man wertlos." und der Klient *fühlt* sich nun auch wertlos (mit Affekten wie Leere, Unzufriedenheit, Alleinsein und Emotionen wie Traurigkeit), dann fordert ihn der Therapeut auf, die Position zu wechseln und nun versucht er als Supervisor sehr aktiv und direktiv, den Klienten in den Zustand eines positiven Gegen-Affektes zu versetzen. Dies kann er z.B. tun, indem er dem Klient-Therapeuten sagt:

- „Sie sind jetzt wieder Ihr eigener Therapeut und Sie sind völlig anderer Ansicht als Ihr Klient."
- „Der Klient fühlt sich wertlos, aber Sie wollen ihn davon überzeugen, dass das Unsinn ist."
- „Sie wollen dem Klienten deutlich machen, dass er ein wertvoller Mensch ist."
- „Das können Sie ihm aber nur dann wirklich deutlich machen, wenn Sie es selber glauben; nur dann wird Ihr Klient es *Ihnen* glauben."
- „Also ist es wichtig, dass Sie sich jetzt klarmachen, dass der Klient ein wertvoller Mensch ist."

Ein wirksames Vorgehen kann auch darin bestehen, dass der KT zunächst dem Supervisor seine neue Annahme erzählt (z.B. was ihn wertvoll macht). Dieses Vorgehen führt wahrscheinlich zu einer Aktivierung des Selbstsystems (Martens & Kuhl, 2005), was es wahrscheinlicher macht, Gedächtnisbestände zu aktivieren, die mit positiven Affekten verbunden sind. Die Kommunikation mit dem Supervisor stellt hierbei einen geschützten Rahmen dar, weil es sich um eine vertrauensvolle Beziehung handelt. Eine solche Beziehung ist nach Martens & Kuhl, 2005) am besten geeignet, das Selbstsystem zu aktivieren.

Der Klient-Therapeut zählt z.B. Aspekte auf, z.B. dass der Klient gut Konversation machen kann. Daraufhin sagt der Supervisor:

- „Nun stellen Sie sich mal möglichst plastisch eine Szene vor, in der der Klient Konversation macht."
  Pause
- „Stellen Sie sich vor, wie gut der Klient das macht, wie gut es ihm gelingt, wie gut ihm andere zuhören."
  Pause
- „Stellen Sie sich vor, wie gut das tut, spüren Sie richtig, wie gut das tut; spüren Sie, wie Sie es genießen, wie stolz Sie sind, dass Sie es können, versetzen Sie sich in den Klienten hinein!"
  Pause
- „Können Sie das spüren?"

Falls nein, setzt der Supervisor diese Art der Instruktion fort. Zusätzlich kann er den Klienten instruieren, in seinen Körper hineinzuspüren. Dies stellt nach Martens und Kuhl (2005) ebenfalls eine sehr wirksame Methode der Selbstaktivierung dar. Hierüber wiederum wird es dem Klienten erleichtert, den affektiven Gehalt von positiven Situation wirklich zu spüren. Wenn der Klient dann die positiven Gefühle spüren kann, fährt der Therapeut fort:

- „Versuchen Sie mal, ganz genau zu spüren, wie sich das anfühlt."
  Pause
- „Spüren Sie ganz genau, wie es sich anfühlt: Spüren Sie das Wohlbehagen, die Stärke, die Faszination."
  Pause
- „Und jetzt sagen Sie dem Klienten mal in aller Deutlichkeit, was er kann und sagen Sie es ihm so, dass er auch diese Gefühle spüren kann!"

Diese Übung ist schwierig: In der Regel setzt sie voraus, dass Supervisor und Klient-Therapeut schon gute, also vom Klienten in Phase 3 akzeptierte, Gegen-Kognitionen entwickelt haben, die man hier als Ausgangspunkt für die Evokation von Affekten benutzen kann: Denn Affekte entstehen am Besten aus der möglichst konkreten und plastischen Vorstellung von Situationen!

9 Arbeitsschwerpunkt Motivierung

9.1 Zur Bedeutung der Motivierung

Wie oben schon ausgeführt, spielt die Motivierung des Klienten, sich aktiv mit seinen dysfunktionalen Schemata auseinanderzusetzen und aktiv gegen sie anzugehen, im Therapieprozess eine entscheidende Rolle. Der Klient muss eine Veränderung *wollen*, er muss sich dazu *entschließen*, den „Kampf" gegen die Schemata aufzunehmen, ansonsten wird er es nicht schaffen, sie affektiv zu bearbeiten.

Daher gelten hier zwei Regeln:
1. Klienten sollten schon eine deutliche Änderungsmotivation ins EPR mitbringen, denn ansonsten werden sie schon im EPR nicht konstruktiv genug mitarbeiten.
2. Die Ausgangsmotivation des Klienten reicht in den meisten Fällen aber nicht aus, um sich intensiv mit dysfunktionalen Schemata auseinanderzusetzen. Die Motivation muss in aller Regel noch deutlich durch den Therapeuten erhöht werden!

Denn man muss sehen, dass es eine Reihe von Gründen gibt, die den Klienten davon abhalten können, sich wirklich entschlossen mit seinen Schemata auseinanderzusetzen:

1. Dysfunktionale Schemata sind inhaltlich für den Klienten unangenehm (z.B. „Ich bin ein Versager.") und widersprechen seinem Ideal-Selbst. Dadurch ist es für den Klienten aversiv, sich ihnen zu stellen. Außerdem enthalten die Schemata affektive Anteile, deren Aktivierung *zu negativen Affekten* führen. Diese erzeugen jedoch *aversive Zustände*, die der Klient zu vermeiden sucht.
2. Schemata erscheinen dem Klienten zwingend und wahr: Aufgrund der Lernerfahrungen in der Biographie halten die Klienten die dysfunktionalen Schemata für zutreffend, subjektiv hoch überzeugend und absolut wahr. Dagegen anzugehen bedeutet, etwas „Wahres", „Gültiges" in Frage zu stellen und das erscheint vielen Klienten wie eine Art „Sakrileg": Sie funktionieren nach dem Motto: „Du sollst Deine Schemata nicht in Frage stellen."
3. Ein Hinterfragen von Schemata erzeugt immer zuerst einen Zustand von Verunsicherung, da in aller Regel nicht sofort ein neues, überzeugendes und tragfähiges Schema existiert. Klienten demontieren in aller Regel eine Annahme, ohne dass sie dazu schon eine Alternative hätten. Dies erzeugt einen Zustand von Orientierungslosigkeit, der stark verunsichernd wirkt und der dadurch einen (mehr oder weniger starken) aversiven Zustand erzeugt.

Der alte Zustand war zwar nicht gut, aber bekannt und verleiht damit Sicherheit. Der neue Zustand ist dagegen zuerst mal unsicher und verleiht keinen Halt.

4. Schemata sind hoch automatisiert und deshalb (extrem) hartnäckig: Selbst wenn ein Klient bereits erkannt hat, dass ein Schema „Blödsinn" ist, wird das Schema in kritischen Situationen noch eine ganze Zeit lang aktiviert und übernimmt immer wieder die Kontrolle. Klienten müssen, um die Schemata zu hemmen, lange aktiv dagegen angehen und sich immer wieder Frustrationen stellen, wenn das Schema erneut „zuschlägt".

Damit wird aber klar: Die Gründe, sich nicht mit dysfunktionalen Schemata auseinanderzusetzen, nicht aktiv gegen Schemata anzugehen und sich nicht der Mühe der Veränderung zu unterziehen, sind vielfältig und gewaltig. Klienten werden also nur dann diese Schemata in ausreichendem Maße, ausreichend heftig und ausreichend lange bearbeiten, *wenn sie dazu stark motiviert sind*. Und das sind sie oft nicht: Sie wollen zwar das Problem weghaben, vermeiden dann aber im entscheidenden Moment die richtige Auseinandersetzung.

> Daraus folgt jedoch: Ein Therapeut, der dysfunktionale Schemata bearbeiten will oder besser, der will, dass der Klient dysfunktionale Schemata bearbeitet, *der muss beim Klienten für die nötige Motivation sorgen! Damit ist die Motivierung des Klienten ein primäres und durchweg zentrales Anliegen des Therapeuten im Therapieprozess!*

9.2 Was Motivierung bedeutet

Den Klienten zu motivieren, sich mit seinen Schemata konstruktiv auseinanderzusetzen, bedeutet, ihn dazu zu bringen, sich dazu zu *entschließen*, d.h. „den Rubikon zu überschreiten": Also nicht zu denken „ich könnte mich mal mit meinen Schemata auseinandersetzen", *sondern zu denken und zu fühlen: „Ich will meine Schemata knacken!"*

Als Therapeut möchte ich erreichen, dass der Klient
- entschlossen ist, gegen seine Schemata anzugehen,
- entschlossen ist, sich auf keinen Fall von seinen Schemata determinieren zu lassen,
- entschlossen ist, sich von seinen Schemata *zu emanzipieren*,
- entschlossen ist, seine Schemata zu verändern,
- entschlossen ist, sehr viel Energie und Zeit in diesen Änderungsprozess zu investieren!

9.3 Strategien

1. Kosten salient machen

Die elementarste Strategie der Motivierung besteht darin, dem Klienten die Kosten deutlich vor Augen zu führen, solche Kosten salient zu machen, die für ihn aus den Schemata und aus den daraus resultierenden Handlungen folgen. Dies kann der Supervisor z.B. immer wieder mit dem Klient-Therapeuten herausarbeiten und es dem Klienten vor Augen führen.

Dabei wird dem Klienten deutlich gemacht,
- dass er Kosten hat,
- dass sein Schema X diese Kosten erzeugt,
- dass die Kosten hoch sind,
- dass er die Kosten nicht will und warum er die Kosten nicht will,
- dass er die Kosten reduzieren kann, wenn er das Schema bearbeitet.

2. Gewinne salient machen

Wichtig ist es aber auch, dass dem Klienten deutlich wird, dass er nicht nur C- reduzieren kann (Kosten senken), wenn er Schemata verändert, sondern auch ein C+ erreichen kann: Dem Klienten sollte deutlich werden,
- was sich alles ändern kann und wird, wenn er sein Denken, Fühlen und Handeln ändern kann,
- welche positiven Zustände er erreichen kann, welche Freiheiten er gewinnen kann,
- was es bedeuten kann, nicht mehr unter der Knechtschaft des Schemas zu stehen.

Gerade positive Anreize führen zu stabileren Motivationen als Vermeidungsziele: Es ist wichtig, dass der Klient erkennt, dass sich seine Lebensqualität deutlich erhöhen lässt, wenn er es schafft, dysfunktionale Schemata zu verändern.

9.4 Aufhetzen gegen Schemata

Eine Strategie, die nach unserer Erfahrung besonders effektiv ist, nennen wir „Aufhetzen des Klienten gegen dysfunktionale Schemata". Diese Technik ist im Grunde eine Kombination aus Motivierungs- und affektiver Therapie-Strategie. Dabei bringt der Supervisor den Klient-Therapeuten dazu, den Klienten systematisch gegen das dysfunktionale Schema zu emotionalisieren.

Hilfreich ist es hier, wenn die eben beschriebene biographische Schemaarbeit schon geleistet ist und der Klient schon genau weiß, wie und durch was das dysfunktionale Schema in seiner Biographie entstanden ist, und wenn der Klient sich schon über die Kosten des Schemas und die Gewinne einer Veränderung kognitiv klar ist. Denn dann geht es darum, den Klienten *zu emotionalisieren*, ihn deutlich *spüren* zu lassen, dass er „die Schnauze von seinem Schema gestrichen voll hat" und dass er es auf gar keinen Fall länger akzeptieren will und dass er sich von dem Schema auf keinen Fall länger sein Leben versauen lassen will! Der Sinn der Aktion liegt darin, dass der Klient einen sehr starken affektiv-emotionalen Gegenimpuls gegen sein Schema spürt, eine *sehr starke Tendenz, nun sehr aktiv gegen das Schema vorzugehen!*

Dazu kann der Supervisor z.B. den Klient-Therapeuten dazu bringen, dem Klienten Folgendes zu sagen:
- „Wie lange willst Du Dich noch von diesem Scheiß-Schema rumkommandieren lassen?"

- „Ich habe die Schnauze gestrichen voll davon, dass Du Dich von dem Schema rumschubsen lässt."
- „Das Schema stammt aus Deiner Biographie, es ist Müll, andere haben Dir den Scheiß eingeredet."
- „Du kannst Dich von diesem Mist befreien, Du kannst, verdammt noch mal, selbst bestimmen, wer Du bist, ob Du ok bist und was Du willst."
- „Du musst Dir nicht immer noch von Deinem Alten einreden lassen, Du seist ein Versager! Du bist, verdammt noch mal, kein Versager! Wehr Dich gegen diesen verdammten Scheißdreck!"
- „Geh gegen Dein Schema an! Mach ihm klar, dass Du stärker bist als dieses Scheiß-Schema! Hau dem Sack eins um die Ohren!"

Wie deutlich wird, geht es hier nicht um eine „kognitive Disputation", keineswegs um „mindfuck"; es geht auch nicht um einen vornehmen Dialog in Fachsprache. Vielmehr geht es darum, den Klienten äußerst stark gegen das Schema zu emotionalisieren, ihn gegen das Schema auch maximal zu stärken! Der Klient soll *denken und spüren*,

- dass er sich gegen das Schema auflehnen darf und kann,
- dass er stark genug ist, sich gegen das Schema aufzulehnen,
- dass er sich von dem Schema überhaupt nichts mehr gefallen lassen oder sagen lassen muss,
- dass er sich aktiv gegen das Schema wehren kann,
- dass er äußerst zuversichtlich sein kann, den Kampf gegen sein Schema auch zu gewinnen,
- dass er es schaffen wird, sich von seinem Schema zu emanzipieren.

„Aufhetzen" in diesem Sinne bedeutet auch, den Klienten gegen seine Schemata (*nicht gegen seine Person!!*) *wütend* zu machen. Diese Wut energetisiert den Klienten sehr stark und schafft eine starke Gegenkraft gegen die Schemata. (Allerdings hilft Wut meist noch nicht als „Gegenaffekt" gegen affektive Schemata. „Gegenaffekte" müssen deutlich auch „Gegen-Bedeutungen" zu den negativen Affekten implizieren, also „gewissermaßen zu den negativen Affekten passen"; dies tut Wut aber in der Regel nicht.)

10 Reihenfolge der Arbeitsschwerpunkte und Beendigung des Ein-Personen-Rollenspiels

10.1 Welcher Arbeitsschwerpunkt zu welcher Zeit

Wie gezeigt gibt es im EPR drei Arbeitschwerpunkte: kognitive Schemaaspekte, affektive Schemaaspekte und Motivierung.

Bei der Bearbeitung eines Schemas, das kein rein affektives Schema ist, sondern auch kognitive Anteile aufweist, wird in der Regel mit den kognitiven Schemaaspekten begonnen. Das heißt, die kognitive Disputation steht am Anfang im Vordergrund. Die ersten Durchläufe im ersten EPR im Rahmen einer Therapie dienen ohnehin ausschließlich dazu, dem Klienten die Technik beizubringen. Der Klient muss lernen, welche Aufgaben er auf welcher Position hat, er muss lernen sich zu distanzieren, usw. Gerade im ersten EPR sind die Klienten oft unsicher, da es eine für sie neue Methode ist. Deshalb ist es sehr wichtig, dass der Therapeut selber vom EPR als Technik überzeugt ist und es wie selbstverständlich einführt. Wenn er also die Entscheidung zum EPR getroffen hat, zieht er den dritten Stuhl heran (dieser steht am besten bereits im Therapieraum), sagt „Heute machen wir etwas neues. Setzen Sie sich mal bitte hier rüber." und erklärt dann direkt, was der Klient auf dem Therapeutenstuhl zu tun hat. Grundsätzlich geht der Therapeut demnach davon aus, dass der Klient mitmacht, da es sich um eine effektive Methode handelt, die dem Klienten hilft. Selbstverständlich kann der Klient Einspruch einlegen; Klienten werden zu nichts gezwungen. Aber der Experte für Veränderungen fragt nicht, ob der Klient es unter Umständen für eine gute Idee hält, eine indizierte Technik anzuwenden. Beim Arzt entscheidet auch nicht der Patient, welche Behandlung er für gut hält; er darf sich aber entscheiden, die Behandlung abzulehnen.

Also: Begonnen wird mit der Bearbeitung kognitiver Schemaanteile. Diese wird so lange fortgesetzt bis der Klient kognitiv vollständig überzeugt ist. Solange das Schema kognitiv noch nicht „demontiert" ist, fallen dem Klienten auf der Klientenposition immer wieder inhaltliche Gegenargumente ein. Irgendwann kommt im Prozess der Punkt, an dem der Klient inhaltlich bzw. rational davon überzeugt ist, dass sein Schema „Quatsch" ist, das Gefühl aber noch dagegen hält. Dies ist der Punkt, an dem die Bearbeitung der affektiven Schemaanteile mit allen beschriebenen Möglichkeiten beginnt. Allerdings darf sich der Therapeut nicht vorschnell damit zufrieden geben, wenn Klienten sagen, sie seien überzeugt. Hier ist es zuerst wichtig, den Klienten anzuregen, kritisch zu überprüfen und sich nicht überreden zu lassen. Dabei spielt auch die

Einschätzung des Therapeuten eine Rolle, ob die kognitiven Argumente hinreichend treffend waren, dass ein Überzeugtsein plausibel erscheint. Erst wenn sich rational keine neuen Aspekte ergeben, können kognitive Techniken in den Hintergrund treten.

Die Techniken zur Motivierung werden flexibel, an unterschiedlichen Stellen im Prozess der Schemabearbeitung eingesetzt. Manche Klienten benötigen relativ bald nachdem sie die Technik erlernt haben, Motivation, ihre Schemata überhaupt in Frage zu stellen. Andere benötigen am Übergang zur Bearbeitung affektiver Schemaanteile eine motivationale Unterstützung. Ein weiterer kritischer Punkt ist der, an dem die Klienten sich entscheiden müssen, ob sie nach der Schemabearbeitung beginnen, sich im Alltag entsprechend anders zu verhalten. Auch hier kann Motivierung notwendig sein.

Abbildung 10 gibt einen Überblick über den Einsatz von kognitiven, motivationalen und affektiven Strategien über den Verlauf des EPR.

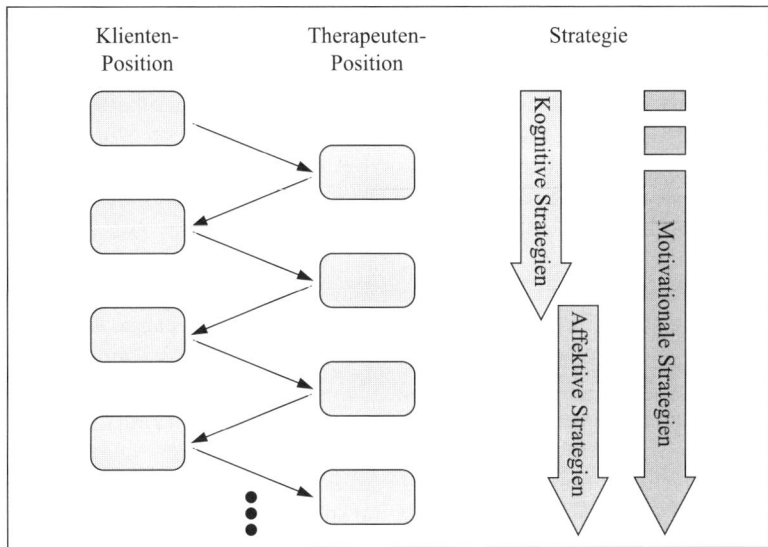

Abbildung 10: Einsatz der drei Arbeitsschwerpunkte im Verlauf des EPR

10.2 Beendigung des EPR in der Sitzung und im Therapieverlauf

Der folgende Abschnitt beschäftigt sich mit der Frage, wann und wie das Ein-Personen-Rollenspiel (EPR) im Therapieprozess abgeschlossen werden sollte. Dabei soll zum einen darauf eingegangen werden, wie das EPR im Rahmen einer einzelnen Therapiesitzung beendet werden sollte, aber auch, welche Kriterien für einen Abschluss des EPR im gesamten Therapieverlauf ausschlaggebend sind.

Zunächst ist entscheidend, dass nicht davon ausgegangen wird, dass das EPR mit einer Therapiestunde abgeschlossen werden kann. Für die Veränderung eines früh erworbenen und lange bestehenden, hartnäckigen Schemas ist in der Regel ein längerer Prozess notwendig, also die Durchführung mehrerer EPRs über mehrere Therapiestunden hinweg. Hierbei kann es auch zu Wiederholungen kommen, da über die Woche Argumente vergessen bzw. vom Schema ausgeblendet werden oder aufgrund erneuter Schemaaktivierung und schemakonsistenter Erfahrungen an Überzeugungskraft verlieren.

Der Abschluss eines EPR am Ende einer Therapiestunde ist daher in der Regel eine „Zwischenstufe", d.h. dem Klienten sollte verdeutlicht werden, dass an dieser Stelle in der nächsten Stunde wieder angesetzt wird, um den bislang erreichten Veränderungsprozess weiter zu vertiefen.

Da das EPR wie beschrieben aus „Dreiersequenzen" besteht, sollte es immer damit abschließen, dass der Klient auf dem „Klientenstuhl" sitzt und ein Argument prüft. Das heißt, der Klient geht aus der Klientenposition heraus „aus der Stunde", nicht als „sein eigener Therapeut". Es ist auch möglich, das EPR mit einem Klärungsprozess auf der Klientenposition abzuschließen, wenn zuletzt im EPR-Prozess eine weitere Klärung notwendig erschien.

Der Psychotherapeut entscheidet, wann das EPR beendet werden sollte. In erster Linie ist hierfür der Zeitfaktor entscheidend. Je nach Stabilität des Klienten sollte darauf geachtet werden, das EPR einige Minuten vor dem eigentlichen Stundenende abzuschließen, um gegebenenfalls noch eine kurze Reflexion über den Prozess anschließen zu können. Dies ist jedoch nicht immer notwendig: ist der Klient emotional stabil, bzw. verfügt er über eine gute eigene Emotionsregulation, kann der Therapeut auch entscheiden, den Klienten in einem „aktivierten", das heißt emotional involvierten Zustand aus der Stunde zu entlassen. Das erhöht die Chance, dass der Klient sich auch nach der Stunde noch mit den aktivierten Schemata und den Inhalten des EPR auseinandersetzt. Hat der Therapeut jedoch den Eindruck, dass der Klient durch das EPR sehr stark emotionalisiert ist und es als unangenehm oder angstbesetzt empfindet, in diesem Zustand die Therapie zu verlassen, ist es hilfreich und notwendig, noch einige Minuten Zeit zu haben, auf einer Meta-Ebene über das EPR zu reflektieren. In der Regel genügt dies, damit der Klient seine Emotionen und Affekte „runterregulieren" kann. (Beachte: bei Klienten mit gestörter Emotionsregulation sollte insgesamt sorgfältig geprüft werden, ob eine Schemaklärung und die Bearbeitung im EPR überhaupt indiziert ist!).

Im Rahmen einer Reflexion über das EPR sind z.B. folgende Fragen an den Klienten hilfreich: „Wie war das für Sie?", „Wie geht es Ihnen jetzt?", „Welche neuen Erkenntnisse haben Sie dazu gewonnen?", „Wie ging es Ihnen in der Rolle des eigenen Therapeuten?", u.ä.

Sehr hilfreich ist es auch, mit dem Klienten noch mal den „jetzigen Stand" herauszuarbeiten, das kann z. B. heißen, einen durch das EPR modifizierten Schemainhalt noch mal zu verdeutlichen, indem man diesen aufschreibt oder sich ein im EPR entstandenes inneres Bild noch einmal ins Gedächtnis ruft.

Insgesamt ist unsere Erfahrung allerdings, dass Therapeuten – und das gilt für Klärungs- und Veränderungsprozesse – aufgrund eigener Überzeugungen dazu neigen, Schemaaktivierung am Ende der Sitzung „wegzumachen". Sie denken, dass eine Sitzung rund sein muss, was oft einen positiven Abschluss mit guten Gefühlen impliziert. Selbstverständlich schicken wir unsere Klienten nicht in völlig desolatem Zustand aus der Sitzung. Aber ein in der Sitzung aktiviertes Schema, das mit negativen Gefühlen einhergeht, als Therapeut gezielt abzuschalten, indem man „noch mal was Positives sagt" o.ä., einfach damit sich der Klient nicht schlecht fühlt, untergräbt wichtige Prozesse, die zwischen den Sitzungen stattfinden. Deshalb geben wir unseren Klienten an solchen Stellen eher die „Hausaufgabe": „Lassen Sie es noch ein bisschen nachwirken."

Wenn es im EPR zu Veränderungsprozessen gekommen ist, und der Klient einen Schemainhalt kognitiver oder affektiver Art modifizieren konnte, wird außerdem empfohlen, dem Klienten diesbezüglich weitere „Hausaufgaben" aufzugeben. Diese können darin bestehen, dass der Klient sich bspw. eine neue Annahme oder einen neuen, positiven Affekt regelmäßig vor Augen führen soll. Der Klient kann angehalten werden, sich eine modifizierte Annahme in Schriftform täglich anzuschauen, sich diese „zu sagen" und dabei nachzuspüren, welche Affekte und Emotionen dies auslöst. Alternativ kann der Klient die neue Annahme einer Vertrauensperson erzählen oder einen Aufsatz darüber schreiben. Nach Martens und Kuhl (2005) ist beides geeignet, das Selbstsystem zu aktivieren und so eine neue Haltung (in diesem Fall die modifizierte Annahme) besser zu verankern.

Hat der Klient ein inneres, mit positiven Affekten behaftetes Bild entwickelt, das ein negatives affektives Schema hemmt, sollte der Klient angeleitet werden, sich dieses täglich vorzustellen und vor allem dem dazugehörigen Affekt nachzuspüren.

Oft legt ein im EPR modifizierter Schemainhalt auch ein verändertes Verhalten im Alltag nahe. Dies muss dem Klienten aber nicht zwingend klar sein. Daher kann es entscheidend sein, im EPR (oder nach dem EPR) zu reflektieren, welche Konsequenzen aus der Schemaveränderung resultieren. Hier sind wiederum verschiedene mögliche Ausgänge denkbar:

1. Dem Klienten sind die sich aus der Schemaveränderung ergebenden Konsequenzen für sein Erleben und Verhalten im Alltag überhaupt nicht klar. Therapeutische Konsequenz wäre dann, diese mit dem Klienten zu erarbeiten. Dies kann bei genügend vorhandener Zeit noch in derselben Stunde geschehen – oder in der darauf folgenden. Dem Klienten kann in diesem Fall auch die Hausaufgabe gegeben werden, sich genau hierüber Gedanken zu machen und mögliche Konsequenzen durchzuspielen und aufzuschreiben.
2. Dem Klienten sind die sich aus der Schemaveränderung ergebenden Konsequenzen für sein Erleben und Verhalten im Alltag klar und er ist hoch motiviert, diese Veränderungen im Alltag umzusetzen. Therapeutisch sollten dann mit dem Klienten Alltagssituationen vorweggenommen werden und detailliert besprochen werden, wie eine Umsetzung des veränderten Verhaltens konkret aussehen könnte. Herbei sollten auch Risiken und Barrieren besprochen werden, die einen „Rückfall" in „altes Verhalten" nahe legen könnten. Möglicherweise ergeben sich hieraus auch neue Ansätze für eine weitere Klärung. Hilfreich können hier auch, je nach Inhalt, verhaltenstherapeutische Übungsprogramme wie „Soziales Kompetenztraining" sein, wenn beispielsweise für ein neues, ungeübtes Verhalten die Kompetenzen noch nicht vorhanden sind.
3. Dem Klienten sind die sich aus der Schemaveränderung ergebenden Konsequenzen für sein Erleben und Verhalten im Alltag klar, aber innere Widerstände, Angst oder mangelnde Motivation sprechen dagegen, dass der Klient diese im Alltag

umsetzt. Therapeutisch legt dies eine weitere Klärung, bzw. eine Fortsetzung des EPR nahe.

Besonders für „kritische" Situationen, das heißt solche Situationen, die das „alte" dysfunktionale Schema auslösen, können mit dem Klienten konkrete Vorgehensweisen besprochen und trainiert werden, die die Auftretenswahrscheinlichkeit des alten Schemas hemmen und die Aktivierung des neuen, im EPR erarbeiteten Schemainhaltes ermöglichen.

Dieses Training im Alltag ist sehr entscheidend, da das „alte" Schema in der Regel hoch automatisiert ist und der Klient zumindest anfangs eine aktive Gegenregulation betreiben muss, um von diesem nicht erneut „überrollt" zu werden. Hier ist es auch wichtig, dem Klienten zu verdeutlichen, dass es „normal" ist, dass „das alte Schema wieder zuschlägt", um Frustrationen vorzubeugen. Nach einem erfolgreichen EPR kann es nämlich (ähnlich wie nach einer erfolgreichen Reizkonfrontation) zu euphorisierenden Gefühlen beim Klienten kommen und dem Eindruck, „das Problem jetzt gelöst zu haben". Dem Klienten sollte daher dringend verdeutlicht werden, dass es sich um einen „ersten wichtigen Schritt" handelt und die neuen Erkenntnisse jetzt im Alltag geprüft, trainiert und vertieft werden müssen (vgl. hierzu auch Kapitel 11).

Hier nochmal eine Übersicht, welche „Hausaufgaben" dem Klienten mitgegeben werden können:
- Eine neue Annahme täglich vor Augen führen und „einüben" (z.B. Annahme auf eine Karteikarte schreiben und in die Geldbörse stecken; sich in Ruhepausen diese Annahme vor Augen führen/sie sich laut vorlesen/in Gedanken wiederholen; auch vor und in kritischen Situationen).
- Einer vertrauten Person die neue Annahme erzählen und sie begründen.
- Einen Aufsatz über die neue Annahme schreiben und auch hier die Annahme begründen.
- Ein mit positiven Affekten beladenes im EPR aufgetretenes „inneres Bild" täglich vor Augen führen und in den Affekt „hinein spüren" (z.B. sich einen Ort suchen, an dem man nicht gestört wird und im Rahmen einer Imaginationsübung das innere Bild visualisieren).
- Verändertes Erleben und Verhalten trainieren (je nach Schemainhalt z.B. in Beziehungen oder beruflichen Kontext „nein sagen" üben; trainieren, auf eigene Bedürfnisse zu achten; Signale von Wichtigkeit oder Anerkennung etc. wahrnehmen; trainieren, alleine sein zu können, usw.).

Wenn der Therapeut Hausaufgaben aufgegeben hat, sollten diese unbedingt zu Beginn der nächsten Stunde nachbesprochen werden. Probleme bei der Durchführung können dann wiederum Möglichkeiten für einen Wiedereinstieg in eine Klärung bzw. das EPR sein.

Auf jeden Fall sollte aber ein einmal durchgeführtes EPR möglichst in der nächsten Stunde wiederholt, bzw. vertieft werden. Dem Klienten wird dadurch ermöglicht, gewonnene Erkenntnisse und Veränderungsprozesse weiter zu internalisieren. Außerdem ergeben sich bei einer Fortführung des EPR in der Regel weitere Vertiefungsprozesse, das heißt, es werden zum Beispiel „tiefere Ebenen" des Schemas deutlich. Häufig liegen gerade affektive Schemainhalte „tiefer" und kommen erst bei einer vertieften Bearbeitung zum Vorschein. Da gerade die Bearbeitung affektiver Schemainhalte deutlich positive Veränderungsprozesse beim Klienten bewirkt, ist es besonders wichtig, diese nicht zu „übersehen" (z.B. durch einen verfrühten Abbruch des EPR-Prozesses).

Als wichtiges Kriterium für die Beendigung des EPR bzgl. eines Schemas im Therapieprozess fungiert das Erleben und Verhalten des Klienten. Man kann sich fragen – bzw. mit dem Klienten besprechen, ob das alte Schema noch starke Durchschlagkraft im Alltag hat, oder ob es dem Klienten möglich ist, dieses durch funktionalere Schemainhalte zu hemmen; ob es dem Klienten gelingt, modifiziertes Erleben und Verhalten im Alltag zu praktizieren und ob sich seine Grundstimmung bzgl. des Schemainhaltes geändert hat.

Insgesamt gilt: besser zuviel EPR (und damit Wiederholungen) als zu wenig!

11 Hemmung alter Schemata, Transfer neuer Schemata in den Alltag und Vulnerabilität

11.1 Hemmung von Schemata

Theoretisch muss man wohl davon ausgehen, dass einmal erworbene Schemata nicht „gelöscht" werden, sondern im Therapieprozess nur „gehemmt" werden können (vgl. Grawe, 2004). Sie können so weit gehemmt werden, dass sie durch Situationen, durch die sie früher sehr schnell und sehr zuverlässig aktiviert wurden, so gut wie gar nicht mehr oder nur noch sehr viel schwächer aktiviert werden. Außerdem werden stattdessen alternative Schemata aktiviert, die zu anderen Verarbeitungsprozessen beim Klienten und damit zu anderem Denken, Fühlen und Handeln führen. Damit ist die Relevanz der alten, dysfunktionalen Schemata deutlich reduziert.

11.2 Training

Eine wesentliche Konsequenz der Hemmungsannahme ist, dass sich eine Hemmung dysfunktionaler Schemata langsam aufbaut; genauso baut sich eine leichte Aktivierbarkeit neuer funktionaler Schemata langsam auf. Und Hemmung und Aufbau geschehen nicht von selbst, *sondern erfordern ein hohes Ausmaß an Training*.

Zu Therapiebeginn ist das dysfunktionale Schema leicht aktivierbar: Es ist sehr gut trainiert und besitzt damit ein extrem hohes Aktivierungspotential; dagegen ist ein positives Schema, falls es überhaupt schon existiert, sehr schwach; das negative Schema ist stärker als das positive (siehe Abbildung 11).

Während der Therapie wird systematisch an der Hemmung des dysfunktionalen Schemas gearbeitet: Damit sinkt sein Aktivierungspotential langsam ab. Ein neues Schema wird aufgebaut oder ein schwaches, bereits existierendes Schema wird systematisch trainiert und baut damit langsam Aktivierungspotential auf. Man muss davon ausgehen, dass die Therapiezeit meist nicht ausreichen wird, um ein dysfunktionales Schema so weit zu hemmen, dass es „still" ist und wohl auch nicht ausreicht, ein funktionales Schema so weit zu stärken, dass es wirklich „dominant" wird. Sehr wahrscheinlich wird der Klient daher auch nach der Therapie (und schon während der Therapiephase) sehr aktiv *im Alltag trainieren* müssen.

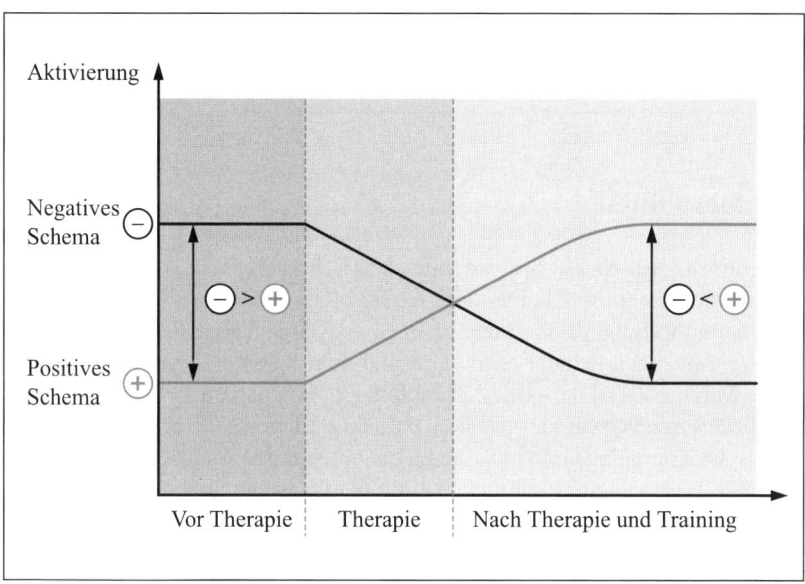

Abbildung 11: Verlauf der Aktivierungsstärke positiver und negativer Schemata

Er muss lange (wahrscheinlich ein halbes bis ein Jahr) immer wieder bewusst gegen das alte Schema angehen, es „bekämpfen", kontrollieren, disputieren und er muss aktiv und bewusst das neue Schema fördern, salient machen, sich dessen Inhalte deutlich machen usw. (vgl. hierzu auch Kapitel 10).

> *Das heißt, der Klient muss Schemata im Alltag trainieren! Er muss in Realsituationen gegen alte Schemata angehen und neue bewusst fördern und das eine ganze Zeit lang!*

Damit wird erneut deutlich, wie wichtig eine hohe Motivation des Klienten ist.

Irgendwann hat sich die Situation dann weitgehend stabilisiert, sodass dann das neue Schema deutlich leichter und schneller aktiviert wird, als das alte. Dann befindet sich der Klient in einem neuen Modus der *Selbstregulation*: Er wird durch alte Schemata nicht mehr behelligt und sein Denken, Fühlen und Handeln funktioniert automatisiert auf einem neuen Niveau. Entscheidend ist hier, dass das alte Schema den Zugang zu impliziten Motiven nicht mehr hemmt. Der Klient hat wieder Zugang zu seinen affektiven Präferenzen. Diese machen ihm wieder deutlich, was er möchte und was nicht. Die Verfolgung dieser Bedürfnisse führt – falls sie erfolgreich ist – zu erhöhtem Wohlbefinden und insgesamt einem deutlich stabileren Zustand (z.B. Brunstein et al., 1998; Baumann, Kaschel & Kuhl, 2005; Kuhl, 2001).

Wichtig in diesem Zusammenhang ist aber Folgendes:

> *Den Zustand einer neuen, funktionalen Selbstregulation kann der Klient nur erreichen, wenn er durch eine Phase der „Selbstkontrolle", der aktiven Auseinandersetzung mit dem Schema, hindurch geht!*

11.3 Vulnerabilität

Eine weitere Konsequenz aus der Tatsache, dass Schemata nicht gelöscht, sondern nur gehemmt werden, ist, dass Klienten *vulnerabel* bleiben: Denn es kann durchaus sein, dass ein gehemmtes Schema unter ungünstigen Umständen wie z.B. massive emotionale Belastung, Stress u.a. wieder aktiv wird und dem Klienten erneut Schwierigkeiten bereitet (LeDoux, 2001). Dies ist kein Rückfall. Der Klient kann, *wenn er darauf therapeutisch vorbereitet ist*, sich klar machen, dass dies ein normaler Fall ist, der weder bedeutet, dass die Therapie sinnlos war, noch bedeutet, dass er nun seinem Schema wieder ausgeliefert ist; vielmehr kann der Klient die gelernten Techniken erneut anwenden, um die Schemata wieder unter Kontrolle zu bekommen und das funktionale Schema wieder zu stärken. Dies gelingt dann auch in relativ kurzer Zeit wieder. Deutlich wird aber:
- Die Hemmung dysfunktionaler Schemata bedeutet nicht, dass der Klient „geheilt" ist.
- Der Klient bleibt zeitlebens vulnerabel.
- Damit muss der Klient schon während der Therapie auf diese Situation und ihren Umgang vorbereitet werden!

12 Andere oder weiterführende erlebnisorientierte, kognitive oder verhaltenstherapeutische Techniken

Insgesamt befürworten wir eine Integration anderer therapeutischer Techniken in den Rahmen der KOP bzw. des EPR. Allerdings sollte man u.E. darauf achten, dass man den Rahmen des EPR und der einzelnen Therapiephasen der KOP insgesamt beibehält, schon allein um den Klienten nicht durch eine Vielzahl von Einzelinterventionen zu verwirren und so eine möglichst hohe Transparenz zu schaffen.

In der Regel bieten die beschriebenen kognitiven, affektiven und motivationalen Techniken im Rahmen des EPR genügend therapeutische Möglichkeiten, das dysfunktionale Schema des Klienten zu modifizieren. Es muss jedoch im Einzelfall überprüft werden, ob darüber hinaus andere oder weiterführende therapeutische Standardtechniken indiziert sind.

Hier sind verschiedene Fälle zu unterscheiden:

1. Weiterführende therapeutische Maßnahmen sind in der Regel dann indiziert, wenn es darum geht, neu Gelerntes in den Alltag umzusetzen (Transfer). Hierfür sind insbesondere verhaltenstherapeutische Standardmethoden indiziert, wie bspw. Reizkonfrontation oder Soziales Kompetenztraining.
2. Darüber hinaus kann es aber auch im Verlauf des EPR zu Situationen kommen, die die Anwendung einer anderen Technik erfordern. Dies kann je nach Entscheidung des Therapeuten im Rahmen des EPR geschehen, oder aber einen (zeitweiligen) Ausstieg aus dem EPR erfordern.
3. Als dritte Alternative kann der Therapeut auch – je nach Situation und Indikation – entscheiden, das EPR zunächst zu einem Ende zu bringen, entweder in dieser Therapiestunde – oder im Verlauf der nächsten Sitzung(en), und dann im weiteren Therapieverlauf eine weiterführende therapeutische Maßnahme anzuwenden.

Beispielhaft sollen nun einige andere bzw. weiterführende therapeutische Techniken kurz dargestellt werden, die u.E. gut zum Konzept der KOP bzw. des EPR passen und integriert werden können.

1. Eine wichtige Aufgabe im EPR ist es, dass der Klient positive Gegenaffekte entwickelt und diese auch wahrnehmen und „fühlen" kann. Sollte der Klient Schwierigkeiten haben, diese Gegenaffekte wahrzunehmen, können Techniken angewendet werden, die dem Klienten dabei helfen sollen, alternative positive Affekte besser spüren und erleben zu können. Die Aktivierung der negativen affektiven Schemainhalte sollte hingegen sinnvollerweise natürlich bereits vor Beginn des EPR

im Rahmen der Klärungsorientierten Psychotherapie (Sachse, 2003) geschehen, da dies für den Einstieg ins EPR eine notwendige Voraussetzung darstellt. Dennoch kann es auch im Verlauf des EPR notwendig sein, eine Aktivierung negativer Affekte weiter zu fokussieren, beispielsweise damit das Schema „aktiviert bleibt". Sowohl in Bezug auf die vom Klienten negativ erlebten affektiven Schemainhalte als auch die zu erarbeitenden positiven Gegenaffekte kann man neben dem grundlegenden klärungsorientierten Vorgehen weitere Techniken zur besseren Affektwahrnehmung integrieren. Wenn es um die Aktivierung des zu verändernden dysfunktionalen Schemas geht, sollte der Klient hierfür sinnvollerweise auf der Klientenposition sitzen. Geht es hingegen um die Aktivierung funktionaler, also neuer adaptiver Affekte bzgl. eines neu erarbeiteten Schemainhaltes, so kann dies zunächst „auf dem Therapeutenstuhl" erfolgen, der Klient sollte aber anschließend angeleitet werden, diese funktionalen und i.d.R. als positiv erlebten Affekte auch in der Klientenposition spüren und erleben zu können. Bei Lammers (2007) finden sich bspw. eine Reihe von Techniken zur besseren Affektwahrnehmung, von denen einige hier kurz umrissen werden sollen. (Vertiefte Ausführungen u.a. zur besseren Emotionswahrnehmung finden sich aber bspw. auch bei Greenberg (2006) im Rahmen der „Emotionsfokussierten Therapie").

a. Der Prozess der emotionalen Involviertheit kann mithilfe *imaginativer Techniken* weiter verstärkt werden, bei denen der Klient angeleitet wird, sich eine Schlüsselsituation möglichst plastisch vorzustellen. Im Rahmen einer Imaginationsübung kann der Klient dabei vom Therapeuten angeleitet werden, sich zunächst die Situation und dann das eigene Erleben möglichst mit allen Sinnen intensiv vorzustellen und dieses nachzuempfinden. Hierfür ist eine entspannte Sitzhaltung hilfreich und der Klient kann angeleitet werden, die Augen während der Übung geschlossen zu halten.

b. Es können auch *Hilfsmittel* eingesetzt werden, um den Aktivierungsprozess zu beschleunigen, bspw. bieten sich hier Fotos oder andere Erinnerungsstücke des Klienten an.

c. Des Weiteren können *Rollenspiel*e eingesetzt werden, bei denen Realsituationen simuliert werden, um ein Erleben des Klienten zu fokussieren. Hierbei kann bspw. der Therapeut die Rolle einer relevanten Bezugsperson einnehmen oder der Klient kann sich diese auf dem leeren Stuhl vor sich vorstellen. Hierbei sollte das EPR deutlich sichtbar unterbrochen werden, damit es beim Klienten nicht zu Rollenkonfusionen kommt. Der Fokus und das Ziel der Techniken sollte dem Klienten insgesamt immer transparent und verständlich gemacht werden.

Sollte der Klient z.B. aufgrund von Metabewertungen oder sekundären Emotionen, die Wahrnehmung von Affekten blockieren, so kann es sinnvoll sein, den Klienten mithilfe von *radikaler Akzeptanz* (Linehan 1996) dazu zu ermutigen, sämtliche Gefühle wertfrei wahrzunehmen und zu akzeptieren. Hierfür bieten sich bspw. *Achtsamkeitsübungen* und die Vermittlung radikaler Akzeptanz durch den Therapeuten an. Übungen der Achtsamkeit können dabei zum Beispiel bedeuten, zunächst zu lernen, mit den einzelnen Sinnen achtsam die Umgebung wahrzunehmen. In einem weiteren Schritt kann der Klient dann lernen, seine eigenen Emotionen wahrzunehmen „wie sie sind", ohne diese zu bewerten oder zu vermeiden. Weitere Ausführungen zum Thema Achtsamkeit in der Psychotherapie sowohl als allgemeines Prinzip bzw. Haltung des Therapeuten als auch in Bezug auf die Therapie einzelner Störungsbilder finden sich bei Heidenreich und Michalak (2004).

2. Geht es beim Problem des Klienten vorwiegend um einen Entscheidungskonflikt oder zeigt sich dieser im Rahmen des EPR, so lassen sich v.a. zwei therapeutische Standardmethoden finden, mit denen man in diesem Fall arbeiten kann.

   a. Die erste Möglichkeit ist es, mit einem *Vier-Felder-Schema* zu arbeiten. Dabei werden *die Möglichkeiten,* die zur Verfügung stehen notiert und im weiteren Verlauf für jede der Möglichkeiten alle Vor- und Nachteile, die sich bei einer Entscheidung für eine der Möglichkeiten für den Klienten kurz- und langfristig ergeben würden, gesammelt. Anschließend sollte der Therapeut einen Klärungsprozess anregen, bei dem jeder einzelne aufgelistete Punkt detailliert durchgesprochen und in seiner Konsequenz für den Klienten weiter geklärt wird. Hierdurch wird der Klient angeregt, eine funktionale Entscheidung zu fällen, oder aber es ergeben sich neue zu bearbeitende Schemainhalte für das EPR.

   b. Eine zweite, erlebnisorientiertere Methode ist das *Rollenspiel*. Mithilfe einer Zwei-Stuhl-Technik kann der Klient angeleitet werden, zwei alternative Möglichkeiten auf je einem Stuhl zu vertreten und sie so gegenüber zu stellen und miteinander diskutieren zu lassen. Hierbei wird eine größere emotionale Beteiligung des Klienten ermöglicht, außerdem wird durch das konträre Erleben der zwei konfligierenden Anteile der Prozess in Richtung Notwendigkeit einer Entscheidungsfindung gedrängt. Auch hierbei ist es wichtig, zuvor aus dem EPR auszusteigen. Im Verlauf des Rollenspiels können wieder neue zu klärende und modifizierende Schemainhalte „auftauchen", mit denen man später im EPR weiter arbeiten kann.

3. Es kann (auch im Verlauf des EPR) vorkommen, dass der Klient diffuse Affekte oder Körperempfindungen wahrnimmt, die er nicht klar benennen kann. Bei einigen Klienten, die in der Regel einen guten Zugang zu innerem Erleben haben sollten, bietet sich hier im Rahmen von *Focusing* (Gendlin & Wiltschko, 2007; Sachse, 1985; Sachse & Fasbender, in Vorb.) an, den Klienten anzuleiten, auf diese diffusen Empfindungen zu fokussieren. Dies kann besonders hilfreich sein, um diese zu klären und eine sprachliche Kodierung zu finden. Wieder sollte man prüfen, ob man hierfür bewusst aus dem EPR aussteigen oder das *Focusing* in den Rahmen des EPR integrieren sollte. Da es sich um eine klar abgegrenzte Methode handelt, die außerdem Zeit in Anspruch nimmt, würden wir einen Ausstieg aus dem Rollenspiel empfehlen. Durch die sprachliche Kodierung ist anschließend wiederum eine weitere Bearbeitung im Rahmen des EPR möglich.

4. Ein Problem, dem unbedingt Beachtung geschenkt werden muss, ist die Schwierigkeit einer kleinen Gruppe von Klienten, Emotionen zu regulieren. Beispiele hierfür sind starke Wut, hohe emotionale Anspannungszustände, hohe Impulsivität oder dissoziative Zustände. Vor allem an letzteren kann eine Emotionsregulationsstörung erkannt werden, wie sie bspw. im Rahmen einer emotional-instabilen Persönlichkeitsstörung auftritt. Eine Emotionsregulationsstörung stellt eine Kon-

traindikation für alle therapeutischen Verfahren dar, die erlebnis- oder emotionsaktivierend sind. Hierzu gehören Klärungsprozesse aber auch das EPR. In einem solchen Fall sollten stattdessen dringend Techniken zur Emotionsregulation im Rahmen der Dialektisch-behavioralen Therapie nach Linehan (1996) vermittelt werden. Sollte es einem sonst stabilen Klienten dennoch im Rahmen des EPR, auch auf der Therapeutenposition, nicht möglich sein, Emotionen wieder herunter zu regulieren, so ist ggf. ein Ausstieg aus dem Ein-Personen-Rollenspiel indiziert. Der Therapeut kann dem Klienten erläutern, dass es zunächst wichtig ist, Techniken zu Emotionsregulation zu erlernen, bevor weiter an einer Schemamodifikation gearbeitet werden kann. Die Techniken nach Linehan (1996) sind hierbei durchaus auch für Klienten, die nicht unter einer Borderline-Störung leiden, angebracht. Dabei können dem Klienten bspw. Achtsamkeitsübungen, anspannungsreduzierende Techniken, Strategien zum Ärger-Management und zum Umgang mit emotionalen Krisen und ggf. Techniken zum Dissoziationsstop vermittelt werden. Für eine kurzfristige Unterbrechung starker Anspannungszustände oder Dissoziation bieten sich dabei Strategien an, die einen der fünf Sinne stark reizen, bspw. eine Chilischote kauen, Ammoniak riechen, sich kneifen, Eiswürfel über die Haut führen, Igelball kneten (für einen Überblick siehe Lammers, 2007). Unserer Erfahrung nach ist das EPR jedoch für Klienten mit Borderline Persönlichkeitsstörung, die Emotionsregulation bereits beherrschen, eine geeignete Methode zur Schemamodifikation.

5. Sollte darüber hinaus beim Klienten eine Krisensituation vorliegen, sollte der Therapeut selbstverständlich nicht am Standardvorgehen des EPR festhalten, sondern Strategien der Krisen- und Notfallbehandlung anwenden. Nach Linehan (1996) ist hierbei entscheidend, wie stark die vorliegende Intensität- bzw. Anspannungsmarke des emotionalen Erlebens des Klienten skaliert ist. Hohe Anspannungszustände erfordern dabei ein anderes Vorgehen als leichte Anspannungszustände. Notfallstrategien nach Linehan (1996) bei starker Anspannung sind unterteilt in Ablenkung, 5-Sinne-Achtsamkeit, Selbstberuhigung, Abwägen von Pro und Contra und Radikale Akzeptanz (Lammers, 2007). Darüber hinaus ist es selbstverständlich wichtig, die Suizidalität des Klienten abzuklären und einzuschätzen und ggf. Strategien zum Umgang mit Suizidalität (Notfallplan, kognitive Techniken, etc.) anzuwenden. Bei akuter Suizidalität muss selbstredend möglicherweise schnell gehandelt und ggf. eine Einweisung in die Psychiatrie eingeleitet werden.

13 Beispiele für das Ein-Personen-Rollenspiel im therapeutischen Kontext

13.1 Einleitung

Im Folgenden sollen kommentierte Transkripte von Ein-Personen-Rollenspielen dargestellt werden. An diesen soll das therapeutische Vorgehen unter „Realbedingungen" einer Psychotherapie veranschaulicht werden. Die Ein-Personen-Rollenspiele wurden von zwei der Autoren (R.S. und J.F.) als Therapeuten im Rahmen von Psychotherapien durchgeführt. Die Texte wurden etwas „geglättet", um die gesprochene Sprache ein wenig verständlicher zu machen, geben aber den Ablauf authentisch wieder.

13.2 Transkript eines Ein-Personen-Rollenspiels

13.2.1 Die Klientin

Die Klientin ist 32 Jahre alt, Diplom-Betriebswirtin und angestellt bei einem großen Betrieb. Sie kam wegen Partnerproblemen, psychosomatischen Beschwerden (insbesondere Migräne), Konzentrationsschwierigkeiten und Depressionen in die Therapie.

Die transkribierte Stunde ist die 18. Therapiestunde.
Therapeut: Rainer Sachse

13.2.2 Das Transkript

TH1: Woran möchten Sie heute arbeiten?
K1: Ja, ich habe mir nach der letzten Stunde noch viele Gedanken gemacht. Mir ist noch mal klar geworden, was mich immer wieder beschäftigt. Und zwar hab ich immer große Angst, was falsch zu machen, Fehler zu machen, weil ich denke – also im Grunde dieselbe Schleife – weil ich denke, dass ich dann sozusagen die Erwartungen nicht erfülle und dann uninteressant werde.
TH2: Haben Sie eine Idee, worauf sich das genau bezieht? Fehler machen oder worüber ist das genau definiert?
K2: Also, dass ich im Grunde immer Angst habe, dass ich da was falsch mache oder nicht 100 % gut hinkriege und dann halt denke: „Oje, oje, ich erfüll die Erwartungen nicht, oder ich erfüll das Bild nicht, was eigentlich andere von mir haben."

TH3: Und was genau ist die Konsequenz daraus? Was befürchten Sie? Jetzt auch nicht rational, sondern einfach nur vom Gefühl her.

K3: Also emotional befürchte ich dann, dass andere so was denken wie „ach guck mal, die ist ja gar nicht so gut, wie wir dachten", dass die im Grunde so denken, dass ist ja irgendwie nicht so toll und sich dann irgendwie abwenden und kein Interesse mehr an mir haben.

TH4: Das sind eigentlich zwei Folgen: Die erste Folge ist, die ist gar nicht so gut, wie wir dachten, sozusagen eine Revision des Bildes, und die Konsequenz ist abwenden. Und Abwenden heißt was?

K4: Desinteresse.

TH5: Das heißt, Sie spielen keine Rolle mehr im Leben der anderen.

K5: Genau.

TH6: Sie sagten beim letzten Mal, in Ihrer Biographie gibt es dazu auch eine solche Geschichte. Mögen Sie noch mal genauer schauen? Was ist genau damals passiert? Wir haben ja schon gesehen, dass Sie so ein Schema haben von „Ich bin nicht wichtig.". Wir sollten mal sehen, wie hat es sich entwickelt.

K6: Ja. Also in Bezug auf dieses „Ich bin nicht wichtig." oder „Ich bin uninteressant."-Schema denk ich halt, dass das so entstanden ist – oder fühle das auch so – dass das bei uns in der Familie ja auch war. Ich hatte zwei jüngere Geschwister. Und die Tina, also das Mädchen, die war von Geburt an krank , und ich kann mich eigentlich immer dran erinnern, dass ich mich in der Zeit sehr alleine gefühlt habe, weil meine Eltern natürlich verständlicherweise ihre ganze Aufmerksamkeit im Grunde auf sie richten mussten. Und dann war ja auch noch Thomas, der jüngere Bruder da, der natürlich auch Aufmerksamkeit brauchte und ja, das hat sich dann irgendwie, glaub ich, so weiter gezogen, weil es später dann halt so war, dass ich eigentlich immer diejenige war, die „gut funktioniert hat" und Thomas halt immer so das Problemkind war, also nicht so gut in der Schule war usw. Ich hatte schon so den Eindruck, meine Eltern haben so nicht das Interesse, richten nicht so ihre Aufmerksamkeit auf mich und hab mich oft allein gefühlt. Und es war dann noch so, ich könnt mir halt vorstellen, dadurch ist das vielleicht mit diesen Fehler machen zustande gekommen, dass ich halt, wenn ich Aufmerksamkeit bekommen habe, dann glaub ich meist für gute Leistung. Also wenn ich dann gute Zensuren nach Hause gebracht habe, was halt häufig war, aber dann kam halt mal so eine Rückmeldung wie „Das ist ja super.", da wurde ich dann auch mal gedrückt und in den Arm genommen.

TH7: Also war das was, wofür Sie sozusagen Aufmerksamkeit kriegen konnten. Aber ansonsten war die Aufmerksamkeit eher anders verteilt – Ihr Bruder kriegte sie und Sie liefen sozusagen unter dem Etikett „pflegeleicht".

K7: Genau. Und ich weiß noch, wenn ich dann mal Fehler gemacht hab oder irgendwas nicht so gut lief, was nicht so häufig vorkam, aber wenn, dann haben meine Eltern häufig so reagiert, dass die mich in mein Zimmer eingeschlossen haben. Und ich dann halt ...

TH8: ... also Sie ausgegrenzt wurden.

K8: Ja.

TH9: Wie war das für Sie?

K9: Das war total schrecklich. Also weil ich dann einmal irgendwie einfach die Unterstützung vermisst hab, ich das außerdem ungerecht fand, also ich fand dieses eingesperrt sein total schrecklich, da dann so fest zu hängen und ich hab mich natürlich sehr alleine gefühlt.

TH10: ... alleine gefühlt ...

K10: Und auch ein bisschen so ausgeliefert irgendwie, also dass ich da gar nichts machen kann.

TH11: Ich würde gern noch mal gucken, was ich immer wichtig finde nachzuvollziehen, ist, welche Schlussfolgerungen man aus Erfahrungen zieht, also was eigentlich in die Schemata eingetragen wurde. Das heißt also, eine Seite ist ja auch so ein Gefühl von allein sein, ausgeliefert sein, hilflos sein. Ist das so das, was auch Ihren Gefühlen entspricht?

K11: Ja. Auf jeden Fall. Und so dieses keine Unterstützung kriegen. Also wenn es mir mal schlecht geht und ich irgendwo Probleme habe, dann ist eh keiner da.

TH12: Und dieses Gefühl von „Wenn ich Fehler mache, passiert was..., dann werd ich fallen gelassen und ich werde auch ausgegrenzt und ich komm in so einen Zustand, wo ich mich unwohl fühle ... " Gut! Dann würde ich sagen, nehmen wir eine dieser Annahmen raus, an der Sie arbeiten möchten.

K12: Können wir eventuell das mit diesen Fehlern nehmen? Das fände ich, glaub ich, ganz gut.

TH13: Versuchen Sie es mal so zu formulieren, dass es für Sie stimmt. Sie können auch erst mal experimentieren, einfach zu gucken, wie man das formulieren kann, dass es emotional zündet und trifft.

K13: Ich weiß nicht so genau, was eher stimmt. Ob eher dieses stimmt „Wenn ich was falsch mache, ist kein Interesse mehr da und dann werde ich ausgegrenzt." oder „Wenn ich was falsch mache, dann hilft mir keiner, dann ist das eine Katastrophe und dann passiert irgendetwas Unvorhersehbares."

TH14: Stimmt beides?

K14: Ja.

TH15: Dann fangen Sie mit einem an!

K15: Dann nehmen wir das Erste. Also wenn ich Fehler mache, dann führt das dazu, dass andere das Interesse an mir verlieren und ich unwichtig werde.

(Einstieg ins EPR)

TH16/Sup: Ok. *(Therapeut steht auf und stellt einen Stuhl vor die Klientin.)* Wechseln Sie bitte mal den Stuhl. *(Klientin wechselt auf die Therapeuten-Position.)* Versuchen Sie mal, sich ein bisschen zu distanzieren von dem, was Ihre Klientin gesagt hat, Sie sind in der Therapeutenrolle und versuchen mal eine andere Perspektive einzunehmen, eine ganz andere Meinung zu haben. Und versuchen mal auf das zu schauen, was Ihre Klientin Ihnen gerade gesagt hat, versuchen mal, ob Sie irgendetwas finden, was ihr hilft. Was sie rausbringt aus der Annahme, egal was immer das sein mag. Und Ihre Klientin sagt „Wenn ich Fehler mache, verlieren andere das Interesse an mir, dann bin ich unwichtig."

K16/T: Also was mir jetzt so als erstes einfällt, dass impliziert ja im Grunde, dass andere nur Interesse an mir haben, wenn ich perfekt bin, wenn ich keine Fehler mache. Und das ist ja eigentlich totaler Blödsinn. Denk ich.

TH17/Sup: Was könnten Sie ihr klar machen? Also ich denke, wir sind uns einig, das ist Blödsinn. Es ist nicht zu erwarten, dass andere nur Interesse an ihr haben, wenn sie perfekt funktioniert und sie fallen lassen wie eine heiße Kartoffel, wenn sie mal einen Fehler macht. Kein Mensch wird aufgrund eines einzigen Fehlers beurteilt.

K17/T: Genau. Seh ich genauso.

TH18/Sup: Wie könnten Sie ihr das deutlich machen?

K18/T: Sie könnte ja mal z.B. überlegen, weshalb man noch Interesse an ihr haben könnte, außer an diesem Punkt.

TH19/Sup: Ja. Vielleicht könnten Sie das auch mal überlegen auf Ihrer Position und ihr deutlich machen, warum jemand Interesse an ihr haben könnte, außer wenn sie perfekt ist. Das ist ja die Frage, was hat sie anderen zu bieten? Warum könnte sie wichtig sein, außer perfekt zu sein? Was ist an ihr positiv, was könnten andere Leute an ihr schätzen? Verstehen Sie, das find ich aber eine ganz wichtige Frage. Ihr mal deutlich zu machen, sie muss sich das nicht verdienen. Und eigentlich hat sie viele Eigenschaften, die sie wichtig und wertvoll machen.

K19/T: Das ist aber schwierig.

TH20/Sup: Natürlich ist das schwierig. Aber Sie können das schaffen.

K20/T: Ja, also ich denke, dass sie erst mal ein Mensch ist, der sehr akzeptierend und wertschätzend auf Menschen zugeht. Der sehr verlässlich ist, also z.B. im Freundinnenkreis oder so, glaub ich, dass sie deswegen auch sehr geschätzt wird. Sehr geduldig ist ...

TH21/Sup: Ok. Wir schauen noch mehr, aber machen Sie das jetzt erst mal. Ich möchte, dass Sie ihr das mal deutlich machen, dass sie diese Eigenschaften hat und nicht nur, dass sie diese Eigenschaften hat, sondern dass sie wegen dieser Eigenschaften auch hochgradig geschätzt werden kann. Verstehen Sie, es reicht nicht, dass sie denkt, ich hab diese Eigenschaften, weil die Eigenschaften müssen ja auch was wert sein nach außen. Darum geht es ja. Verstehen Sie, das müssen Sie ihr verklickern! Erstens sie hat diese Eigenschaften, zweitens diese Eigenschaften machen sie als Person wichtig. Und denken Sie daran, sie ist skeptisch! Jemanden, der skeptisch ist, zu überzeugen, ist eine nicht ganz einfache Aufgabe ...

K21/T: Also schau mal: Du weißt ja im Grunde, dass Du sehr viele positive Eigenschaften hast, also insbesondere, gerade auch so im Freundinnenkreis, dass Du sehr geschätzt wirst, weil Du sehr verlässlich bist, sehr freundlich, sehr geduldig, sehr wertschätzend. Und ich bin der Meinung, dass das alles Eigenschaften sind, die Dich für Freundinnen und die Leute, die in Deinem Umfeld auch wichtig sind für Dich, dass das die Eigenschaften sind, die Dich zu einer für sie wichtigen Person machen. Das ist ja gar nicht einfach!

TH22/Sup: Nein, nein, das ist nicht einfach. Wenn's einfach wäre, müssten wir's nicht machen.

K22/T: Also, ich hab jetzt so den Impuls, das erst mal so als Frage zu formulieren.

TH23/Sup: Vergessen Sie den Impuls!

K23/T: Ok. Meine Überzeugung ist, und das denk ich wirklich mit vollem Herzen, dass das alles Eigenschaften sind, die Dich zu einem wichtigen und bedeutsamen Menschen machen. *(Klientin wechselt auf Klienten-Stuhl.)*

TH24: Dann schauen wir mal. Ja, wenn Sie in die Klientinnenrolle gehen und hören, was Ihre Therapeutin sagt, Sie haben positive Eigenschaften, viele positive Eigenschaften, die Sie zu einem wichtigen und bedeutsamen Menschen machen. Lassen Sie das mal auf sich wirken. Prüfen Sie das mal. Sie sind eine Skeptikerin, Sie müssen sich nicht belatschern lassen, sondern entweder es überzeugt Sie oder es überzeugt Sie nicht. Und wenn es Sie nicht überzeugt, schauen wir weiter. Mir ist ganz wichtig, dass Sie es wirklich prüfen. Wie ist das für Sie?

K24/K: Also, dass ich diese Eigenschaften habe, das denk ich schon.

TH25: Ja, das ist auch schwer zu leugnen. Klingt aber nach „aber" ...

K25/K: Ja ... mir ist das gefühlsmäßig noch nicht so ganz klar, dass ich deswegen für die wichtig bin und vor allem denke ich, dass genau diese Eigenschaften ja im Grunde auch viel damit zu tun haben, dass ich eben auch immer versuche, die Erwartungen der anderen ... also ...

TH26: Ja, ja, bleiben Sie mal auf der Spur, das ist schon ganz gut. Versuchen Sie mal weiter, was heißt das? Selbst wenn es so wäre, diese Eigenschaften veranlassen Sie auch möglicherweise dazu, die Erwartungen zu erfüllen, das könnte sein. Aber was bedeutet das? Selbst wenn es so wäre?

K26/K: Das Problem ist, dass ich halt denke, dass ich nicht deswegen für die wichtig bin, weil ich diese Eigenschaften habe, sondern ...

TH27: ... dass Sie letztlich wieder wichtig sind, weil Sie die Erwartungen erfüllen.

K27/K: Genau. Weil ich denke nämlich, wenn ich jetzt z.B. mal nicht nett wäre, obwohl ich's eigentlich bin, diese Eigenschaft hab, aber in bestimmten Situationen eben das mal nicht wäre. Also nicht verlässlich, oder mal nicht nett oder so, dass ich dann denken würde, dann wäre ich für die auch nicht mehr wichtig. *(Klientin wechselt, durch Handbewegung des Therapeuten aufgefordert, auf den Therapeuten-Stuhl.)*

TH28/Sup: Gut Therapeutin, Sie gehen wieder in die Therapeutenposition, haben eine ganz andere Ansicht. Was wir sehen, was uns nicht wirklich erstaunt, aber was man ja deutlich sieht, ist, dass die Klientin es geschafft hat, Ihre Argumente auszuhebeln. Das heißt, sie hat gesagt, es stimmt, ich bin supernett und freundlich aber letzten Endes schieß ich mir damit ins Knie, weil dann erfüll ich die Eigenschaften doch nur wegen der Erwartungen. Da haben wir jetzt ein Problem!

K28/T: Ja.

TH29/Sup: Aber das ist ja ganz interessant, ihre Schlussfolgerung heißt, die ist auch glaub ich relativ logisch, sie sagt: Wäre ich mal nicht nett, würde notwendigerweise die Katastrophe eintreten. Was würden Sie Ihrer Klientin sagen, denken Sie, das ist so?

K29/T: Nein.

TH30/Sup: Die Beziehungen sind derartig brüchig, hohl und leer, dass sie ...

K30/T: Nein, natürlich nicht! Ich mein, dass kann natürlich sein, dass mal dann jemand erst mal verwundert ist oder vielleicht auch enttäuscht oder auch mal sauer ...

TH31/Sup: Davon bin ich überzeugt. Weil der, der immer nett ist, wird erst mal Verwunderung auslösen.

K31/T: Aber das bedeutet ja nicht zwangsweise, dass sie dann nicht mehr wichtig für diese Personen ist.

TH32/Sup: Eben. Das heißt, dass ist eine wichtige Implikation. Eigentlich ist ja die Basis dieser Annahme, ich bin nur akzeptabel, solange ich nett bin und sollte das nicht so sein, bricht die Beziehung. Das heißt, die Beziehung ist ja eigentlich fragil.

K32/T: Na ja, dass denkt sie, glaub ich auch, also dass Beziehungen im Grunde relativ fragil sind und relativ unverlässlich.

TH33/Sup: Ja, ja ... das ist ein wichtiger Aspekt des Schemas. Beziehungen sind unverlässlich und jederzeit kündbar und können jederzeit an Kleinigkeiten zerbrechen. Dann sollten wir uns mit der Annahme aber mal auseinandersetzen. Was könnten wir ihr sagen für die Annahme, Beziehungen sind eigentlich völlig zerbrechlich und können an Kleinigkeiten im Prinzip schon scheitern? Einmal unfreundlich – Beziehung hin.

K33/T: Das ist Quatsch. Und wenn sie mal ein bisschen nachdenken würde, würde sie wahrscheinlich auch 100.000 Gegenbeweise ...

TH34/Sup: Dann wäre es schlau, Sie würden sie mal zum Nachdenken bringen!

K34/T: Ja. Also ich würde Dich mal bitten, da mal konkret drüber nachzudenken und Dir mal klar zu machen, dass in Deiner Biographie und auch im jetzigen Alltag es ganz viele Beweise gibt, die dagegen sprechen! Also, dass wenn mal eine Sache nicht so gut läuft oder so ... also dass Du im Grunde ganz viele stabile Beziehungen hast! ... Ich weiß genau, was sie sagt! (*Klientin wechselt auf den Klienten-Stuhl.*)

TH35: Dann hören wir uns mal an, was sie sagt! Klientin, was sagen Sie?

K35/K: Ja, das stimmt, dass ich stabile Beziehungen habe.

TH36: Ah! Ja, immerhin!!

K36/K: Ja, aber!

TH37: Ja gut, das „aber" hören wir uns an, aber was heißt das denn jetzt: Stabile Beziehungen? Was genau meinen Sie damit?

K37/K: Also, damit meine ich einfach, dass ich Freundschaften habe, die schon ganz lange bestehen, dass ich eine Beziehung habe, die stabil ist, dass die Beziehung zu meinen Eltern im Grunde auch stabil ist.

TH38: Aber ...

K38/K: Aber von meinem Gefühl her ist es so, dass es deswegen stabil ist, weil ich die Erwartungen erfülle.

TH39: Klar. Sicher. Das war zu erwarten! Ja sicher, ich meine, bestimmte Dinge kann man vorhersagen. Gut. Dann sagen Sie, ich habe stabile Beziehungen, aber nur, weil ich eigentlich mega lieb bin und nie die Schnauze aufmache. Wenn ich das wäre, würde alles den Bach runter gehen. So ungefähr?

K39/K: Ja. (*Klientin wechselt auf Therapeuten-Stuhl.*)

TH40/Sup: Ja, Therapeutin. Sie hebelt uns wieder aus und sagt: Klar hab ich stabile Beziehungen, aber das sind nur zeitstabile Beziehungen, nicht wirklich intern stabile Beziehungen. Also sind es nur scheinbar stabile Beziehungen, die sie stabil macht dadurch, dass sie sich immer anpasst.

K40/T: Wobei sie, wenn sie mal richtig nachdenkt, auch da Gegenbeweise finden kann.

TH41/Sup: Da bin ich aber mal gespannt!

K41/T: Soll ich das mal sagen?

TH42/Sup: Ja.

K42/T: Na ja, z.B. es ist ja nicht so, also z.B. in einer Partnerschaft, dass sie da immer den Mund hält.

TH43/Sup: Das würde mich, ehrlich gesagt, überraschen.

K43/T: Also da gibt es ja Situationen, wo sie z.B. sagt: „Du ..." wo sie z.B. die Erwartungen von ihrem Partner, nicht erfüllt. Also, wenn sie z.B. sagt, was weiß ich, abends nach der Arbeit oder so: „Können wir da morgen drüber sprechen, ich hab jetzt keine Kraft mehr oder keine Ressourcen mehr, mir das anzuhören, ich muss jetzt ins Bett!" Wo sie dann natürlich erst mal auf Enttäuschungen trifft, vielleicht dann auch irgendwie Irritation kurz angerissen wird oder so, aber wo ja nicht die Beziehung bricht.

TH44/Sup: Dann sagen Sie ihr doch mal, was sie daraus schließen soll. Was heißt denn das? Verstehen Sie, sie muss Schlüsse ziehen. Sie muss nicht nur Daten sichten, sondern sie muss aus Daten Schlüsse ziehen. Sie müssen ihr sagen, was sie daraus lernen soll aus dieser Erfahrung. Was sie daraus lernen muss.

K44/T: Also sie muss ja im Grunde daraus lernen, dass wenn sie mal eine Erwartung nicht erfüllt, es zwar kurzfristig zu einem Konflikt kommen kann, aber dass dadurch nicht die Beziehung zerbricht.

TH45/Sup: Dann sagen Sie es ihr!

K45/T: Also: An solchen Beispielen kannst Du ja sehen, dass wenn Du die Erwartungen anderer mal nicht erfüllst, es zwar kurzfristig zu einem Konflikt oder so kommen kann aber dass die Beziehung daran nicht zerbricht. Das heißt, dass Du für den Partner oder für jemand anderen genauso wichtig bist, wie vorher. Dass das ja damit überhaupt nichts zu tun hat. (*Klientin wechselt auf Klienten-Stuhl.*)

TH46: Ja, Klientin, wie wirkt denn das auf Sie? Wenn Ihre Therapeutin sagt, ja klar, gibt´s Irritationen. Also erstens gibt´s Beweise dafür, dass Sie keineswegs immer angepasst und nett sind und Erwartungen erfüllen. Es gibt kurzfristige Irritationen, klar, das ist auch zu erwarten, aber letzten Endes stellt es die Beziehung keineswegs in Frage. Und d.h. es muss eigentlich mehr Eigenschaften von Ihnen geben, die den Partner auch mehr interessieren und wichtiger sind, als Ihre kurzzeitige Nicht-Erfüllung von Erwartungen.

K46/K: Mhm ...

TH47: Was ist los, was sagen Sie?

K47/K: Also, ich hab den Eindruck, dass kommt teilweise an ...

TH48: ... aber irgendwas passiert, gucken Sie mal, etwas hat das jetzt ausgelöst, irgendwas Gefühlsmäßiges passiert da ... lassen Sie das mal zu!

K48/K: Also vom Gefühl her ist das irgendwie trotzdem so ein Gefühl von ... irgendwie kann das trotzdem nicht sein.

TH49: ... kann nicht sein ... Wie fühlt sich das an, Ihr Gefühl? Lassen Sie das mal zu, spüren Sie noch mal. Was heißt das: Das kann nicht sein?

K49/K: Macht mich traurig.

TH50: Ja. Was genau macht Sie traurig? Ich würde gerne mal klären mit Ihnen, was da passiert, weil wir haben da was Wichtiges angestoßen. Ich hab das Gefühl, Sie haben da ein Grundgefühl, ein ganz tief sitzendes Grundgefühl. Versuchen Sie das mal zu fassen und zu benennen. Was ist das?

K50/K: Das ist irgendwie so was wie, das kann aber nicht sein, dass der mich einfach so mag!

TH51: Was ist da Ihr Gefühl, wieso kann das nicht sein? Was ist da?
K51/K: Mh ... Das ist irgendwie so ein Gedanke, der kann mich nicht einfach so lieben, wofür denn? Also so ein Gedanke, da ist ja nichts.
TH52: Und das ist nun ganz traurig.
K52/K: Ja. (*Klientin wechselt auf Therapeuten-Stuhl.*)
TH53/Sup: Das ist völlig in Ordnung, lassen Sie das zu! Versuchen Sie jetzt mal in der Therapeutenrolle einfach auch aus diesem Gefühl heraus, ihr noch mal zu sagen, dass das Quatsch ist! Verstehen Sie, das ist ein Gefühl, was wir ernst nehmen müssen, dass ist ein Gefühl aus ihrer Geschichte. Verstehen sie, das ist das Gefühl, einsam als kleines Mädchen eingesperrt in der Nacht sitzend. Das Gefühl ist das. Und das Gefühl war total real und das war total schlimm. Es ist Teil ihrer Geschichte. Das sollten wir ihr vielleicht deutlich machen. Es ist Teil ihrer Geschichte. Heute ist es anders: Heute ist sie völlig in Ordnung und ist völlig liebenswert.
K53/T: Ja, also ... dieses Gefühl, was Du da hast, und diese Gedanken, die damit verbunden sind, dass ist jetzt gar nicht mehr gültig, das ist jetzt gar nicht mehr gültig, das ist etwas, was Du früher vielleicht mal so gefühlt hast und was Teil Deiner Geschichte ist, aber was jetzt überhaupt gar nicht mehr stimmt. Weil ... natürlich bist Du was! Natürlich ist da auch noch was! Das ist völliger Quatsch! (*Klientin wechselt auf Klienten-Stuhl.*)
TH54: Wie ist das, wenn Ihre Therapeutin sagt, klar, das war so, das ist ein Gefühl, was Sie kennen, ganz klar. Aber eigentlich hat das heute keine Berechtigung mehr. Eigentlich sollten Sie und könnten Sie sich davon verabschieden.
K54/K: Ja, ich denke das stimmt und das ist auch ein schönes Gefühl, das so gesagt zu bekommen. Ist aber für mich noch schwierig zu sehen, was da denn ist. Also ich kann das schon annehmen.
TH55: Aber gucken Sie mal, dieses Gefühl von Traurigkeit. Ich würde gern noch mal mit Ihnen da ein bisschen reinschauen, was das eigentlich für Sie bedeutet. Ich hab das Gefühl, da ist noch mehr als schrecklich, vom Gefühl her ist das auch Teil Ihrer Existenz. Ich hab das Gefühl, da ist noch was drin, da ist noch mehr drin und dass Sie das noch mal spüren. Sie sind traurig, Sie sind allein und Sie sind traurig...
K55/K: Was heißt das für mich? Das heißt im Grunde für mich, ja, da völlig allein und einsam zu sein.
TH56: Ja. Und was heißt das, was macht Sie traurig?
K56/K: Irgendwie so keinen Halt zu haben.
TH57: Ist das so ein Gefühl, wo Sie den Eindruck haben, Sie wollen das unbedingt sofort weg haben?
K57/K: Ja.
TH58: Ok.
K58/K: Ja, absolut, weil das ist ein sehr ausuferndes Gefühl. Sehr einnehmend und sehr ... furchtbar einfach. (*Klientin wechselt auf Therapeuten-Stuhl.*)
TH59/Sup: Ja, Therapeutin, dann tun Sie mal was dafür, dass sie rauskommt aus dem Gefühl. Wenn sie da wirklich raus will, müssen Sie ihr auch raus helfen.
K59/T: Ich glaub, sie muss sich klar machen, dass auch dieses Gefühl, einsam und allein und hilflos zu sein, ein altes Gefühl ist, dass das heute gar nicht mehr stimmt. Dass sie nicht einsam, allein, hilflos und ausgeliefert ist!

TH60/Sup: Ja!

K60/T: Weil es ganz viele Menschen gibt, die um sie rum sind, die da sind für sie, die Halt geben. Was allerdings auch wichtig ist, ist, dass sie lernt, das auch überhaupt zu sehen und in Anspruch zu nehmen.

TH61/Sup: Ja. Auch das Recht zu haben, das in Anspruch zu nehmen.

K61/T: Weil ich glaube, dass bei ihr auch so was entstanden ist, dass sie immer denkt, sie ist total alleine und einsam, ihr hilft sowieso keiner, sodass sie sozusagen, wenn´s ihr mal schlecht geht, das gar nicht in Anspruch nimmt, obwohl sie ganz viele Signale aus ihrer Umgebung auch bekommt, dass sie das darf, dass sie das soll!

TH62/Sup: Aber eigentlich ist ihre Vorstellung auch: Ich hab nicht das Recht. Ich hab nicht das Recht, das in Anspruch zu nehmen. Wenn ich sagen könnte: Hier bin ich und ich will was, stör ich.

K62/T: Ja.

TH63/Sup: Bin lästig?

K63/T: Stimmt.

TH64/Sup: (...) von meinem Gefühl kommt, ich bin bedürftig und lästig.

K64/T: Stimmt. Ich belaste dann, ich bin lästig.

TH65/Sup: Ok, machen Sie ihr mal deutlich, dass das Schwachsinn ist.

K65/T: Ja, das ist totaler Quatsch, dass Du dann für andere lästig bist, im Gegenteil. Also ich glaub, die Menschen in Deiner Umgebung würden sich sehr freuen darüber, wenn Du mal näher über Probleme reden würdest. Also ich mein, diese Rückmeldung kriegst Du ja auch ständig. Du bist doch eindeutig für andere wichtig! Andere mögen Dich! Das weißt Du auch! Andere mögen Dich!

TH66/Sup: Was ist los?

K66/T: Also mir wird das gerade so bewusst, was für ein Quatsch das eigentlich ist. Das ist jetzt keine Traurigkeit in dem Sinne von Traurigkeit die da ist, sondern: Wie blöd, irgendwie!

TH67/Sup: Sagen Sie ihr das mal!

K67/T: Ja. Und ich glaube, ein erster wichtiger Schritt für Dich war, das neulich auch mit Deinen beiden besten Freundinnen mal anzusprechen, da hast Du ja auch ganz viel Rückmeldung bekommen, dass Du es mal machen solltest, dass die sich sehr darüber freuen würden, wenn Du auch mal über Belastendes oder Probleme redest und das die auch für Dich da sind dann.

TH68/Sup: Ok. Machen Sie ihr das weiter klar! Versuchen Sie, das mal auch zu spüren! Versuchen Sie, mal zu spüren, was Sie sagen!

K68/T: Genau. Und Du belastest andere dadurch auch nicht. Das ist völliger Blödsinn! Das war vielleicht früher mal so, als Tina so krank war, dass Du das Gefühl hattest, Du belastest Deine Eltern, wenn irgendwas war, aber das ist ja heute überhaupt nicht mehr so, im Gegenteil. Das ist ja noch förderlich für eine Beziehung, wenn man auch über Probleme spricht. Und Du weißt, dass andere Dich schätzen! Das andere Dich mögen! Du kannst das auch spüren, dass Du für andere wichtig bist!

TH69/Sup: Absolut!

K69/T: ... das gibt ja mehr Zusammenhalt, Verständnis füreinander usw. *(Klientin wechselt auf den Klienten-Stuhl.)*

TH70: Das tut es. Schauen Sie mal, wie sich das anfühlt, Klientin. Ihre Therapeutin sagt: Sie wissen, dass andere Sie mögen, Sie können das auch spüren. Wie ist das für Sie?
K70/K: Ja, kann ich glauben, ich kann es spüren. Also, das kommt schon sehr an. Und ich denke, ich sollte dem vertrauen!
TH71: Schauen Sie mal, gibt´s Hindernisse, das zu glauben?
K71/K: Nein, eigentlich nicht. Wirklich eigentlich auch nicht. Und uneigentlich eigentlich auch nicht.
TH72: Wollen Sie es tun? Werden Sie es tun?
K72/K: Ja.
TH73: Schön.

13.2.3 Kommentar

Das EPR entstand in einer laufenden Therapie; es ist die 18. Therapiestunde. Die Klientin zeigte ein niedriges Vermeidungsniveau und zeigt keinerlei Spielverhalten dem Therapeuten gegenüber; die Therapeut-Klient-Beziehung ist sehr gut. Das Thema des EPR ist vorher schon geklärt worden. Damit waren alle Bedingungen für ein EPR erfüllt.

Der Therapeut steigt mit TH1 normal in die Stunde ein. Er weiß, dass ein EPR ansteht, steuert es aber nicht direkt an, sondern beginnt mit Klärungsinterventionen.

In TH6 versucht der Therapeut, in eine biographische Klärung einzusteigen, um deutlich zu machen, wie und durch welche Bedingungen bei der Klientin die Schemata entstanden sind. Der Therapeut hält sich in den folgenden Interventionen an die Regeln Klärungsorientierter Psychotherapie.

In KL15 hat der Therapeut den Eindruck, dass eine relevante Schemaannahme jetzt hinreichend geklärt und präzise formuliert ist, dass damit ein Einstieg ins EPR möglich ist.

Der Therapeut führt in TH16 das EPR ein. Er steht auf, stellt den dritten Stuhl vor den Sessel der Klientin und fordert die Klientin dann auf, die Position zu wechseln.

Deutlich ist, dass der Therapeut der Klientin das EPR erst dann erläutert, *nachdem* sie auf die Therapeuten-Position gewechselt ist. Der Therapeut fragt die Klientin auch nicht, ob sie das Rollenspiel machen will; er geht einfach von ihrer Compliance aus und macht das auch deutlich. Deutlich wird auch, dass der Therapeut sich an die Regeln des EPR hält: Er gibt der Klientin die Instruktionen und äußert am Schluss noch einmal, welches die nun zu bearbeitende Annahme ist.

Die Klientin steigt in KL16 gut in das EPR ein; vielen Klienten fällt zunächst mal nicht viel Relevantes auf der Therapeuten-Position ein und sie brauchen Unterstützung vom Therapeuten.

Der Therapeut übernimmt in TH17 deutlich die Rolle eines Supervisors, der den Klient-Therapeuten berät. Er unterstützt den Klienten bei der Distanzierung, indem er deutlich macht, dass er die Meinung des KT („Das ist Blödsinn.") explizit teilt. Er hilft bei der Herausarbeitung von Gegenargumenten und er steuert sehr stark den Prozess.

Die Aussage der Klient-Therapeutin (K17/T) zeigt auch, dass Supervisor und KT eine Allianz gegen das Schema haben.

Er gibt in TH19 viel Unterstützung und regt Fragestellungen bei der Klientin an. In dieser Äußerung sorgt er auch dafür, dass die Rollen eingehalten werden. Würde die KT den Auftrag, zu überlegen, weshalb man Interesse an der Klientin haben könnte, an den KK-Stuhl weitergeben, würde die KK die Arbeit machen, die auf die KT-Position gehört. Dies unterbindet der Supervisor, indem er die KT direktiv auffordert selber zu überlegen.

Der Therapeut macht in TH20 auch deutlich, dass man natürlicherweise davon ausgehen muss, dass es für die Klientin schwierig ist, auf der Therapeuten-Position Gegenargumente zu finden. Der Therapeut macht aber auch deutlich, dass er diesbezüglich großes Zutrauen in die Klientin hat: Sie wird ihre Aufgabe als Therapeutin schon gut machen.

In TH21 spricht der Therapeut schon sehr eindringlich. Er versucht, der Klientin auf der Therapeuten-Position deutlich zu machen, dass sie sich stark mit der Therapeuten-Rolle *identifizieren* soll, dass sie sich *engagieren* soll! Außerdem unterbricht er die Sammlung an positiven Eigenschaften, nachdem die KT ein Argument formuliert hat. Dies dient zum einen dazu, zu Beginn des EPR in die Methode zu kommen und zum anderen ist es günstig nicht zu viele Argumente auf einmal zu bringen, da die Klientin sonst bei der Prüfung überfordert ist.

K21/T: Die Klient-Therapeutin bemerkt, dass ihre Aufgabe nicht einfach ist, da sie einen durch eine Schemaaktivierung hervorgerufenen, inneren Widerstand bei der Formulierung des Gegenarguments empfindet. Die Schemaaktivierung zeigt sich dann auch in K22/T. Hier schlägt die KT vor – nachdem sie vorher bereits ein gutes Argument formuliert hat –, eine Frage zu stellen, die deutlich „schwächer" ist als ein formuliertes Argument.

TH23: Der Therapeut blockiert hier die Anregung der Klientin. Der Supervisor sollte es auch allgemein möglichst wenig zulassen, dass ein Klient-Therapeut dem Klienten Fragen stellt. Dies macht nur Sinn, wenn Aspekte des Schemas
1. noch nicht ausreichend geklärt sind und deshalb noch besser geklärt werden sollten, *und wenn*
2. es dem Klienten *auch noch verdeutlicht werden soll*, dass Aspekte des Schemas unklar sind!

Wie bereits erwähnt sind Fragen oft eher Ausweichmanöver, mit denen der Klient-Therapeut es vermeidet, sich mit den Schemaaspekten direkt auseinander zu setzen; daher machen Fragen des Klient-Therapeuten an den Klienten nur in wenigen Ausnahmefällen wirklich Sinn!

TH24: Der Therapeut gibt meist die Signale zum Stuhlwechsel nonverbal: Meist durch eine Handbewegung. Dies ist auch ein Zeichen für eine sehr gute Therapeut-Klient-Beziehung.

Der Therapeut fordert die Klientin in TH24 zu einer *rigorosen Prüfung* dessen auf, was die Klient-Therapeutin auf der Therapeuten-Position gesagt hat. Dies ist, wie ausgeführt, *ein zentrales Element des EPR. Die Klientin soll skeptisch sein* und sie soll sich nichts einreden lassen! Sie soll nur das akzeptieren, was sie wirklich – kognitiv wie affektiv – akzeptieren kann!

Deshalb verfolgt der Therapeut in TH25 auch das „aber": Die Klientin soll genau analysieren, was sie nicht akzeptieren kann, wo sich Widerstand bei ihr rührt und sie soll diesen sehr ernst nehmen und sie soll diesen zusammen mit dem Therapeuten sorgfältig klären!

Im Allgemeinen sollte ein Therapeut zunächst ausführlich klären, welche Aspekte der Klient von dem, was der Klient-Therapeut ausgeführt hat, akzeptieren kann: Auf diese Weise wird der Erkenntnisstand „gesichert" und noch einmal beim Klienten „verankert". Der Therapeut tut dies in diesem Fall nur kurz, weil er der Meinung ist, dass hier tatsächlich noch nicht viel zu „verankern" ist – deshalb folgt er sehr schnell dem „aber".

In den folgenden Interventionen wird geklärt, was das „Aber" ist: Damit wird der zu bearbeitende Schemaaspekt präziser.

TH28: Es wird deutlich, dass der Therapeut als Supervisor eine besondere Beziehung zur Klient-Therapeutin entwickelt. Der Therapeut baut ein „kollegiales" Verhältnis zur Klient-Therapeutin auf, indem er locker über die Klientin und deren Schemata spricht und der Klient-Therapeutin anbietet, nun gemeinsam zu beraten, was man tun kann. Der Therapeut kann nun auch über das reden, was die Klientin macht: „Die Klientin hat es geschafft, ihre Argumente auszuhebeln." Supervisor und Klient-Therapeut verbünden sich deutlich gegen das dysfunktionale Schema der Klientin!

TH29/Sup: Der Supervisor wiederholt für die KT, wogegen sie angehen muss.

TH30/Sup zeigt ein Vorgehen des Therapeuten, das darin besteht, Annahmen zu übertreiben, um die Klient-Therapeutin zum Widerspruch zu reizen. Der Therapeut *provoziert* die Klient-Therapeutin bewusst. Auch das ist ein Verfahren, um den Klient-Therapeuten zu aktivieren und zu motivieren, sich *aktiv* mit den Schemaaspekten auseinanderzusetzen!

TH32/Sup zeigt, dass Therapeuten oft ihre Kompetenzen nutzen, *um Implikationen von Schemaannahmen explizit zu machen*: Sie machen den Klient-Therapeuten damit auf weitere Annahmen aufmerksam, die noch im Schema stehen und die auch noch angegangen werden müssen, um das „Schema zu knacken".

Durch die Explikation bisher impliziter Schemaannahmen werden oft auch noch zentralere, noch relevantere Annahmen deutlich, deren Bearbeitung noch weit wichtiger ist, als die Bearbeitung der bisher schon geklärten Annahmen. *Daher sind Explikationen durch Therapeuten eine extrem wichtige therapeutische Strategie!*

K32/T: Durch die Explikation des Supervisors beginnt die KT über die Annahme des KK nachzudenken. Wenn dies länger der Fall ist, kann es zu einer Schemaaktivierung auf der KT-Position kommen. Deshalb ist es sehr wichtig, dass der Supervisor die KT in TH33/Sup direkt auffordert, sich kritisch mit dieser Annahme auseinander zu setzen.

K33/T: Die KT kann sich dann auch distanzieren und führt Gegenbeweise als Argument an.

TH34/Sup: Da dies erst einmal ein schlüssiges Gegenargument ist, lässt der Supervisor die KT zum KK-Stuhl sprechen.

In TH37 folgt der Therapeut dem Prinzip, dass bei Prüfung zuerst geklärt werden soll, welche Aspekte der Aussagen des Klient-Therapeuten der Klient akzeptiert und warum er sie akzeptiert, um „den Stand der Bearbeitung festzuklopfen". Erst *danach* sollen Therapeut und Klient sehr genau das „aber" klären!

Zum Gegenbeweis („Du hast stabile Beziehungen.") sagt das Schema „Aber nur weil du immer lieb bist, ist die Beziehung stabil". Dies ist wiederum eine bearbeitbare Annahme, die Therapeut und Klientin gemeinsam herausarbeiten (TH38-K39/K). Mit dieser Annahme wechselt die Klientin wieder auf die KT-Position.

Hier folgt wieder der Versuch, gegen das Schema mit Gegenbeweisen anzugehen. (TH40/Sup-K43/T)

TH44 ist auch eine wichtige Intervention des Supervisors: Hier macht der Supervisor dem Klient-Therapeuten deutlich, dass dieser dem Klienten nicht einfach nur „Gegenargumente" präsentieren soll, sondern *dass er dem Klienten ganz explizit deutlich machen muss, welche Schlüsse der Klient nun ziehen soll und muss, was der Klient nun aus den Analysen lernen soll und muss!* Schemata sind resistent und wirken hochgradig als Filter: Wenn Gegenargumente aber trotzdem diese Filter durchdringen sollen, dann benötigen sie einen sehr *hohen Impact!* Und den muss man den Argumenten des Klient-Therapeuten verleihen: Man muss dem *Schema* (weniger dem Klienten) alle Aspekte einzeln, haarklein, ganz explizit verdeutlichen, so dass sie nicht mehr zu übersehen, nicht mehr zu leugnen und nicht mehr zu ignorieren sind! Je präziser die Argumente sind, je deutlicher und klarer und je expliziter die daraus zu ziehenden Schlussfolgerungen gemacht werden, desto besser wirken die Argumente!

Ab K47 wird deutlich, dass das „aber", was Klienten spüren, wenn sie sich mit den Gegenargumenten des Klient-Therapeuten auseinander setzen, oft ein „affektives Aber" ist: Ein Gefühl, das sagt, dass das Argument nicht stimmt, *dass man es trotz aller Logik nicht annehmen kann!* Dieses Aber muss dann sehr ernst genommen und sorgfältig geklärt werden, *denn es führt immer auf hoch relevante affektive Schemaelemente, die noch weiter geklärt und bearbeitet werden müssen! Auf gar keinen Fall dürfen sie therapeutisch ignoriert werden!!*

In TH53 setzt der Therapeut die Klientin mit einem aktivierten, negativen, affektiven Schema auf die Therapeuten-Position und versucht, die Klient-Therapeutin dazu zu bewegen, gegen dieses Schema anzugehen: Er versucht zunächst, ihr deutlich zu machen, dass es ein alter Affekt ist aus einem alten Schema, der nun das Gefühl von Traurigkeit auslöst. Damit ist dieses Gefühl aber überholt, die Klientin konnte es damals berechtigterweise haben, aber heute sind die Voraussetzungen anders: Heute ist sie stark, kann sie sich wehren, ist sie nicht mehr hilflos und nicht mehr ausgeliefert.

Dies ist eine *affektive Therapiestrategie*: Der Therapeut versucht, gegen ein aktiviertes, affektives Schema einen Gegenaffekt aufzubauen.

Diese Strategie setzt sich dann von TH59 an fort.

Von Th62/Sup bis K64/T sehen wir etwas, was nur sehr erfahrene EPR-Therapeuten tun sollten. Es werden auf dem Therapeutenstuhl Schemainhalte thematisiert. Dies provoziert auch wieder das Schema: Die KT sagt „Ich belaste dann, ich bin lästig.". Der Supervisor erkennt dies aber und holt sie in ihre Rolle zurück, indem er in TH65/Sup unmissverständlich definiert „Das ist Schwachsinn."

In K65/T gelingt es dem Klient-Therapeuten dann (erkennbar am Tonfall und an der Intensität des Sprechens), ein positives Gegengefühl auch tatsächlich zu entwickeln: Sie *spürt*, dass das, was sie sagt, auch affektiv stimmt. Die Klient-Therapeutin kann dies dann bis K69/T durchhalten und ausbauen.

In K70 wird auch bei der Prüfung deutlich, dass der Gegenaffekt nun zuerst mal den negativen Affekt erfolgreich gehemmt hat.

13.3 Zweites Transkript

13.3.1 Die Klientin

Die Klientin ist 43 Jahre alt und als Rechtsanwältin in einer Kanzlei tätig. Sie kam wegen Leistungsproblemen, Partnerproblemen und Depressionen in die Therapie.
Das EPR wurde in der 20. Stunde durchgeführt.
Therapeut: Rainer Sachse.

13.3.2 Das Transkript

TH1: Woran möchten Sie heute weiterarbeiten?
K1: Ein Wort ist mir vor allem aus der letzten Stunde hängengeblieben: „Mogelpackung". Ich habe Angst, als Mogelpackung entlarvt zu werden.
TH2: Sie fühlen sich im Grunde nicht kompetent, nicht fähig, und Sie haben Angst, das entlarvt mal jemand.
K2: Genau das! Die Angst habe ich öfter: Jemand merkt, dass ich eigentlich nur Mist baue! Das ich nicht gut bin, nicht genug weiß, nicht reiche.
TH3: Ich würde gerne noch mal eine Frage dazu stellen, nämlich die Frage: Mal angenommen, das wär so, das ist ja eine Annahme „Du bist nicht gut genug, du reichst nicht, du bist nicht kompetent genug" ... was wäre denn, wenn das stimmen würde? Einfach mal überlegen, mal angenommen, das würde stimmen, was dann? Wir wissen ja nicht, ob es stimmt, mal angenommen, es würde stimmen, was dann?
K3: Das wäre verantwortungslos, dann würde ich die Klienten ja betrügen.
TH4(/Sup): ... verantwortungslos ... ah ja, Sie würden Klienten betrügen ... Sie würden was vorgeben, was nicht stimmt. Sie würden auch so eine Mogelpackung sein, das wäre verantwortungslos, weil Ihre Klienten sozusagen getäuscht werden, über das was sie von Ihnen erwarten können. *(Therapeut steht auf und stellt einen Stuhl vor die Klientin.)* Ok, dann würde ich Sie bitten, gehen Sie mal auf den anderen Stuhl. *(Klientin wechselt auf die Therapeuten-Position.)*
Versuchen Sie jetzt mal sich vorzustellen, dass Sie jetzt Ihre eigene Therapeutin sind. Das heißt, versuchen Sie mal sich vorzustellen, Sie haben eine ganz andere Meinung als Ihre Klientin über die Klientin, d.h., Sie denken gar nicht, dass sie eine Mogelpackung ist, Sie denken gar nicht, dass sie inkompetent ist, und Sie denken gar nicht, dass sie ihre Klienten betrügt. Sie haben eine völlig andere Meinung und Ihre Aufgabe als Therapeutin ist, die Klientin von diesen Annahmen abzubringen. Also irgendwas zu finden, zu sagen, was sie davon überzeugt, dass das nicht stimmt, was sie da drüben gesagt hat. Und ich würde Sie erstmal bitten, mit mir zusammen zu überlegen, was könnten Sie ihr denn sagen? Was könnte ihr helfen? Was könnte ihr helfen, von dieser Annahme „Ich bin eine Mogelpackung, ich betrüge meine Klienten." weg zu kommen.

K4/T: Ja, ich könnte sie erinnern an Erfolge, also ich könnte ihr sagen, guck mal die Erfolge, die du doch unbestreitbar hast. Ich könnte sagen, dass andere kompetente Leute sie wertschätzen oder ihr das Gegenteil sagen. Das fällt mir spontan ein.

TH5/Sup: Wie könnte das im Detail lauten? Welchen Erfolg könnten Sie ihr deutlich machen?

K5/T: Naja, ganz konkret die Erfolge, könnte sagen, guck doch mal, von mir aus für einzelne Klienten, aber auch in der Summe, im Laufe der Jahre, was du da erreicht hast. Das ist ja teilweise unbestreitbar oder auch Klienten, die das deutlich zum Ausdruck gebracht haben, dass sie sich von dir gut vertreten fühlten.

TH6/Sup: Ah ja, ok. Dann sagen Sie es ihr mal. Sprechen Sie sie mal direkt an, sagen Sie es ihr ganz direkt, dass sie das mitkriegt.

K6/T: Ok. Dagegen spricht doch, dass Du berufliche Erfolge vorzuweisen hast. Du hast erfolgreich gearbeitet, bekommst das teilweise direkt gesagt, teilweise erschließt sich das aus den Ergebnissen. Das kann man nicht bestreiten, dass Du einiges erreicht hast.

TH7/Sup: Und was soll sie schließen? Was soll sie jetzt lernen daraus? Das was gilt?

K7/T: Dass sie berufliche Erfolge hat.

TH8/Sup: Ja. Das heißt, sie ist nicht inkompetent. Kann eigentlich nicht inkompetent sein.

K8/T: Ja. (*Klientin wechselt auf Klienten-Position.*)

TH9: Ja, wenn Sie in die Klientenposition gehen, wie wirkt das auf Sie als Klient? Ihre Therapeutin sagt, Sie haben berufliche Erfolge, Sie kriegen positive Rückmeldungen, Sie haben Erfolge. Es ist ganz deutlich, Sie haben Erfolge, d.h. Sie machen gute Arbeit und d.h., Sie können nicht inkompetent sein. Das kann gar nicht stimmen. Wenn Sie sich das mal anschauen, wie wirkt das auf Sie? Überzeugt Sie das? Erreicht Sie das?

K9/K: Also ich kann das nicht von der Hand weisen. Also so, das ist schon wahr, aber es überzeugt mich nicht.

TH10: Also Sie würden schon sagen, auf der sachlichen Ebene, stimmt das auch. Die Erfolge sind real, kann man auch eigentlich gar nicht mehr zweifeln.

K10/K: Aber überzeugen tut mich das nicht.

TH11: Aber: Was überzeugt Sie nicht? Gucken Sie mal, was das „aber" ist? Was passiert in Ihnen, was entsteht in Ihnen für ein Eindruck? Wieso überzeugt Sie das nicht?

K11/K: Soll ich mal sagen, was ich denke? Auch Betrüger können Erfolge haben.

TH12: Was heißt das?

K12/K: Was beweist das denn, also ich meine, sie kann betrügen ... (*Klientin wechselt auf die Therapeuten-Position.*)

TH13/Sup: Ja, wenn Sie wieder in die Therapeutenrolle gehen, haben Sie eine ganz andere Meinung als die Klientin und Ihre Aufgabe heißt, die Klientin abzubringen davon. Und Ihre Klientin hat jetzt gesagt: Das überzeugt mich überhaupt nicht, weil ich habe Erfolge, das stimmt, aber auch Betrüger können Erfolge haben. Das heißt ja nicht, dass ich nicht betrüge. Was würden Sie sagen als Therapeutin, überzeugt uns das?

K13/T: Was mich daran irritiert, ist, dass das so klingt wie Form vor Inhalt. Also irgendwie ... sie ist durch inhaltliche Argumente irgendwie ... die erreichen sie nicht, es geht mehr um Statusmomente ...

TH14/Sup: Was auch immer. Was sie sagt, ist ja, heißt ja, ich betrüge, d.h., ich bin eigentlich inkompetent und ich schaffe es irgendwie als inkompetente Anwältin, hochgradig kompetente Erfolge zu erzielen. Klingt total logisch, oder?
K14/T: Nee, eigentlich nicht. Es klingt eher so, als ob sie sich sperrt, irgendwie so ... ernst zu nehmen.
TH15/Sup: ... das ernst zu nehmen. Dann sagen Sie ihr das doch mal, dass Sie als Therapeutin den Verdacht haben, dass sie eigentlich ihre positiven Effekte, Erfolge eigentlich gar nicht zur Kenntnis nimmt. Dass sie die möglicherweise ausblendet und sagt: Trotzdem. Ich habe zwar erwiesenermaßen Erfolge, aber ich bin trotzdem inkompetent.
K15/T: Ja, ich habe den Eindruck, obwohl Du Erfolge hast, dass Du die ausblendest und trotzdem einfach darauf beharrst, dass Du inkompetent bist. Obwohl die Erfahrungen Dir das Gegenteil beweisen können. (*Klientin wechselt in die Klientenrolle.*)
TH16: Ja, Klientin, wenn Sie in die Klientenrolle gehen, Ihre Therapeutin sagt, Sie nehmen das nicht zur Kenntnis, Ihre Erfahrung lehrt Sie eigentlich, Sie müssen kompetent sein, ansonsten wäre gar nicht verständlich, dass Sie Erfolge haben. Die fallen nicht vom Himmel oder werden nicht durch eine Lotterie erzeugt. Aber Sie nehmen es nicht zur Kenntnis. Prüfen Sie bitte mal, ob Sie das überzeugt.
K16/K: Ich strenge mich auch an, das ist ja nicht so ... ich gebe mir ja auch die allergrößte Mühe.
TH17: Ok. Was heißt das?
K17/K: Dass ich nicht absichtlich betrüge, dass ich nicht fahrlässig ... oder sage, das ist mir scheißegal. Die Klienten abziehen und setze mich dahin und täusche sie ...
TH18: Gut. Dann sind wir uns einig: Wenn betrügen, dann nicht fahrlässig und absichtlich, ok! Aber dann bleibt ja das Argument: Sie nehmen es nicht zur Kenntnis! Sie nehmen eigentlich Erfolge nicht zur Kenntnis, obwohl man eigentlich sagen müsste, die Erfolge können ja nicht durch Zufall erzeugt werden.
K18/K: Das ist irgendwie noch komisch, ich würde ja eigentlich sagen, dass ich die zur Kenntnis nehme, aber es ändert nichts an diesem Gefühl, irgendwie das ...
TH19: Was genau ist denn das Gefühl? Versuchen Sie mal zu beschreiben, was heißt das? Das ändert nichts an dem Gefühl? An welchem Gefühl? Was sagt Ihr Gefühl?
K19/K: Ja, dass ich eine Mogelpackung bin. Dass ich als Anwältin daher komme, mit dicker Kanzlei und allem Pipapo, aber ich habe ja nur ein Staatsexamen mit 4, also kann ich keine Ahnung haben!
TH20: Sie haben nur ein Examen mit 4, also können Sie keine Ahnung haben.
K20/K: Genau. Im Grunde ist das alles Fassade. Nichts dahinter.
TH21: ... alles Fassade.
K21/K: Das ist geschenkt.
TH22: Und das beweist auch, dass Sie als Anwältin Mist produzieren werden.
K22/K: Nee ...
TH23: Doch nicht?
K23/K: Na ja, also es beweist, dass ich mehr scheine, als ich bin. (*Klientin wechselt in die Therapeuten-Position.*)
TH24/Sup: Ja, gehen Sie mal wieder in die Therapeutenrolle. Sie sind Therapeutin, Sie sind völlig anderer Ansicht und wollen Ihre Klientin abbringen, von dem Trip. Im Staatsexamen nur eine 4 zu haben, sei beschämend, das zeigt, dass ich mehr scheine, als

ich bin. Damit bin ich im Grunde als Anwältin unqualifiziert. Examen gleich vier heißt auf jeden Fall: Schlechte Anwältin.
K24/T: Ja, das finde ich auch, Examen mit vier heißt mangelnde Qualifikation!
TH25/Sup: Achtung! Sie sind in der Therapeutenposition! Sie sind Ihre eigene Therapeutin! Damit sind Sie völlig anderer Meinung als Ihre Klientin! Was könnten Sie dagegen sagen?
K25/T: Ich weiß nicht. Sie fühlt sich so unvollständig.
TH26/Sup: Sie fühlt sich unvollständig? Man kann gar keine gute Anwältin sein, wenn man ein Staatsexamen mit 4 hat?
K26/T: Na das würde ich vielleicht auch nicht so sagen, aber ...
TH27/Sup: ... vielleicht nicht ganz so. Wie denn?
K27/T: Na ja, man hat nicht die Note, aber man hat vielleicht in der Tat gewisse Fähigkeiten, die Arbeit gut zu machen, die gemacht werden muss.
TH28/Sup: Das heißt, Examensnote ist nicht identisch mit dem Ausmaß an Fähigkeiten. Oder würden Sie als Therapeutin sagen, dass jeder, der die Note 2 gemacht hat, deswegen ein hoch qualifizierter Anwalt ist?
K28/T: Nein ...
TH29/Sup: Weil dann müsste das umgekehrt nämlich auch gelten. Verstehen Sie, die, die Noten 2 und 3 haben, müssen alle hoch qualifiziert und super Anwälte sein.
K29/T: Ja, aber wenn jemand 25 Jahre ohne Führerschein fährt, dann nimmt die Polizei dem trotzdem sein Auto weg und sagt nicht: Hey, sie haben bewiesen, dass sie total gut Auto fahren können, obwohl sie nie einen Führerschein gemacht haben.
TH30/Sup: Jaja, das ist ein formales Kriterium. Verstehen Sie, formal hat sie keine gute Note, das stimmt. Verstehen Sie, aber sie sagt nicht, ich habe formal keine gute Note, sie sagt, ich habe formal keine gute Note, deswegen bin ich eine schlechte Anwältin. Glauben Sie, jemand der 25 Jahre ohne Führerschein fährt, kann nicht Auto fahren?
K30/T: Doch.
TH31/Sup: Ach so.
K31/T: Jetzt kommt noch erschwerend hinzu, dass wenn der dann ein Taxiunternehmen hat und die Fahrgäste glauben, sie sind mit jemandem unterwegs, der verantwortungsbewusst sie irgendwie zum Düsseldorfer Flughafen fährt und …
TH32/Sup: Nicht verantwortungsbewusst wäre er doch nur, wenn er nicht Auto fahren kann. Haben wir gerade festgestellt, er kann. Verstehen Sie, was mogelt er eigentlich? Er mogelt im Prinzip, dass er sagt, ich habe einen Führerschein. Aber er mogelt möglicherweise nicht, indem er sagt, ich kann fahren.
K32/T: Das stimmt.
TH33/Sup: Verstehen Sie, machen Sie ihr mal klar, dass es im Prinzip, sozusagen, dass man aus der Tatsache, dass sie keine gute Note hat, eigentlich nur schließen kann, dass sie keine gute Note hat. Das ist schlicht alles. Verstehen Sie, das sagt über ihre Qualität als Anwältin absolut gar nichts aus! Verstehen Sie? Das korreliert schlicht nur ganz schwach mit dem Abschluss. Man kann als Anwalt geschickt sein, gut mit Klienten umgehen können, gut vor Gericht argumentieren können, die Materie gut verstehen können, auch wenn man keinen guten Abschluss gemacht hat.
K33/T: Auch das überzeugt mich total, das könnte ich ihr auch gut sagen. Also, dass es Leute gibt, die haben alles durchgezogen, was weiß ich, die haben sehr gute Noten, ha-

ben alles gemacht, was man nur machen kann und sind aber trotzdem furchtbar. Aber der umgekehrte Fall, dass man vielleicht nicht so gut war im Abschluss, aber man trotzdem ok ist, das glaube ich eigentlich auch nicht so richtig.
TH34/Sup: Warum eigentlich? Warum können Sie das nicht glauben?
K34/T: Na ja, weil ich ehrlich gesagt selbst auch finde, dass man einen guten Abschluss machen muss.
TH35/Sup: Aber das ist doch Schwachsinn, entschuldigen Sie mal. Verstehen Sie, das sind doch zwei völlig unterschiedliche Kriterien. Ich habe offizielle Kriterien erfüllt und ich bin gut, sind zwei paar Schuhe.
K35/T: Ja, das stimmt, das finde ich auch.
TH36/Sup: Dann sagen Sie ihr das mal.
K36/T: Offizielle Kriterien erfüllen und gut sein, sind zwei paar Schuhe, das hängt nicht zwangsläufig zusammen. *(Klientin wechselt auf Klienten-Position.)*
TH37: Ja, Klientin, Ihre Therapeutin sagt: Offizielle Kriterien erfüllen, einen guten Abschluss zu haben, ist eine Sache, aber gut zu sein und die Praxis zu beherrschen, ist ein zweiter Aspekt. Das hat erst mal nichts miteinander zu tun. Es gibt eine ganze Menge berühmter Maler, die nie eine Kunstakademie besucht haben.
K37/K: Ok. Ich kenne viele Kollegen, die im Studium relativ schlecht waren und die heute als Anwälte brillant sind und sehr erfolgreich. Also gut: Es ist nicht zwingend, dass man als gute Anwältin ein gutes Examen haben muss.
TH38: Das ist nicht von der Hand zu weisen, dass das nicht zwingend ist, das muss man schlichtweg so sagen. Und jetzt gucken Sie mal auf das „aber".
K38/K: Aber vielleicht können die damit leben, mit diesen bescheidenen Ansprüchen. Aber ich denke: Mit dem Examen bin ich nur eine Schmalspuranwältin. Das widerspricht meinem Anspruch an mich! *(Klientin wechselt auf die Therapeuten-Position.)*
TH39/Sup: Ja, Therapeutin, was würden Sie sagen? Ihre Klientin sagt, wenn man so ein Examen hat, ist man eine Schmalspuranwältin.
K39/T: Also ehrlich denke ich: Ja, ja, stimmt, finde ich auch! Also ... fällt mir schon ganz schön schwer, da jetzt was gegen zu sagen. Ich kann halt nur immer wieder sagen: Ja, aber du machst das doch gut und die Leute fühlen sich wohl und es kommen auch wirklich viele Klienten zu mir und Klienten empfehlen mich weiter, ich habe auch schon schwierige Prozesse gewonnen und ich knie mich in die Materie, bin immer gut vorbereitet; eigentlich mache ich eine gute Arbeit! Das sind doch wichtige Argumente!
TH40/Sup: Sie als Therapeutin merken jetzt deutlich, dass die Klientin gute Arbeit macht. Aber Sie denken, sie wird Ihnen das trotzdem nicht abnehmen.
K40/T: Nein, irgendwie nicht.
TH41/Sup: Eigentlich braucht sie jemanden, der sie freispricht, der ihr als Autorität sagt: Du bist in Ordnung! Du kannst dich in Ordnung fühlen! Eigentlich braucht sie kein 2er Examen, sie will jemanden, der sie erlöst.
K41/T: (Pause) Ja, sie will jemanden, der sie erlöst. *(Klientin wechselt auf die Klienten-Position.)*
TH42: Ja Klientin, was denken Sie?
K42/K: Ja, stimmt. Das stimmt. (Pause) Ich will die Bestätigung, dass ich ok bin. (Pause) Dass mir jemand sagt: Du bist ok, so wie du bist.

TH43: Was ist so wichtig daran, diese Bestätigung von außen zu erhalten? Oder anders gefragt: Was macht es Ihnen so schwer, Ihnen das selbst klar zu machen, dass Sie kompetent sind?

K43/K: Was mir jetzt dazu so einfällt gerade, ist, dass ich denke, dass das nicht nur da so ist, sondern dass es eben was ist, was ich so kenne an mir, dass ich Bestätigung brauche. Ich bin stark davon abhängig, dass jemand sagt, dass es gut ist, was ich mache. Irgendwie kann ich meinem Gefühl nicht vertrauen.

TH44: Sie können Ihrem Gefühl selbst nicht vertrauen, brauchen Bestätigung von außen ...

K44/K: Ja. Fallen mir jetzt viele Beispiele eigentlich ein.

TH45: Haben Sie eine Idee, wieso das so wichtig ist, dass dann irgendeine Autorität sagt, Sie sind in Ordnung? Haben Sie eine Idee? Wieso, was passiert dann, was ändert sich dadurch? An Ihrem Gefühl, an Ihrer Einschätzung?

K45/K: Eigentlich kommt mir das jetzt selber kurios vor, weil das ändert ja gar nichts. Also, das ändert ja eigentlich gar nichts. Aber das ändert gefühlsmäßig eben sehr viel.

TH46: Ja, an Ihrem faktischen Zustand ändert das gar nichts, an Ihrer Qualifikation, das ist gar keine Frage, dass sich da nichts ändert. Das ist korrekt. Aber gefühlsmäßig ändert sich eine ganze Menge. Aber was ändert es denn?

K46/K: Da fühle ich mich sicherer und wohler.

TH47: ... sicherer ... was gibt Ihnen Sicherheit? Was passiert denn da?

K47/K: Ich weiß es nicht. Aber ich weiß, dass ich mich dann sicherer fühle und berechtigter. *(Klientin wechselt in Therapeuten-Position.)*

TH48/Sup: ... berechtigter ... ok, gucken wir mal. Wenn Sie wieder in die Therapeutenrolle gehen, die Klientin sagt, es ändert eigentlich an meiner Kompetenz gar nichts. Das ist ja auch so, wenn da ein gutes Examen an der Wand hängt, das hat ja überhaupt nichts damit zu tun, was ich wirklich kann und ich werde ja auch nicht schlauer dadurch. Trotzdem sagt sie, das gibt mir Sicherheit, aber es ist klar, sie macht sich mit ihrer Sicherheit davon abhängig. Und sie gibt anderen definitorische Macht über sie, ein anderer darf definieren, wie gut sie ist. Möchten Sie ihr das durchgehen lassen?

K48/T: Ja, das finde ich im beruflichen Bereich schon schwierig, aber in so anderen Bereichen finde ich es nach gerade Wahnsinn! Im beruflichen Bereich ist das ja wohl so, dass man tatsächlich Prüfern definitorische Macht auch gibt. Aber wenn jemand sagt, du bist jetzt eine gute Mutter, das ist wohl lächerlich. Das kann doch niemand bestimmen! Das muss ich doch selber wissen.

TH49/Sup: Das heißt, eigentlich würden Sie als Therapeutin sagen, nee, die soll so was nicht machen, das ist völlig Quatsch! Sie kann das eigentlich selber bestimmen.

K49/T: Ja, eigentlich denk ich, sofort denk ich, warum andere so viel besser Bescheid wissen dürfen? Warum andere ... das ist ja wie so der Cäsar, wenn andere dann so den Daumen hoch und runter nehmen lassen dürfen ...

TH50/Sup: Ja, sie macht sich abhängig, unterwirft sich, sie sagt, die anderen sind besser, können das besser beurteilen, dürfen das entscheiden ... Dann machen Sie ihr mal deutlich, dass Sie denken, sie sollte das lassen! Machen Sie ihr mal deutlich, dass Sie denken, sie soll damit aufhören. Sie soll das nicht tun, sie soll sich nicht unterwerfen! Sie kann das selber entscheiden. Sie ist alt genug, sie ist nicht mehr fünf. Sie kann selber entscheiden, ob sie eine gute Mutter ist, sie braucht nicht jemanden, der das für sie entscheidet. Sie hat genug Lebenserfahrung, sie weiß das, sie kann das beurteilen. Und sie kann sich auf ihr Urteil verlassen, verdammter Mist! Sie braucht nicht irgendjemanden, der ihr Absolution erteilt. Los!

K50/T: Eigentlich fühle ich mich gerade mehr, als wäre ich fünf.

TH51/Sup: Als wären Sie fünf? Wie das? (*Klientin wechselt auf Klienten-Position.*)

K51/K: Ich denke gerade, dass ich schon immer das Erlebnis gehabt habe, dass meine Mutter entschieden hat, ob ich ok bin oder nicht. Und was und was nicht.

TH52: Ahja ... d.h., Sie kennen das aus Ihrer Biographie, da ist das immer mit Ihnen gemacht worden. Sie sind ständig von Ihrer Mutter definiert worden, die hat das immer entschieden, die hat ständig für Sie entschieden.

K52/K: Die hat wahnsinnig viel Macht, hab ich das Gefühl gehabt, immer mein ... was an meinem Verhalten und mir gut ist, hat sie auch so gesagt und was ihr eben missfällt und dann hat sie mich das sehr deutlich spüren lassen, dass das absolut nicht ging.

TH53: Ja, ja ... und Sie haben eigentlich gefühlsmäßig eingeschüchtert reagiert.

K53/K: Ja total! Ich habe gedacht, ich habe so ein Gefühl gehabt, ich bin im freien Fall oder so. Ich muss irgendwie alles tun, um sie wieder gnädig zu stimmen.

TH54: Ja. Und das ist die Katastrophe, Sie knallen auf irgendwann nach dem freien Fall, Sie knallen irgendwann auf. Das ist eine Katastrophe ...

K54/K: Ja, aufknallen hätte ich nicht gesagt, sondern eher so, das ist ein Fass ohne Boden oder so ...

TH55: Jaja ... Sie fallen ins Endlose.

K55/K: Ja, oh ja, das ist immer ... ich bin dann weg. (*Klientin wechselt auf Therapeuten-Position.*)

TH56/Sup: Ja, ok. Versuchen Sie mal jetzt Ihrer Klientin klar zu machen, dass das eine alte Geschichte ist. Und dass es vorbei ist, dass sie sich jetzt wehren kann, sie ist nicht mehr fünf. Sie fällt auch nicht ins Bodenlose und Mama hat keine definitorische Macht mehr über sie. Aus dem Gefühl, was Sie jetzt haben, versuchen Sie mal, das Gegenteil in ihr entstehen zu lassen. Versuchen Sie mal entstehen zu lassen, du bist stark, du kannst deine Stärke fühlen, die Stärke durchströmt dich fast, verstehst du, du kannst spüren, du kannst das selber entscheiden. Machen Sie ihr das mal klar.

K56/T: Ja (wütend). Ich würde ihr gerne sagen, das ist doch so ein unglaublicher Scheiß, was die dir da für einen Dreck eingeredet hat und das ist doch so was von unglaublich krank! Das hat doch nichts mit dir zu tun, das waren total harmlose, lächerliche Kindersachen. (sehr wütend) Und die hat da draus Katastrophen inszeniert, als ob du der letzte Mensch bist, mit dem man nie wieder reden kann und der ablehnungswürdigste Dreck irgendwie so ... Die hat tagelang nicht mit dir geredet, wegen irgendwelcher Scheiße! Das ist doch so was von lächerlich, dass du das heute noch im Schädel hast, das kannst du doch mit einer Megakanone ins Weltall schießen! Diesen Unsinn. Die ist nicht mehr da, die lebt ja nicht mal mehr!

TH57/Sup: Das ist ok. Sie sind jetzt wütend. Das ist gut. Spüren Sie Ihre Wut! Sie wollen diesen Mist nicht mehr haben. Machen Sie Ihrer Klientin klar, dass Sie sich davon lösen muss! Sie kann selbst bestimmen, dass sie ok ist. Sie lässt sich das nicht mehr vorschreiben!

K57/T: (wütend) Lass Dir das nicht mehr sagen! Deine Mutter hatte ja wohl einen Knall! Du bist völlig in Ordnung! Und lass Dir nicht mehr das Gegenteil einreden! Das ist alles total Scheiße! Du bist völlig in Ordnung! Du bist eine gute Mutter und Du bist eine gute Anwältin! Scheißegal, was Autoritäten sagen! Ich bin es endgültig leid, mir diesen Mist anzuhören!

TH58/Sup: Sehr gut! Machen Sie ihr vor allem deutlich, dass sie in Ordnung ist. Versuchen Sie das selbst zu spüren! Sie ist in Ordnung. Sie kann sich das selbst klar machen!

K58/T: Du bist in Ordnung! Keiner hat das Recht, was anderes zu sagen. Das ist ja alles scheiße! Befreien Sie sich von dem Mist. Das ist alles Unfug! Sie können selbst entscheiden, was Sie sind und Sie sind völlig ok. (*Klientin wechselt auf Klienten-Position.*)

Th59: Ja, Klientin, wie ist das, wenn Sie das hören? Die Therapeutin sagt, das ist megamäßiger Scheiß. Befreien Sie sich von dem Mist. Das ist eine völlig kranke Struktur. Was sie mir Ihnen gemacht hat, ist unverantwortlich, Sie müssen sich davon lösen, das ist Unfug! Befreien Sie sich davon! Sie können sich selber definieren und Sie sind völlig ok. Wie wirkt das auf Sie?

K59/K: Ich denke gerade, ja, das ist schon der Punkt, ne? Das ist schon wahr, das ist schon irgendwie die Wurzel. Oder die Quelle, da wird das gespeist so tatsächlich, ich muss alles richtig machen, ich darf nicht anecken, ich muss mir vorher irgendwie immer überlegen … was ich falsch machen könnte und was Ärger hervorrufen könnte …

TH60: Ja … Sie haben so ein Gefühl von, es könnte immer sein, ich könnte immer Ärger hervorrufen, ich könnte immer was falsch machen …

K60/K: Ja …

TH61: Ist das so ein Gefühl von Ihnen, ich könnte jederzeit was falsch machen?

K61/K: Ja. Und ich muss mich ganz schön anstrengen, pausenlos. Gut zu sein, dass sie sich an mir erfreut.

TH62: Wie ist das, wenn Ihre Therapeutin sagt: Befreien Sie sich von dem Scheiß!

K62/K: Finde ich schön, also ich finde das auch erleichternd … denke immer, das ist wirklich lächerlich, das andere …

TH63: Mh?

K63/K: Dass andere mir sagen, wie sie mich haben wollen und dann muss ich so sein, dann muss ich das verdienen und erfüllen. (*Klientin wechselt auf die Therapeuten-Position.*)

TH64/Sup: Mhm. Gehen Sie mal auf die andere Position. Versuchen Sie doch mal als Therapeutin Ihrer Klientin das noch klarer zu machen und deshalb auf diese Position der Therapeutin noch stärker zu spüren. Verstehen Sie? Noch stärker zu spüren: Ich will das nicht mehr! Ich will nicht mehr so sein, wie andere mich wollen. Ich will mich nicht definieren lassen. Ich habe das nicht mehr nötig! Verstehen Sie? Ich bin stark genug, ich bin alt genug, ich kann mich selber definieren. Versuchen Sie mal, diese Stärke stärker zu spüren und die ihr auch zu vermitteln. Verstehen Sie, ihr noch mal stärker zu vermitteln, du hast das nicht mehr nötig! Du musst das nicht mehr machen! Du sollst auch mal gucken, wie sich das anfühlt, wie die Stärke sich anfühlt. Wie sich das anfühlt zu sagen, ich habe das nicht nötig. Jetzt nicht nur vom Kopf, sondern wirklich auch so, versuchen Sie mal, die Stärke zu spüren. Du bist autonom. Du kannst das bestimmen.

K64/T: Darf ich mich mal trauen? Echt?

TH65/Sup: Ja. (*Therapeut tritt hinter die Klientin und spornt sie an.*)

K65/T: Du weißt, dass Du gut bist! Hör doch mit dem Scheiß auf!!!!

TH66/Sup: *(hinter der Klientin stehend)* Das war schon recht gut! Aber Sie müssen das noch deutlicher machen: Sie müssen selbst glauben, dass Sie ok sind! Und Sie müssen ihr klarmachen, dass sie aufhören muss, auf den Erlöser zu warten! Sie muss sich selber glauben, dass sie ok ist. Machen Sie ihr das deutlich!

K66/T: Du bist ok! Keiner soll was anderes sagen! Und hör auf, auf den Erlöser zu warten! Das ist völliger Scheiß! *Du* musst es glauben! Du musst nicht an Dir zweifeln, nur weil andere sagen, Du bist nicht gut genug! Du bist gut genug.

TH67/Sup: Das ist sehr gut! Aber die Klientin hat viele Zweifel. Wir müssen ihr noch deutlicher machen, dass sie wirklich ok ist.

K67/T: Du bist eine verdammt gute Anwältin! Und Du weißt das auch! Du kannst gut mit Klienten umgehen, Du gewinnst die meisten Prozesse! Scheißegal, was die Prüfer sagen! Und Du bist eine gute Mutter! Du hast eine gute Beziehung zu Deinen Kindern!

TH69/Sup: Das ist toll! Können Sie das auch spüren?

K69/T: Ja, ich kann es spüren. Und es fühlt sich gut an! Stark! *(Klientin wechselt auf die Klienten-Position.)*

TH70: *(setzt sich wieder)* Nun Klientin, wie ist das für Sie? Wie fühlt sich das an? Überzeugt es Sie?

K70/K: Ja, es fühlt sich sehr gut an. Ich muss mich von dem Mist befreien, den meine Mutter verzapft hat. Ich kann mir doch vertrauen. Im Augenblick habe ich auch das Gefühl, dass ich das kann.

TH71: Dann schlage ich vor, dass wir das jetzt erstmal so stehen lassen, ok?

K71/K: Ja.

13.3.3 *Kommentar*

K2: Der Therapeut hat in den vorherigen Stunden die Inhalte der Schemata mit der Klientin ausführlich geklärt. Dabei führt der Therapeut in der Regel den Begriff „Schema" ein und erläutert der Klientin, was damit gemeint ist und was damit getan werden muss. Hier hat der Therapeut auch den Begriff „Mogelpackung" in die Therapie eingeführt, um Aspekte des von der Klienten Gemeinten „auf den Punkt zu bringen."

TH4/(Sup): Der Therapeut führt das EPR ein, indem er der Klientin sehr deutlich macht, dass sie sich nun von ihrer Klienten-Rolle stark distanzieren soll und was genau ihre Aufgaben sind. Er schließt damit, dass er noch einmal die zu bearbeitende Annahme explizit macht.

In TH5/Sup ff. wird deutlich, dass der Therapeut als Supervisor der Klientin sehr aktiv hilft, ihre Gegenargumente als Klient-Therapeut zu präzisieren, auszubauen und zu entwickeln.

In TH7/Sup fordert der Supervisor die KT auf, die Schlussfolgerung für die KK zu ziehen. Dies ist ein wichtiger Schritt, damit Argumente das Schema wirklich treffen.

In TH8/Sup hilft der Supervisor der KT auch noch einmal beim Konkretisieren der Schlussfolgerung.

In TH11 arbeitet der Therapeut mit der Klientin daran, genau zu klären, was das „aber" ist, was sie an ihren Ausführungen als Klient-Therapeut nicht überzeugt.

An dieser Stelle (TH15/Sup) fordert der Supervisor die KT dazu auf, die KK damit zu konfrontieren, was sie (das Schema) tut: Systematisch positive Erfolge ausblenden.

Dies ist etwas sehr typisches in der Funktionsweise von Schemata (inkonsistente Erfahrungen ausblenden) und wird durch das Explizit-machen im EPR aufgebrochen.

In dem Dialog von TH16 an werden die Grundannahmen der Klientin noch weiter geklärt und präzisiert: Es wird klarer, was die Klientin tatsächlich von sich annimmt, was also der *Kern* ihres negativen Schemas ist.

In TH25 stoppt der Therapeut die Klientin: Damit folgt er der Regel, dass Klienten auf der Therapeuten-Position nicht in die Klienten-Rolle „zurückfallen" sollen. Tun sie dies, dann werden sie entweder vom Therapeuten gestoppt und darauf aufmerksam gemacht, welches ihre Aufgaben in der Therapeuten-Rolle sind oder sie werden auf die Klienten-Position zurückgeschickt!

In dem Dialog von KL24 an wird deutlich, dass es durchaus sinnvoll sein kann, wenn der Supervisor dem Klient-Therapeuten argumentativ Annahmen widerlegen kann. Dies ist nötig, wenn die Annahmen eindeutig nicht stimmig, nicht haltbar oder nicht logisch sind. Diese kognitive Technik ist in solchen Fällen vollständig sinnvoll, denn sie hebelt viele Aspekte von Schemata aus. Nur muss man dann damit rechnen, dass das Problem damit dann noch keineswegs erledigt ist. Denn meist waren diese nicht-stimmigen Annahmen eher oberflächlich und peripher und die Widerlegung durch den Therapeuten hat gewissermaßen „nur die Oberfläche abgetragen". Damit kommen dann aber, Schritt für Schritt, die wirklich relevanten Annahmen zum Vorschein und diese sind dann häufig affektiv und können dann nicht mehr mit der gleichen kognitiven Technik bearbeitet werden!

Bis KL40 bleibt der Prozess nun relativ oberflächlich, man dreht einige Schlenker. Der Therapeut wartet hier auf einen Ansatzpunkt, von wo aus er „tiefer ins Schema" kommt, denn er hat deutlich den Eindruck, dass es nicht wirklich zentral um die hier thematisierten Aspekte geht. Es geht nicht wirklich um Leistung und es geht nicht wirklich darum, eine „Schmalspuranwältin" zu sein. Im Schema müssen deutlich affektivere, deutlich relevantere Aspekte stehen und die müssen klar werden, ansonsten bleibt der Prozess an der Oberfläche.

In TH41 schafft der Therapeut dann eine Wende, indem er einen wichtigen Aspekt *expliziert*: Diese Aspekte hat die Klientin so nicht explizit geäußert, aber der Therapeut kann sie belegbar aus dem Gesagten *erschließen*. Der Therapeut rekonstruiert das von der Klientin Gemeinte und macht es ihr deutlich. KL42 zeigt dann auch, dass dies ein „Treffer" ist.

Im Folgenden wird die aufgeworfene Spur dann vertieft. Der Therapeut arbeitet hier wieder nach den Regeln Klärungsorientierter Psychotherapie. Wichtig ist, dass er die Klientin hierfür wieder auf den Klienten-Stuhl setzt. Da der Klärungsprozess durch die Explizierung auf der KT-Position begonnen hat, lässt der Supervisor die KT das auch nicht wiederholen, sondern setzt sie rüber, um den Klärungsprozess fortzuführen.

In TH48 wird deutlich, dass der Therapeut nun aufhört, kognitive Bearbeitungsstrategien anzuwenden: Seine Intention ist es hier eindeutig, die Klientin gegen ihre Schemata aufzuhetzen; er verwendet damit motivationale Strategien! Dies wird in TH50 besonders deutlich: Hier fordert er die Klient-Therapeutin in hohem Maße auf, aktiv gegen die Schemata vorzugehen und der Klientin deutlich zu machen, sich die Beeinträchtigung durch die Schemata nicht mehr gefallen zu lassen!

Aufgrund dieser Strategien werden dann in KL50 bei der Klientin deutlich affektive Schemaanteile getriggert; diese Aspekte werden dann im Folgenden weiter auf dem Klienten-Stuhl geklärt. Die Klientin ist im ganzen folgenden Prozess deutlich stärker affektiv beteiligt als vorher.

In TH56/Sup fährt der Therapeut mit der Motivationstechnik fort, aber er führt hier auch affektive Therapietechniken ein: Die Klientin soll gegen ein aversives Gefühl, das durch die Aktivierung eines affektiven Schemaaspektes entstanden ist, *ein positives Gegengefühl* entwickeln!

In KL56 wird dann sehr deutlich, dass die Klientin sich emotional gegen ihre dysfunktionalen Schemata zur Wehr setzt. Der Therapeut fördert im Folgenden sehr stark diesen emotionalen Prozess der Klientin. Dadurch kann sie sich klar von ihren Schemata abgrenzen, kann sie deutlich „bekämpfen", aber sie kann auch sehr deutlich *„Stärke spüren"*. Die Klientin wird in KL57/T und KL58/T deutlich wütend und geht ihre Schemata damit frontal an.

In TH64 hilft der Therapeut der Klientin noch mal stärker bei der Emotionalisierung, auch indem er sich *hinter* sie stellt und sie anfeuert (TH65/Sup ff.). Der Therapeut kann die Klientin auf diese Weise sehr direkt unterstützen und sie dazu bringen, ihre Emotionen auch wirklich sehr deutlich zu spüren!

13.4 Drittes Transkript

13.4.1 *Der Klient*

Klient, 40 Jahre, Rechtsanwalt, Diagnose: Narzisstische Persönlichkeitsstörung, psychosomatische Struktur
Therapeutin: Jana Fasbender

13.4.2 *Das Transkript*

Therapeutin (TH1): Möchten Sie das noch mal formulieren, was wir als Schema erarbeitet hatten?
Klient (K1): Das Schema ist im Prinzip: Ich darf niemandem zur Last fallen, weil, wenn ich das Gefühl habe, ich werde jemandem lästig, also ich erfülle irgendwelche Erwartungen nicht, dann beeinträchtigt das die Beziehung.
TH2: Das heißt: Ich darf niemandem zur Last fallen, sonst wird die Beziehung beeinträchtigt. Vielleicht sollten wir noch mal kurz klären, inwieweit die Beziehung dann beeinträchtigt wird. Was ist da so Ihr Gefühl?
K2: Ja, das ist nicht so klar, ich hab' nicht so eine ganz klare Vorstellung davon, was dann passiert, eher so'n diffuses Gefühl. Also ich denke, dann, ja, wird sich der Betreffende abwenden, der wird irgendwie sich gar nicht offen beschweren, sondern so, ja, mich nicht mehr mögen und mich irgendwie schneiden.
TH3: Das heißt, die Beziehung leidet irgendwie unterschwellig.
K3: Ja, eher sowas.

TH4: Also der wird nicht konfrontativ irgendwie Streit suchen, sondern irgendwie ist die Beziehung dann angeknackst, und Sie können das aber gar nicht richtig greifen.

K4: Ich sagte ja schon, dass ich auch so den Eindruck habe, in meiner Biografie hängt das mit der Strategie meiner Mutter zusammen, die immer genau sowas gemacht hat. Wenn sie das Gefühl hatte, sie fühlt sich irgendwie belastet, dann ist sie so mit ′nem langen Gesicht rumgelaufen, hat nicht mehr geredet und hat ganz unterschwellig mehr oder weniger kommuniziert: Das war jetzt Kacke, Du hast jetzt irgendwas gemacht, was nicht in Ordnung war! Keine offene Auseinandersetzung, keine offene Konfrontation, einfach so, ja, Konsequenzen spüren!

TH5: Hhm. Was löst das in Ihnen für ein Gefühl aus?

K5: Eigentlich eher so ein Gefühl von Traurigkeit. Aber auch von Hilflosigkeit.

TH6: Sie können da gar nichts gegen tun.

K6: Ich kann da eigentlich gar nicht viel tun, weil wenn ich dann versuchen würde, das offen zu thematisieren, würde man mir wieder ausweichen. Wenn ich mir einmal die Scheiße eingebrockt hab, dann hab ich praktisch keine Möglichkeit mehr, das wieder zu kompensieren.

TH7: O.K., ein Fehler, und das ganze System kippt.

K7: Ja, der Betreffende würde sich dann möglicherweise auch gar nicht auf eine Klärung einlassen.

TH8: Ja, der ginge dann auch gar nicht auf Sie ein. O.K. Ja gut, dann nehmen wir das doch mal. Ich fasse noch mal kurz zusammen: Also ich darf anderen nicht zur Last fallen, weil, wenn ich das tue, dann leidet die Beziehung da irgendwie unterschwellig darunter, und das löst bei mir ein Gefühl von Hilflosigkeit und Traurigkeit aus. Ja?

K8: Hhm.

TH9: O.K., wechseln Sie doch mal den Stuhl! (*Klient wechselt auf Therapeuten-Position.*)

TH10/Sup: Sie sind nun also auf der Therapeutenposition und ganz anderer Meinung als Ihr Klient. Ich würde jetzt gern mit Ihnen mal gemeinsam schauen, was wir sozusagen finden können, was wir dem Klienten entgegnen können und würde gerne erst mal mit Ihnen schauen, wenn Sie jetzt hier so auf der Therapeutenposition sitzen und ganz anderer Meinung als Ihr Klient sind, dass Sie sich das mal anschauen, was er da eigentlich denkt: Er darf anderen nicht schaden, sonst leidet die Beziehung.

K10/T: Ja rational, da haben wir ja auch schon mal drüber gesprochen, ist das totaler Schwachsinn, weil, wenn er irgendwas macht, wo jemand sauer ist, dann kann der sich melden. Aber wenn er sich nicht meldet, dann hat er Pech gehabt. Ich meine, das ist ja auch seine Verantwortung, dann zu sagen: Ich bin sauer. Also er muss sich ja das nicht anziehen, er kann ja hingehen und sagen: „Jetzt mal Butter bei die Fische, und dann lass uns mal gucken", und wenn der andere sagt: „Mach ich nicht.", dann muss man halt sagen: „Ja, dann machst Du′s eben nicht, und dann lassen wir′s eben."

TH11/Sup: Was würden Sie denn eigentlich sagen: Wie sehr belastet ihn dieses Schema eigentlich?

K11/T: Immer wieder. Ich meine nicht durchweg, aber ganz oft gibt′s so Entscheidungen, wo man Leute frustrieren muss oder irgendwem absagen muss. Oder er kriegt ′ne Anfrage und sagt nicht zu, und dann kommt′s immer wieder hoch, dass er denkt: Na ja,

eigentlich müsst´ ich jetzt zusagen. Und hinterher ärgert er sich, dass er´s nicht abgesagt hat.
TH12/Sup: Das heißt, er hat schon Kosten dadurch, durch dieses Schema.
K12/T: Hhm.
TH13/Sup: Können Sie mal so schauen, was sind denn die Kosten?
K13/T: Na ja, die Kosten sind im Prinzip, viel mehr zu machen, als er eigentlich will.
TH14/Sup: Mmh, das heißt, durch dieses Schema überfordert er sich eigentlich.
K14/T: Das ist richtig, ja.
TH15/Sup: Er geht über seine eigenen Grenzen, obwohl er das eigentlich gar nicht will.
K15/T: Ja, das ist auch wirklich so, weil´s eigentlich von der rationalen Seite her kein vernünftiges Argument gäbe. Statt zu sagen „ich sag das zu", einfach zu sagen „na, dann sag ich eben nicht zu". Und wenn die Leute denken, das ist doof, dann ist das eben doof! Also ich mein´, das ist ja, im Prinzip ist es ja auch klar, ne, so ´ne Konsequenz wie früher kann ja nicht mehr eintreten, und wenn, dann kann er auch sagen: Leck´ mich!
TH16/Sup: Das heißt eigentlich, rational, würden Sie sagen, ist dieses Schema völlig Banane.
K16/T: Rational ist das vollkommen Banane, das ist ja auch gar kein Thema.
T17/Sup: Ja.
K17/T: Das Problem ist nur, dass trotz der Erkenntnis es immer wieder passiert.
TH18/Sup: Mmh. Ja, ja das heißt, das Schema ist anscheinend ziemlich hartnäckig. Das heißt, Ihrem Klienten ist anscheinend noch nicht so richtig klar, dass das eigentlich Mega-Banane ist.
K18/T: Ja, das ist schon klar, aber ich glaube, das ist immer wieder...in der Situation überschreibt das Schema diese Erkenntnis immer wieder und dann sagt er, als wäre sie nicht da: „Ah ja, das musst Du jetzt machen!". Wie das letzte Mal bei Herbert, der hat mich wieder eingewickelt, wo ich sage: „Ich mach´ das nicht mehr!" Und der hat solange auf mich eingeredet, dass ich gesagt hab´: „Ja in Ordnung, können wir drüber reden." Und hinterher hab´ ich gedacht, ich ärgere mich, weil ich vorher gesagt habe, ich mach`s nicht! Und das ist doch eigentlich klar: Ich mach´s nicht mehr!
TH19/Sup: Wer wickelt ihn ein, Herbert oder sein Schema?
K19/T: *(lacht)* Eigentlich beide. Ja ich mein´, Sie haben ja Recht, Sie haben ja auch schon mal gesagt, dem sendet er ja auch ständig Signale, dass er ihn einwickeln kann.
TH20/Sup: Ja, ja.
K20/T: Natürlich bekräftigt er ihn auch dafür, dass er ihn einwickelt. Der weiß inzwischen natürlich genau, an welchem Knopf er drücken muss, damit er sagt: „Ja, ja, ist o.k., ich mach´s." Eigentlich weiß er das ja auch alles!
TH21/Sup: Und uneigentlich?
K21/T: Ja uneigentlich macht er`s dann trotzdem.
TH22/Sup: Also, Sie sagen ja ganz klar, er hat klare Kosten dadurch. Er will eigentlich nicht, aber es gibt eben bestimmte Situationen, wo das dann doch wieder passiert, dass er kippt. Und diesem Schema quasi blind folgt! Das heißt, da müssten wir vielleicht Ihrem Klienten oder diesem Schema mal verdeutlichen, dass Sie das nicht mehr möchten! Ist das denn so? Möchten Sie das nicht mehr?
K22/T: Ich möchte das überhaupt nicht mehr! Ich hab´ da jetzt kein Bock mehr drauf!
TH23/Sup: O.K., dann sagen Sie ihm das doch mal!

K23/T: *(zur Klienten-Position, laut und heftig)* Das ist wirklich vollkommener Schwachsinn! Du merkst doch, du ärgerst dich jedes Mal wieder darüber, dass du wieder gesagt hast, du machst 'nen Vortrag oder du machst 'nen Kurs, wo eigentlich klar ist, du willst das nicht mehr! Das nimmt deine Freizeit weg, du hast kein Bock mehr auf den Scheiß, und jedes Mal sagst du wieder: „Ja, möglicherweise, und ich überleg´ ..." Es ist wirklich Mega-Banane! Hör endlich auf mit dem Scheiß, und trau dich einfach auch mal zu sagen: „Nein, ich mach´s nicht!" Du weißt genau, dir kann ja nichts passieren. Und wenn die wirklich sauer werden, die kriegen sich erstens wieder ein, und zweitens können die sich darüber beschweren, und dann kann man das klären. Eigentlich gibt´s überhaupt keinen Grund, wieder weich zu werden und zu sagen: „Ich überleg´s mir." So ein Mist!

TH24/Sup: Super! Bitte wechseln Sie den Stuhl! *(Klient wechselt auf Klienten-Stuhl.)*

TH25: Wie wirkt das auf Sie?

K25/K: Ich trau´ mich nicht.

TH26: Das heißt, Sie hätten schon die Kompetenz, aber Sie trauen sich nicht.

K26/K: Immer so diese Befürchtung: Ach ne, lass Dich nicht auf den Konflikt ein! Dann sagt der vielleicht: „Ja, ja, ich akzeptiere das", und ist dann aber doch sauer. Das ist natürlich vollkommen Banane, aber in dem Augenblick spür´ ich das, dass ich denke: Nein, besser doch nicht! Gib` besser einfach nach!

TH27: Das heißt, das ist für Sie noch bedrohlich.

K27/K: Ich merk´ das auch, dass ich vermeide. Ich hab` ein ganz schlechtes Gefühl, wenn ich nein sage.

TH28: Bitte wechseln Sie mal den Stuhl. *(Klient wechselt auf Therapeuten-Position.)*

TH29/Sup: O.K., jetzt sind Sie wieder Ihr eigener Therapeut und Sie sind ganz anderer Meinung als Ihr Klient. Das war ja zu erwarten, dass Ihr Klient sagt: „Ich trau` mich nicht." Der kriegt das dann in solchen Momenten nicht hin. Das heißt, der ist sozusagen so verwachsen mit diesem Schema, dass das, was Sie gerade gesagt haben, möglicherweise noch nicht ausgereicht hat.

K29/T: Ja das fürchte ich auch. Aber ich weiß auch nicht, was ... Also ich müsste ..., in dem Augenblick müsste er ja dann auch ein anderes Gefühl haben. Er müsste dann auch so seine Stärke spüren und spüren: Ich will das jetzt nicht! Verstehen Sie, ich glaube, in dem Augenblick müsste er spüren: „Ich will es nicht! Sag einfach ab. Scheiß drauf!" Herbert war ja jetzt das beste Beispiel eigentlich dafür. Wo auch wirklich das Gefühl weg ist, wo ich denke: „Ich kann ihm das jetzt sagen, und ich will ihm das sagen." Es ist wie, als wär´ das Gefühl in dem Augenblick nicht greifbar, nicht aktualisierbar.

TH30/Sup: Genau, es ist nicht aktualisierbar, das denk´ ich auch. Weil sonst haben Sie ja diese Kompetenz, auch dieses Gefühl zu spüren.

K30/T: Ja das ist für mich gar kein Problem, aber ist so, als würde in diesem Augenblick so ein Weichmacher anspringen, und ich würde dann irgendwie nicht stark sein können.

TH31/Sup: Was können Sie Ihrem Klienten sagen? Was kann ihn in dem Augenblick stark machen, wenn er in der Situation ist?

K31/T: Er soll sich klarmachen, dass gar nichts passieren kann, dass er nein sagen darf, dass der andere das schließlich akzeptieren muss.

TH32/Sup: O.K., dann sagen Sie das Ihrem Klienten. *(lauter werdend)* Und zwar deutlicher als gerade und lauter! Versuchen Sie´s mal!

K32/T: Mmh.

TH33/Sup: *(sehr laut)* Jetzt sagen Sie ihm, dass Sie diesen Mist nicht mehr wollen. Sagen Sie ihm das mal! Ganz klar!

K33/T: *(laut, heftig)* Also, das geht gar nicht! Verstehst Du, eigentlich kann ja nicht ... Die verfügen ja ständig über Dich! Du nimmst Dir vor, du machst das nicht mehr, und dann ruft einer einen an und schwatzt Dir irgendso ´ne Scheiße auf, und Du sagst dann „Ja" und das geht gar nicht! Du musst am Telefon sitzen und Dir klarmachen: Du kannst jetzt „Nein" sagen, und das machst Du jetzt auch! Du spürst, dass das im Prinzip überhaupt kein Problem ist. Du bist nicht mehr fünf, das ist nicht deine Mama am Telefon! Und Du sagst: Der kann mich nicht einschüchtern, verdammte Kacke! Es kann Dir gar nichts passieren. Der andere muss das einfach akzeptieren!

TH34/Sup: Schreien Sie mal! Los, Sie können das!

K34/T: Ich kann das nicht.

TH35/Sup: *(Therapeutin steht auf und stellt sich hinter den Klienten; sehr laut)* Der kann Sie nicht einschüchtern, das ist völliger Blödsinn!!

K35/T: *(schreit)* Es ist völliger Blödsinn!

TH36/Sup: Sie sind jetzt 40 Jahre alt! Ja, aber wirklich, er ist ja immer noch in diesem Schema verhaftet wie mit 5. Sie müssen ihm das mal klarmachen: Er braucht das nicht mehr. Das ist überholt, das ist alt! Sagen Sie ihm das mal!

K36/T: *(leise)* Das ist alt, ja! *(schreit)* Du musst dich nicht von so einem Scheiß einschüchtern lassen, das geht gar nicht! *(Th: „Gut so!")* Das ist eigentlich ein Unding, dass immer noch diese alte Scheiße wirksam ist und dich einwickeln kann! *(Th: „Weiter so!")* Das geht gar nicht! Du musst jetzt ans Telefon gehen und sagen: „Weißt Du was Herbert, das geht gar nicht, und ich mach´ das nicht, und ich lass mich nicht mehr einwickeln, und die Entscheidung ist klar, ich hab´s Dir schon vor ´nem halben Jahr gesagt, und jetzt ist Schluss!"

TH37/Sup: Super! Super. Jetzt noch mal wechseln. *(Therapeutin setzt sich wieder auf ihren Platz.) (Klient wechselt auf Klienten-Position.)*

TH38: Jetzt sind Sie wieder in der Klientenposition. Wie fühlt sich das an?

K38/K: Hm, also ich weiß nicht, ob das Gefühl schon anders ist, aber auf der rationalen Ebene würde ich natürlich sagen: Korrekt!

TH39: Bleiben Sie mal bei Ihrem Gefühl.

K39/K: Mein Gefühl ... sagt immer noch ... ich darf das nicht ... der andere erwartet, dass ich das tue ... also muss ich das auch tun ... sonst ist der sauer.

TH40: Sie haben Angst, der ist sauer. Was kann passieren?

K40/K: Der ist enttäuscht, kündigt die Beziehung, will nichts mehr mit mir zu tun haben.

TH41: Wechseln Sie mal den Stuhl. *(Klient wechselt auf Therapeuten-Position.)*

TH42/Sup: Sie sind jetzt Ihr eigener Therapeut und ganz anderer Ansicht als Ihr Klient. Was könnten Sie dem Klienten sagen?

K42/T: Warum sollte der andere mich nicht mehr mögen? Das ist doch Quatsch! Und selbst wenn: Dann wäre das eben so! Wenn der wegen so was sauer wäre, dann hätte der eine Meise!

TH43/Sup: Sagen Sie das mal dem Klienten.

K43/T: *(laut)* Es ist Unsinn, dass Du dann nicht mehr gemocht wirst! Deshalb wird Dich keiner ablehnen! Das würdest Du ja auch nicht tun! Und selbst wenn! Was wäre die Katastrophe? Du hast Dich doch nur durchgesetzt! Du hast Deine Interessen vertreten und die wären berechtigt!

TH44/Sup: Versuchen Sie mal, es Ihrem Klienten noch mal zu sagen. Und dabei zu *spüren*, dass das ok ist! Zu spüren, dass Sie das *Recht* haben, einen Vorschlag abzulehnen! Zu spüren, dass das ok ist! Versuchen Sie mal, das wirklich zu spüren!

K44/T: *(Pause, dann laut)* Das ist völlig in Ordnung! *(Pause)* Niemand verfügt über Dich! Wenn Du es ablehnst, dann darfst Du es! Du darfst es! Es ist völlig ok!

TH45/Sup: *(tritt hinter den Klienten)* Machen Sie es ihm gefühlsmäßig klar! Er muss es auch spüren! Aber erst müssen Sie spüren, dass es ok ist: Ich will, dass Sie es spüren! Nochmal! Setzen Sie sich mal so hin, dass Sie sich stark und gut fühlen! Und dann sagen Sie es noch mal!

K45/T: *(holt Luft, laut)* Es ist völlig in Ordnung. Wenn Du etwas nicht willst, dann mach` es auch nicht! Du hast das Recht dazu! Es ist völlig in Ordnung. Und wenn einer sauer ist, dann soll er Dich am Arsch lecken! Verstehst Du? Das geht Dir völlig am Arsch vorbei! Du willst es nicht machen, und damit gut!

TH46/Sup: *(setzt sich wieder)* Wechseln Sie mal den Platz. *(Klient wechselt auf Klienten-Position.)*

TH47: Wie fühlt sich das an als Klient?

K47/K: Gut. *(Pause)* Das fühlt sich gut an. *(Pause)* Ich will das ja auch nicht mehr. Und es kann nichts passieren. Wenn sich einer beschweren will, dann soll er das doch tun. Ja, das fühlt sich gut an.

13.4.3 Kommentar

TH1: Die Therapeutin hat mit dem Klienten vorher den Begriff „Schema" eingeführt, sodass sie jetzt mit dem Klienten darüber kommunizieren kann.

K1: Das Schema wurde vorher mit dem Klienten geklärt, sodass es nun gut und präzise formulierbar ist. In dieser Form ist es gut im EPR bearbeitbar.

TH1-K8: Therapeutin und Klient erarbeiten trotzdem noch einmal Implikationen des Schemas. Das wäre nicht unbedingt notwendig gewesen, kann dem Klienten aber durchaus helfen, ein Schema „anzuwärmen", sodass es dann auch besser bearbeitbar ist.

Im Einzelnen:

TH2: Die Therapeutin möchte hier zunächst die affektiven Schemaaspekte klären, um im Verlauf des EPR damit arbeiten zu können.

K4: Der Klient schlägt hier einen Bogen zu seiner biographischen Erfahrung, möglicherweise dem „Entstehungsort" des Schemas. Es wird deutlich, dass dieser biographische Hintergrund schon zuvor im Therapieprozess geklärt wurde. Dies wird auch empfohlen, um im Rahmen des EPR darauf zurückkommen zu können und zu verdeutlichen, dass es sich um ein früh erworbenes, „altes" Schema handelt. So fällt es dem Klienten im EPR u.U. leichter, sich davon distanzieren zu können.

TH5: Die Therapeutin führt den Klienten immer wieder auf die Gefühlsebene, um den Klienten zu „aktivieren". Er muss das Schema spüren, um an wichtigen affektiven Schemainhalten arbeiten zu können.

TH8: Vor dem Wechsel auf die andere Position fasst die Therapeutin noch mal zusammen und lässt sich vom Klienten den Kerninhalt bestätigen, mit dem jetzt weiter gearbeitet werden soll.

TH10/Sup: Die Therapeutin markiert die Position und versucht gezielt, den KT anzuleiten, die Schemainhalte „von außen" und mit Abstand zu betrachten, d.h. sich davon zu distanzieren.

K10/T: Das Statement macht deutlich, dass der Klient schon Erfahrung mit dem EPR hat: Er weiß, was er tun soll und beginnt sofort, das Schema in Frage zu stellen. Dies weist auch auf hohe Compliance auf Seiten des Klienten hin.

TH11/Sup-TH15/Sup: Die Strategie der Therapeutin besteht darin, dem Klienten noch einmal die Kosten des Schemas salient zu machen und damit seine Motivation zur Schemabearbeitung zu steigern. Dabei wird deutlich, dass dem Klienten die Schemakosten recht klar sind und man wohl davon ausgehen kann, dass der Klient zur Schemabearbeitung motiviert ist.

K15/T: Dem Klienten ist „rational klar", dass das Schema Unsinn ist. Dies ist eine gute Basis für motivationale und affektive Strategien. Wäre dem Klienten dies auch rational unklar, wären zunächst kognitive Strategien erforderlich.

T18/Sup: Hier macht die Therapeutin auf einen wichtigen Aspekt aufmerksam: Das Schema ist „hartnäckig"! Obwohl dem Klienten rational klar ist, dass das Schema unsinnig ist, ist das Schema in kritischen Situationen immer wieder voll wirksam. Somit muss der Klient nun heftiger, affektiver gegen das Schema angehen. Rein kognitive Argumentationen werden in einem solchen Fall kaum hilfreich sein (kognitiv „weiß" der Klient schon alles, was es zu wissen gibt – aber offenbar reicht das nicht!).

TH19/Sup: Die TH/Sup stellt hier heraus, dass der Klient sich aufgrund seines eigenen Schemas „einwickeln lässt". Beachte: Dabei spricht die TH/Sup mit dem K/T in der dritten Person *über* den Klienten

T22/Sup: Hier macht die Therapeutin dem Klienten genau deutlich, dass rein kognitive Argumente nicht ausreichen. Der Klient muss heftiger gegen sein Schema vorgehen. Er muss stark seine Motivation spüren, sich nicht mehr von dem Schema „unterkriegen zu lassen" und er muss *Gegenaffekte* spüren, spüren, dass er stark genug ist, sich von den „Konsequenz-Androhungen" des Schemas nicht mehr einschüchtern zu lassen. Die Therapeutin setzt hier den eigentlichen Startpunkt für ein „Aufhetzen gegen das Schema".

K23/T: Nun geht der Klient stark affektiv gegen das Schema vor. In der Therapeuten-Rolle nimmt er eine Position ein, in der er anfängt, sich über das Schema zu ärgern und anfängt, Gegenaffekte zu entwickeln. Da er aber ja in der Therapeutenrolle weiterhin er selbst ist, fängt *er* an, sich zu ärgern und fängt *er* an, Gegenaffekte zu entwickeln und zu spüren! Er macht sich dabei deutlich, dass er keine Angst vor den durch das Schema angedrohten Katastrophen mehr haben muss.

Bei K25/K prüft der Klient das, was der Therapeut gesagt hat und es wird deutlich – was bei einem hartnäckigen Schema auch zu erwarten war – dass die Therapeuten-Aktion noch nicht ausreicht: Der Klient „traut sich nicht", gegen sein Schema zu verstoßen. Das Schema ist noch zu stark – und daraus resultiert: „Das Ganze noch mal von vorn!" Was die Therapeutin dann in TH29/Sup auch einleitet.

K29/T: Der Klient hat es erkannt: Er müsste *in* der kritischen Situation die Stärke spüren, sich gegen das Schema aufzulehnen! Also muss er sich *jetzt und hier* stärken.

K33/T: Und das versucht der Klient nun. Er versetzt sich in der Therapeutenposition noch einmal in eine Position, in der er sowohl die Motivation spüren kann, gegen das Schema aktiv vorzugehen (= motivationaler Aspekt) als auch die Stärke spüren kann, gegen sein Schema vorgehen zu können (= affektiver Aspekt).

In TH34/Sup bis K36/T stachelt die Therapeutin den Klienten in der Therapeutenrolle noch systematisch an. Sie energetisiert ihn und möchte, dass der KT spürbar mehr Wut auf das dysfunktionale Schema entwickelt und diese ausdrückt; damit hat sie auch Erfolg. Um den Klienten besser unterstützen zu können, stellt sie sich hinter den Klienten und suggeriert ihm Hilfestellungen. Dies „stärkt dem Klienten den Rücken" und ermutigt ihn, sich zu trauen, lauter zu werden. Beachte: Dabei muss immer klar sein, dass man nicht auf den Klienten wütend ist, sondern *gemeinsam mit dem Klienten* auf das alte und dysfunktionale Schema. Dies ist nur möglich, wenn sich der Klient, wie in diesem Fall, schon ausreichend rational von den Schemainhalten distanzieren kann und er diese „loswerden" will.

In K40/K wird deutlich, dass das Schema noch nicht ausreichend „heruntergefahren" ist, daher ist es nötig, die Gegenposition noch weiter zu stärken!

Von TH42/Sup bis TH46h/Sup intensiviert die Supervisorin noch mal das „Aufhetzen des Klienten gegen sein Schema". Der Klient-Therapeut versucht, den Affekt von Stärke und die Emotion von Ärger (gegen sein Schema) zu entwickeln und sich klar zu machen, dass er sich nicht einschüchtern lassen muss. Ziel ist dabei aber nicht, dass er dies kognitiv erkennt (das hat er längst hinter sich), Ziel ist dabei, *dass er es spüren kann*, dass er deutliche *Gegenaffekte* erlebt: Er soll *spüren*, dass er stark ist, er soll *spüren*, dass sein Ablehnen in Ordnung ist, er soll *spüren*, dass er das Recht dazu hat! Die TH/Sup leitet dabei zunächst den KT an, dies deutlich zu spüren. Wenn bei ihm ein verändertes, positives Gefühl entsteht, wird er angeleitet, dies dem KK mitzuteilen, ihn daran „teilhaben" zu lassen. Anschließend prüft der TH mit dem KK, ob dieser ebenfalls die veränderte Gefühlsqualität auf der affektiven Ebene *spüren* kann.

K47/K: Dies gelingt hier: Der Klient beginnt auch auf der affektiven Ebene *spüren*, dass das Schema so nicht stimmt.

Man kann das EPR zunächst mal so stehen lassen, damit die Effekte im Klienten weiterwirken; es ist aber klar, dass man das Ganze wahrscheinlich noch 1 bis 3 Mal wiederholen muss, ehe die Gegenaffekte beim Klienten stark und stabil genug sind, dass der Klient wirklich anfangen kann, sich anders als bisher zu verhalten.

14 Literatur

Aebli, H. (1980). *Denken, das Ordnen des Tuns, Bd. 1: Kognitive Aspekte der Handlungstheorie*. Stuttgart: Klett-Cotta.
Anderson, J.R. (1990). *Cognitive psychology and its implications*. New York: Freeman.
Arnold, M. B. (1960). *Emotion and Personality, Vol. 1*. New York: Columbia University Press.
Baars, B.J. (1981). Cognitive versus inference. *American Psychologist, 36*, 223-224.
Barnard, P. (1985). Interacting cognitive subsystems: a psycholinguistic approach to short-term memory. In: A. Ellis (Ed.), *Progress in the Psychology of Language, Vol. 2*, 197-258. London: Erlbaum.
Barnard, P.J. & Teasdale, J.D. (1991). Interacting cognitive subsystems: a systemic approach to cognitive-affective interaction and change. *Cognition and Emotion, 5*, 1-39.
Baumann, N., Kaschel, R & Kuhl, J. (2005). Striving for unwanted goals: Stress-dependent discrepancies between explicit and implicit achievement motives reduce subjective well-being and increase psychosomatic symptoms. *Journal of Personality and Social Psychology, 89(5)*, 235-253.
Beck, A.T. (1979). *Wahrnehmung der Wirklichkeit und Neurose*. München: Pfeiffer.
Beck, A.T., Rush, A.J., Shaw, B.F. & Emery, G. (1996): *Kognitive Therapie der Depression*. 5. Auflage. Weinheim: Beltz PVU.
Beck, J.S. (1999). *Praxis der kognitiven Therapie*. Weinheim: Beltz PVU.
Bless, H. (2001). The consequences of mood on the processing of social information. In: A. Tesser & N. Schwarz (Eds.), *Blackwell Handbook in Social Psychology*, 391-412. Oxford, UK: Blackwell Publishers.
Bless, H., Clore, G.L., Schwarz, N., Golisano, V., Rabe, C. & Wölk, M. (1996). Mood and the use of scripts: Does happy mood make people really mindless? *Journal of Personality and Social Psychology, 63*, 585-595.
Bless, H. & Ijou, E.R. (2006). Stimmung und Informationsverarbeitung. In: H.-W. Bierhoff & D. Frey (Hrsg.), *Handbuch der Sozialpsychologie und Kommunikationspsychologie*, 423-429. Göttingen: Hogrefe.
Bransford, J.D. & McCarrell, N.S. (1975). A sketch of cognitive approach to comprehension: Some thoughts about understanding what it means to comprehend. In: W. Weiner & D.S. Palermo (Eds.), *Cognition and the symbolic processes*, 189-229. Hillsdale, N.J.: Erlbaum.
Brunstein, J.C. (1995). *Motivation nach Mißerfolg*. Göttingen: Hogrefe.

Brunstein, J.C. (2006). Implizite und explizite Motive. In: J. Heckhausen & H. Heckhausen. (Hrsg.), *Motivation und Handeln*, 303-329. Heidelberg: Springer.

Brunstein, J.C., Dangelmayer, G. & Schultheiß, O.C. (1996). Personal goals and social support in close relationships: Effects on relationship mood and marital satisfaction. *Journal of Personality and Social Psychology, 71,* 1006-1019.

Brunstein, J.C., Lautenschlager, U., Nawroth, B., Pöhlmann, K. & Schultheiß, O.C. (1995). Persönliches Anliegen, soziale Motive und emotionales Wohlbefinden. *Zeitschrift für Differentielle und Diagnostische Psychologie, 16,* 1-10.

Brunstein, J.C., Maier, G.W. & Schultheiß, O.C. (1999). Motivation und Persönlichkeit: Von der Analyse von Teilsystemen zur Analyse ihrer Interaktion. In: M. Jerusalem & R. Pekrun (Hrsg.), *Emotion, Motivation und Leistung* (S.147-167). Göttingen: Hogrefe.

Brunstein, J. C. & Schmitt, C. H. (2003). *Prüfung der konvergenten, diskriminanten und prädiktiven Validität von Leistungsmotiv-IATs, -TATs und -Fragebögen.* DFG-Bericht. Universität Potsdam.

Brunstein, J. C., Schultheiss, O. C. & Graessmann, R. (1998). Personal goals and emotional well-being: The moderating role of motive dispositions. *Journal of Personality and Social Psychology, 75,* 494-508.

Clore, G.L., Schwarz, N. & Conway, M. (1994). Cognitive causes and consequences of emotion. In: R.S. Wyer & T.K. Srull (Eds.), *Handbook of social cognition, 2nd ed., Vol. 1*, 323-417. Hillsdale, NJ: Erlbaum.

Cohen, J.D., Dunbar, K. & McClelland, J.L. (1990). On the control of automatic processes: a parallel distributed processing account of the Stroop effect. *Psychological Review, 97,* 332-361.

Collins, A.M. & Loftus, E.F. (1975). A spreading-activation theory of semantic processing. *Psychological Review, 82,* 407-428.

Collins, H. & Pinch, T. (1993). *The Golem. What everyone should know about science.* Cambridge: University Press.

Crocker, J., Fiske, S.T. & Taylor, S.E. (1984). Schematic bases of belief change. In: J.R. Eiser (Ed.), *Attitudinal judgement,* 197-226. New York: Springer.

Dalgleish, T., Mathews, A. & Wood, J. (1999). Inhibition Processes in Cognition and Emotion: A Special Case? In: T. Dalgleish & M. Power (Eds.), *Handbook of Cognition and Emotion,* 243-265. New York: Wiley.

Dalgleish, T. & Power, M.J. (1999). *Handbook of Cognition and Emotion.* Chichester: Wiley.

Deci, E.L. (1975). *Intrinsic motivation.* New York: Plenum.

Dinslage, A. (1992). *Gestalttherapie: was sie kann, wie sie wirkt und wem sie hilft* (2. Auflage). Mannheim: PAL.

Dörner, D. (1987). *Problemlösen als Informationsverarbeitung* (3. Auflage). Stuttgart: Kohlhammer.

Dörner, D. (1988). Wissen und Verhaltensregulation: Versuch einer Integration. In: H. Mandl & H. Spada (Hrsg.), *Wissenspsychologie,* 265-279. München: Psychologie Verlags Union.

Dörner, D., Kreuzig, H.W., Reither, F. & Stäudel, T. (1983). *Lohhausen: Vom Umgang mit Unbestimmtheit und Komplexität.* Bern: Huber.

Dörner, D., Schaub, H. & Stäudel, T. (1988). Ein System zur Handlungsregulation oder die Interaktion von Emotion, Kognition und Motivation. *Sprache und Kognition, 7*, 217-232.

Elliott, R., Watson, J.C., Goldman, R.N. & Greenberg, L.S. (2004). Learning emotion-focused therapy: The process-experiential approach to change. Washington: American Psychological Association.

Emmons, R.A. (1991). Personal strivings, daily life events, and psychological and physical well-being. *Journal of Personality, 59*, 453-472.

Engelkamp, J. & Zimmer, H.D. (2006). *Lehrbuch der kognitiven Psychologie*. Göttingen: Hogrefe.

Esser, P. (1978). Erlebnisaktivierung in der Psychotherapie. In: H. Bommert & H.D. Dahlhoff (Hrsg.), *Das Selbsterleben (Experiencing) in der Psychotherapie*, 129-187. München: Urban & Schwarzenberg.

Esser, P. (1983). Erlebnisorientierte Psychotherapie. Stuttgart: Kohlhammer.

Forgas, J.P. (1999). Network Theories and Beyond. In: T. Dalgleish & M. Power (Eds.), *Handbook of Cognition and Emotion*, 591-611. New York: Wiley.

Forgas, J.P. (2003). Affective influences on attitudes and judgments. In: R.J. Davidson, K.R. Scherer & H.H. Goldsmith (Eds.), *Handbook of affective sciences*, 596-618. Oxford: Oxford University Press.

French, E.G. & Lesser, G.S. (1964). Some characteristics of the achievement motive in women. *Journal of Abnormal and Social Psychology, 68,* 119-128.

Frensch, P.A. (2006). Kognition. In: J. Funke & P.A. Frensch (Hrsg.), *Handbuch der Allgemeinen Psychologie – Kognition*, 19-28. Göttingen: Hogrefe.

Friederici, A.D. (1998). Wissensrepräsentation und Sprachverstehen. In: F. Klix & H. Spada (Hrsg.), *Wissen*, 249-274. Göttingen: Hogrefe.

Frijda, N.H. (1994). Emotions are functional, most of the time. In: P. Ekman & R.J. Davidson (Eds.), *The nature of emotion*, 112-136. New York: Oxford University Press.

Fuhrmann, A. & Kuhl, J. (1998). Maintaining a healthy diet: Effects of personality and self-reward versus self-punishment on commitment to and enactment of self-chosen and assigned goals. *Psychology and Health*, *13,* 651-686.

Gainotti, G., Caltagirone, C. & Zoccolotti, P. (1993). Left/right and cortical/subcortical dichotomies in the neuropsychological study of human emotions. *Cognition and Emotion, 7*, 71-93.

Gendlin, E.T. (1970). The significance of felt meaning. In: R. Cornier. (Ed.), *An introduction to philosophy*. Glenview.

Gendlin, E.T. (1978a). Eine Theorie der Persönlichkeitsveränderung. In: H. Bommert & H.D. Dahlhoff (Hrsg.), *Das Selbsterleben (Experiencing) in der Psychotherapie*, 1-62. München: Urban & Schwarzenberg.

Gendlin, E.T. (1978b). *Focusing*. New York: Everest House.

Gendlin, E.T. (1981). *Focusing*. New York: Bantam Books.

Gendlin, G.T. & Wiltschko, J. (2007). *Focusing in der Praxis. Eine schulenübergreifende Methode für Psychotherapie und Alltag* (Leben Lernen 131). 3. Auflage. Stuttgart: Klett-Cotta.

Gendolla, G.H.E. (2000). On the impact of mood on behavior: An integrative theory and a review. *Review of General Psychology, 4,* 378-408.

Gendolla, G. H. E., Abele, A. E. & Krüsken, J. (2001). The informational impact of mood on effort mobilisation: A study of cardiovascular and electrodermal responses. *Emotion, 1,* 12-24.

Gollwitzer, P.M. (1999). Implementation intentions: Strong effects of simple plans. *American Psychologist, 54,* 493-503.

Gollwitzer, P.M. & Brandstätter, V. (1997). Implementation intentions and effective goal pursuit. *Journal of Personality and Social Psychology, 73,* 186-199.

Goschke, T. (2006). Motivationale und volitionale Grundlagen zielgerichteter Handlungen. In: J. Funke & P.A. Frensch (Hrsg.), *Handbuch der Allgemeinen Psychologie – Kognition,* 562-571. Göttingen: Hogrefe.

Grawe, K. (1998). *Psychologische Therapie.* Göttingen: Hogrefe.

Grawe, K. (2004). *Neuropsychotherapie.* Göttingen: Hogrefe.

Greenberg, L.S. (2006). *Emotionsfokussierte Psychotherapie. Lernen, mit den eigenen Gefühlen umzugehen.* Tübingen: dgvt.

Greenberg, L.S., Rice, L.N. & Elliott, R. (2003). *Emotionale Veränderung fördern. Grundlagen einer prozeß- und erlebnisorientierten Therapie.* Paderborn: Jungfermann.

Healy, H. & Williams, M.J. (1999). Autobiographical Memory. In: T. Dalgleish & M. Power (Eds.), *Handbook of Cognition and Emotion,* 229-242. New York: Wiley.

Hebb, D.O. (1949). The Organization of Behaviour. New York: Wiley-Interscience.

Heckhausen, H. (1989). *Motivation und Handeln.* Heidelberg: Springer.

Heckhausen, H., Gollwitzer, P.M. & Weinert, F.E. (1987). *Jenseits des Rubikon: Der Wille in den Humanwissenschaften.* Berlin: Springer.

Hedlund, S. & Rude, S.S. (1995). Evidence of latent depressive schemas in formerly depressed individuals. *Journal of Abnormal Psychology, 104,* 517-525.

Heidenreich, T. & Michalak, J. (2006). *Achtsamkeit und Akzeptanz in der Psychotherapie. Ein Handbuch* (2., korrigierte Auflage.) Tübingen: dgvt.

Hinsch, R. & Pfingsten, U. (2007). *Gruppentraining sozialer Kompetenzen. GSK* (5., vollständig überarbeitete Auflage). Weinheim: Beltz PVU.

Hörnig, R., Rauh, R. & Strube, G. (1993). EVENTS-II: Modeling event recognition. In: G. Strube & K.F. Wender (Eds.), *The cognitive psychology of knowledge,* 113-138. Amsterdam: North-Holland.

Horowitz, M.J. (1987). *States of Mind.* New York: Plenum Medical Book Company.

Kehr, H.M. (2004). Implicit/explicit motive discrepancies and volitional depletion among managers. *Personality and Social Psychology Bulletin, 30,* 315-327.

Klix, F. & Spada, H. (1998). Einführung. In: F. Klix & H. Spada (Hrsg.), *Wissen,* 1-14. Göttingen: Hogrefe.

Kolb, B. & Whishaw, J.Q. (1996). *Neuropsychologie.* Heidelberg: Spektrum.

Koole, S.L., Jager, W., Hofstee, W.K. & van den Berg, A.E. (2001). On the social nature of personality: The influence of extraversion and agreeableness and feedback about collective resource use on cooperation in a ressource dilemma. *Personality and Social Psychology Bulletin, 27,* 289-301.

Kuhl, J. (1983a). *Motivation, Konflikt und Handlungskontrolle.* Berlin: Springer.

Kuhl, J. (1983b). Emotion, Kognition und Motivation: I. Auf dem Wege zu einer systemtheoretischen Betrachtung der Emotionsgenese. *Sprache und Kognition, 2 (1),* 1-27.

Kuhl, J. (1983c). Emotion, Kognition und Motivation: II. Die funktionale Bedeutung der Emotionen für das problemlösende Denken und für das konkrete Handeln. *Sprache und Kognition, 2 (4),* 228-253.

Kuhl, J. (1994). Wille und Freiheitserleben: Formen der Selbststeuerung. In: J. Kuhl & H. Heckhausen (Hrsg.), *Motivation, Volition und Handlung. Enzyklopädie der Psychologie, Serie Motivation und Emotion, Bd. 4*. Göttingen: Hogrefe.

Kuhl, J. (1996). Wille und Freiheitserleben: Formen der Selbststeuerung. In: J. Kuhl & H. Heckhausen (Hrsg.), *Enzyklopädie der Psychologie: Motivation, Volition und Handlung* (Serie IV, Band 4, S. 665-765). Göttingen: Hogrefe.

Kuhl, J. (2001). *Motivation und Persönlichkeit.* Göttingen: Hogrefe.

Kuhl, J. (2006). Individuelle Unterschiede in der Selbststeuerung. In: J. Heckhausen & H. Heckhausen (Hrsg.). *Motivation und Handeln,* 303-329. Heidelberg: Springer.

Lakatos, I. (1978). *The Methodology of Scientific Research Programmes. Philosophical Papers. Vol. 1.* Cambridge: Cambridge University Press.

Lakatos, I. (1979). *Beweise und Widerlegungen. Die Logik mathematischer Entdeckungen.* Braunschweig: Vieweg.

Lammers, C.-H.(2007). *Emotionsbezogene Psychotherapie. Grundlagen, Strategien und Techniken.* Stuttgart: Schattauer.

Lazarus, R.S. (1968). Emotion and adaptation: Conceptual and empirical relations. In: W.J. Arnold (Ed.), *Nebraska Symposium on Motivation, XVI,* 175-270.

Lazarus, R.S. (1974). Cognitive and coping processes in emotion. In: B. Weiner (Ed.), *Cognitive Views of Human Motivation,* 21-32. New York: Academic Press.

Lazarus, R.S. (1981). The stress and coping paradigm. In: C. Eisdorfer, D. Cohen, A. Kleinmann & P. Maxim (Eds.), *Theoretical bases for psychopathology.* New York: Spectrum.

Lazarus, R. S. (1991). *Emotion and Adaptation.* New York: Oxford University Press.

Lazarus, R.S., Cohen, J.B., Folkman, S., Kanner, A. & Schaefer, C. (1980). Psychological stress and adaptation: Some unresolved issues. In: H. Selye (Ed.), *Selye's guide to stress research.* Vol. 1, 90-117. New York: Van Nostrad Reinhold.

Lazarus, R. S. & Launier, R. (1978). Stress-related Transactions between Person and Environment. In: L. A. Pervin & M. Lewis (Eds.), *Perspectives in Interactional Psychology* (pp. 287-327). New York: Plenum Press.

LeDoux, J.E. (2001). *Das Netz der Gefühle.* München: Deutscher Taschenbuch Verlag.

LeDoux, J.E. (2002). Synaptic Self: How our brains become who we are. New York: Viking Penguin.

Leventhal, H. & Scherer, K. (1987). The relationship of emotion to cognition: a functional approach to a semantic controversy. *Cognition and Emotion, 1,* 3-28.

Linehan, M. (1996). *Trainingsmanual zur Dialektisch-Behavioralen Therapie der Borderline-Persönlichkeitsstörung.* München: CIP-Medien.

Loftus, E.F. (1975). Leading questions and eyewitness report. *Cognitive Psychology, 7,* 560-572.

Loftus, E.F. & Palmer, J.C. (1974). Reconstruction of Automobile Destruction: An Example of the Interaction between Language and Memory. *Journal of Verbal Learning and Verbal Behavior, 13,* 585-589.

Mandl, H. & Reiserer, M. (2000). Kognitionstheoretische Ansätze. In: J.H. Otto, H.A. Euler & H. Mandl (Hrsg.), *Emotionspsychologie,* 95-105. Weinheim: Beltz.

Mandl, H. & Spada, H. (1988). *Wissenspsychologie.* München: Psychologie-Verlags-Union.

Mandler, J.M. (1979). Categorial and schematic organisation in memory. In: C.R. Puff (Ed.), *Memory, organization and structure*, 259-299. New York: Academic Press.

Martens, J.U. & Kuhl, J. (2005). *Die Kunst der Selbstmotiverung. Neue Erkenntnisse der Motivationsforschung praktisch nutzen.* Stuttgart: Kohlhammer.

Martin, L.L. (2001). Moods don't cause effects, people do: A mood as input look at mood effects. In: L.L. Martin & G.L. Clore (Eds.), *Mood and social cognition: Contrasting theories.* Nahwah, NJ: Lawrence Erlbaum Associates.

Martin, L.L. & Clore, G.L. (2001). *Theories of mood and cognition.* Mahwah, NJ: Erlbaum.

Matthews, G. & Harley, T.A. (1996). Connectionist models of emotional distress and attentional bias. *Cognition and Emotion, 10*, 561-600.

McClelland, D. C. (1965). N Achievement and entrepreneurship: A longitudinal study. *Journal of Personality and Social Psychology, 1,* 389-392.

McClelland, D. C. (1987). *Human motivation.* Cambridge, MA: Cambridge University Press.

McClelland, D. C. (1989). Motivational factors in health and disease. *American Psychologist, 44,* 675-683.

McClelland, D.C. & Boyatzis, R.E. (1982). Leadership motive pattern and long-term success in management. *Journal of Applied Psychology, 67,* 737-743.

McClelland, D.C. & Franz, C.E. (1992). Motivational and other sources of work accomplishments in mid-life: A longitudinal study. *Journal of Personality, 60,* 679-707.

McClelland, D.C., Koestner, R. & Weinberger, J. (1989). How do self-attributed and implicit motives differ? *Psychological Review, 96,* 690-702.

McClelland, D.C. & Pilon, D. A. (1983). Sources of adult motives in patterns of parent behavior in early childhood. *Journal of Personality and Social Psychology, 44,* 564-574.

Meinong, A. (1906). Über Urteilsgefühle: Was sie sind und was sie nicht sind. *Archiv für die gesamte Psychologie, 6,* 22-58.

Merod, R. (2005). Schizotype Störung – Eine Persönlichkeitsstörung? In: R. Merod (Hrsg.), *Behandlung von Persönlichkeitsstörungen*, 327-356. Tübingen: dgvt.

Moreno, J.L. (1972). *Psychodrama, Vol. I – III.* New York: Beacon.

Muraven, M. & Baumeister, R.F. (2000). Self-regulation and depletion of limited resources: Does self-control resemble a muscle? *Psychological Buletlin, 126,* 247-259.

Muraven, M., Tice, D.M. & Baumeister, R.F. (1998). Self-Control as limited ressource: Regulatory depletion patterns. *Journal of Personality and Social Psychology, 74 (3),* 774-789.

Neisser, U. (1967). *Cognitive psychology.* New York: Appleton-Century-Crofts.

Norman, D.A. (1982). *Learning and memory.* San Francisco: Freeman.

Norman, D.A. & Bobrow, D.G. (1975). On the role of active memory processes in perception and cognition. In: C.N. Cofer (Ed.), *The structure of human memory.* San Francisco: Freeman.

Norman, D.A. & Shallice, T. (1985). Attention to action: willed and automatic control of behaviour. In: R.J. Davidson, G.E. Schwartz & D. Shapiro (Eds.), *Consciousness and Self-regulation: Advances in Research,* Vol. 4. New York: Plenum.

Öhmann, A., Hamm, A. & Hugdahl, K. (1998). Cognition and the Autonomic Nervous System: Orienting, Anticipation and Conditioning. In: J. T. Cacioppo, L. G. Tassinary & G. G. Berntson (Eds.). The Handbook of psychophysiology. New York: Cambridge University Press.

Ortony, A., Clore, G.L. & Collins, A. (1988). *The cognitive structure of emotions.* New York: Cambridge University Press.

Otto, J.H., Euler, H.A. & Mandl, H. (2000). *Emotionspsychologie.* Weinheim: Beltz.

Patten, R. L. & White, L. A. (1977). The independent effects of achievement motivation and overt attribution on achievement behavior. *Motivation and Emotion, 1,* 39-59.

Perls, F.S. (1976). *Gestalttherapie in Aktion.* Stuttgart: Klett.

Perls, F.S. (1979). Grundlagen der Gestalttherapie, (3. Auflage). München: Pfeiffer.

Perrig, W.J., Wippich, W. & Perrig-Chiello, P. (1993). *Unbewußte Informationsverarbeitung.* Bern: Huber.

Piaget, J. (1976). *Die Äquilibration kognitiver Strukturen.* Stuttgart: Klett.

Power, M.J. (1999). Sadness and its disorders. In: T. Dalgleish & M.J. Power (Eds.), *Handbook of Cognition and Emotion,* 497-519. New York: Wiley.

Power, M.J. & Dalgleish, T. (1997). *Cognition and Emotion: From Order to Disorder.* Hove: Psychology Press.

Prinz, W. (1990). Wahrnehmung. In: H. Spada (Hrsg.), *Allgemeine Psychologie,* 25-114. Bern: Huber.

Püschel, O. (2006). *Der Beitrag der Klärungsorientieren Psychotherapie zur dritten Welle der Verhaltenstherapie.* Vortrag auf dem Kongress der Deutschen Gesellschaft für Psychiatrie, Psychotherapie und Nervenheilkunde (DGPPN, 22. – 25. November 2006). Berlin.

Püschel, O., Michalak, J. & Schulte, D. (in Vorb.). Be Careful for what you Strive for. The Significance of Motive-Goal Congruence for Depression.

Reisenzein, R. (2006). Denken und Emotionen. In: J. Funke & P.A. Frensch (Hrsg.), *Handbuch der Allgemeinen Psychologie – Kognition,* 475-484. Göttingen: Hogrefe.

Reisenzein, R. & Horstmann, G. (2005). Emotion. In: H. Spada (Hrsg.), *Lehrbuch Allgemeine Psychologie,* (3. Aufl., 435-500). Bern: Huber.

Reisenzein, R., Meyer, W.-U. & Schützwohl, A. (2003). *Einführung in die Emotionspsychologie, Band III: Kognitive Emotionstheorien.* Bern: Huber.

Roth, G. (1997). *Das Gehirn und seine Wirklichkeit. Kognitive Neurobiologie und ihre philosophischen Konsequenzen.* Frankfurt: Suhrkamp.

Rudolph, U. (2003). *Motivationspsychologie.* Weinheim: Beltz.

Rumelhart, D.E. (1980). Schemata: The building-blocks of cognition. In: R. Spiro, B. Bruce & W. Brewer (Eds.), *Theoretical issues in reading comprehension.* Hillsdale: Erlbaum.

Sachse, R. (1983). Das Ein-Personen-Rollenspiel: Ein integratives Therapieverfahren. *Partnerberatung, 4,* 187-200.

Sachse, R. (1984). Vertiefende Interventionen in der Klientenzentrierten Psychotherapie. *Partnerberatung, 5,* 106-113.

Sachse, R. (1985). Focusing als prozesszielorientiertes Therapieangebot. *GwG-Info 60,* 14-30.

Sachse, R. (1986). Gesprächspsychotherapie. *Kurseinheit zum Kurs „Formen der Psychotherapie" im Projekt „Wege zum Menschen" der Fern-Universität Hagen.*

Sachse, R. (1987). Funktion und Gestaltung der therapeutischen Beziehung in der Klientenzentrierten Psychotherapie bei interaktionellen Zielen und Interaktionsproblemen des Klienten. *Zeitschrift für Klinische Psychologie, Psychopathologie und Psychotherapie, 35,* 219-230.

Sachse, R. (1990). Schwierigkeiten im Explizierungsprozeß psychosomatischer Klienten: Zur Bedeutung von Verstehen und Prozeßdirektivität. *Zeitschrift für Klinische Psychologie, Psychopathologie und Psychotherapie, 38,* 191-205.

Sachse, R. (1991a). Gesprächspsychotherapie als „affektive Psychotherapie": Bericht über ein Forschungsprojekt. Teil 1 in *GwG-Zeitschrift 83,* 30-42. Teil 2 in *GwG-Zeitschrift 84,* 32-40.

Sachse, R. (1991b). Probleme und Potentiale in der gesprächspsychotherapeutischen Behandlung psychosomatischer Klienten. In: J. Finke & L. Teusch (Hrsg.), *Gesprächspsychotherapie bei Neurosen und Psychosomatischen Erkrankungen,* 197-215. Heidelberg: Asanger

Sachse, R. (1992a). *Zielorientierte Gesprächspsychotherapie – Eine grundlegende Neukonzeption.* Göttingen: Hogrefe.

Sachse, R. (1992b). Zielorientiertes Handeln in der Gesprächspsychotherapie: Zum tatsächlichen und notwendigen Einfluß von Therapeuten auf die Explizierungsprozesse bei Klienten. *Zeitschrift für Klinische Psychologie, 21,* 286-301.

Sachse, R. (1993). Gesprächspsychotherapie mit psychosomatischen Klienten: Eine theoretische Begründung der Indikation. In: L. Teusch & J. Finke (Hrsg.), *Die Explizierung der Krankheitslehre der Gesprächspsychotherapie auf der Ebene eines sprachpsychologischen Modells,* 173-193. Heidelberg: Asanger.

Sachse, R. (1994). Veränderungsprozesse im Verlauf Klientenzentrierter Behandlung psychosomatischer Patienten. In: K. Pawlik (Hrsg.), *39. Kongress der Deutschen Gesellschaft für Psychologie,* 601-602. Hamburg: Psychologisches Institut I der Universität Hamburg.

Sachse, R. (1995a). Psychosomatische Störungen als Beeinträchtigung der Selbstregulation. In: S. Schmidtchen, G.-W. Speierer & H. Linster (Hrsg.), *Die Entwicklung der Person und ihre Störung, 2,* 83-116. Köln: GwG.

Sachse, R. (1995b). Zielorientierte Gesprächspsychotherapie: Effektive psychotherapeutische Strategien bei Klienten und Klientinnen mit psychosomatischen Magen-Darm-Erkrankungen. In: J. Eckert (Hrsg.), *Forschung zur Klientenzentrierten Psychotherapie: Aktuelle Ansätze und Ergebnisse,* 27-49. Köln: GwG.

Sachse, R. (1996). *Praxis der Zielorientierten Gesprächspsychotherapie.* Göttingen: Hogrefe.
Sachse, R. (1998). Goal-oriented Client-centered Psychotherapy of Psychosomatic Disorders. In: L. Greenberg, J. Watson & G. Lietaer (Eds.), *Handbook of experiential Psychotherapy,* 295-327. New York: Guilford.
Sachse, R. (1999a). *Lehrbuch der Gesprächspsychotherapie.* Göttingen: Hogrefe.
Sachse, R. (1999b). *Persönlichkeitsstörungen. Psychotherapie dysfunktionaler Interaktionsstile* (2. Auflage). Göttingen: Hogrefe.
Sachse, R. (2000a). Gesprächspsychotherapie. In: J. Straut, A. Kochinka & H. Werbik (Hrsg.), *Psychologie in der Praxis,* 183-208. München: Deutscher Taschenbuch-Verlag.
Sachse, R. (2000b). Perspektiven der therapeutischen Beziehungsgestaltung. In: M. Hermer (Hrsg.), *Psychotherapeutische Perspektiven am Beginn des 21. Jahrhunderts,* 157-176. Tübingen: dgvt.
Sachse, R. (2001a). *Psychologische Psychotherapie der Persönlichkeitsstörungen.* Göttingen: Hogrefe.
Sachse, R. (2001b). Persönlichkeitsstörung als Interaktionsstörung: Der Beitrag der Gesprächspsychotherapie zur Modellbildung und Intervention. *Psychotherapie, 5, 2,* 282-292.
Sachse, R. (2002). *Histrionische und narzisstische Persönlichkeitsstörungen.* Göttingen: Hogrefe.
Sachse, R. (2003). *Klärungsorientierte Psychotherapie.* Göttingen: Hogrefe.
Sachse, R. (2004a). *Persönlichkeitsstörungen. Leitfaden für eine Psychologische Psychotherapie.* Göttingen: Hogrefe.
Sachse, R. (2004b). Histrionische und narzisstische Persönlichkeitsstörungen. In: R. Merod (Hrsg.), *Behandlung von Persönlichkeitsstörungen,* 357-404. Tübingen: dgvt.
Sachse, R. (2005a). Motivklärung durch Klärungsorientierte Psychotherapie. In: J. Kosfelder, J. Michalak, S. Vocks & U. Willutzki (Hrsg.), *Fortschritte der Psychotherapieforschung,* 217-231.
Sachse, R. (2005b). Was wirkt in der Behandlung von Persönlichkeitsstörungen? In: N. Saimeh (Hrsg.), *Was wirkt? Prävention – Behandlung – Rehabilitation,* 222-229. Bonn: Psychiatrie-Verlag.
Sachse, R. (2006a). *Psychologische Psychotherapie bei chronisch entzündlichen Darmerkrankungen.* Göttingen: Hogrefe.
Sachse, R. (2006b). Klärungsorientierte Psychotherapie. In: R. Sachse & P. Schlebusch (Hrsg.), *Perspektiven Klärungsorientierter Psychotherapie,* 15-45. Lengerich: Pabst.
Sachse, R. (2006c). Die Bearbeitung dysfunktionaler Schemata im Ein-Personen-Rollenspiel. In: R. Sachse & P. Schlebusch (Hrsg.), *Perspektiven Klärungsorientierter Psychotherapie,* 255-280. Lengerich: Pabst.
Sachse, R. (2006d). Indikation von Klientenmodellen: Die Bedeutung von Störungstheorie und Einzelfallanalysen. In: R. Sachse & P. Schlebusch (Hrsg.), *Perspektiven Klärungsorientierter Psychotherapie,* 294-305. Lengerich: Pabst.
Sachse, R. (2006e). *Therapeutische Beziehungsgestaltung.* Göttingen: Hogrefe.

Sachse, R. (2006f). *Persönlichkeitsstörungen verstehen – Zum Umgang mit schwierigen Klienten.* Bonn: Psychiatrie-Verlag.

Sachse, R. (2006g). Narzisstische Persönlichkeitsstörungen. *Psychotherapie, 11 (2),* 241-246.

Sachse, R. (2007a). Klärungsorientierte Psychotherapie. In: J. Kriz & Th. Slunecko (Hrsg.), *Gesprächspsychotherapie,* 138-150.

Sachse, R. (2007b). Klärungsorientierte Psychotherapie bei chronisch entzündlichen Darmerkrankungen. In: J. Kriz & Th. Slunecko (Hrsg.), *Gesprächspsychotherapie,* 286-294. Wien: Facultas UTB.

Sachse, R. (2007c). Therapie der narzisstischen und histrionischen Persönlichkeitsstörungen: Zwei Fallberichte. In: S. Barnow (Hrsg.), *Persönlichkeitsstörungen: Ursachen und Behandlungen,* 404-410. Bern: Huber.

Sachse, R., Atrops, A., Wilke, F. & Maus, C. (1992). *Focusing: Ein emotionszentriertes Psychotherapie-Verfahren.* Bern: Huber.

Sachse, R. & Fasbender, J. (in Vorb.). *Focusing – Ein Therapieverfahren zur Repräsentation affektiver Schemata.*

Schank, P.C. & Abelson, R.P. (1977). *Scripts, plans, goals and understanding.* Hillsdale: Erlbaum.

Schneider, K. & Schmalt, H.-D. (1999). *Motivation.* Stuttgart: Kohlhammer.

Schneider, W., Dumais, S.T. & Shiffrin, R.M. (1984). Automatic and control processing and attention. In: R. Parasuraman & D.R. Davies (Eds.), *Varieties of Attention,* 1-28. New York: Academic Press.

Schneider, W. & Shiffrin, R.M. (1977). Automatic and controlled information processing in vision. In: D. Laberge & S.J. Samuels (Eds.), *Basic processes in reading: Perception and comprehension,* 127-154. New York: Wiley.

Schultheiss, O. C. & Brunstein, J. C. (2001). Assessment of implicit motives with a research version of the TAT: Picture profiles, gender differences, and relations to other personality measures. *Journal of Personality Assessment, 77(1),* 71-86.

Schultheiss, O. C., Campbell, K. L. & McClelland, D. C. (1999). Implicit power motivation moderates men's testosterone responses to imagined and real dominance success. *Hormones and Behavior, 36(3),* 234-41.

Schwarz, N. (1985). Theorien konzeptgesteuerter Informationsverarbeitung in der Sozialpsychologie. In: D. Frey & M. Irle (Hrsg.), *Theorien der Sozialpsychologie, Bd. 3,* 269-291. Bern: Huber.

Schwarz, N. (1990). Feelings as information: Informational and motivational functions of affective states. In: R.M. Sorrentino & E.T. Higgins (Eds.), *Handbook of motivation and cognition: Foundations of social behaviour,* Vol. 2, pp. 527-561. New York: Guilford.

Schwarz, N. & Bohner, G. (1996). Feelings and their motivational implications. In: P.M. Gollwitzer & J.A. Bargh (Eds.), *The psychology of action,* 119-145. New York: Guilford.

Schwarz, N. & Clore, G.L. (1983). Mood, misattribution, and judgements of well-being: Informative and directive functions of affective states. *Journal of Personality and Social Psychology, 45,* 513-523.

Schwarz, N. & Clore, G.L. (1988). How do I feel about it? Informative functions of affective states. In: K. Fiedler & J. Forgas (Eds.), *Affect, cognition, and social behaviour,* 44-62. Toronto: Hogrefe International.

Schwarz, N. & Clore, G.L. (1996). Feelings and phenomenal experiences. In: E.T. Higgins & A. Kruglanski (Eds.), *Social psychology: A handbook of basic principles,* 433-465. New York: Guilford Press.

Segal, Z.V. (1988). Appraisal of the self-schema construct in cognitive models of depression. *Psychological Bulletin, 103,* 147-162.

Shiffrin, R.M., Dumais, S.T. & Schneider, W. (1981). Characteristics of automatism. In: J.B. Long & A.D. Baddeley (Eds.), *Attention and performance.* IX. Hillsdale, New York: Erlbaum.

Shiffrin, R.M. & Schneider, W. (1984). Theoretical Note. Automatic and controlled processing revisited. *Psychological Review, 91, 2,* 269-276.

Sokolowski, K. (1993). *Emotion und Volition.* Göttingen: Hogrefe.

Tallis, F. (1995). *Obsessive Compulsive Disorder: A Cognitive and Neuropsychological Perspective.* Chichester: Wiley.

Tauer, J.M. & Harackiewicz, J.M. (1999). Winning isn't everything: Competition, achievement orientation, intrinsic motivation. *Journal of Experimental and Social Psychology, 35,* 209-238.

Taylor, S.E. & Crocker, J. (1981). Schematic bases of social information processing. In: E.T. Higgins, P. Herman & M. Zanna (Eds.), *Social cognition: The Ontario Symposium, Vol. 1.* Hillsdale: Erlbaum.

Teasdale, J.D. (1993). Emotion and two kinds of meaning: cognitive therapy and applied cognitive science. *Behaviour Research and Therapy, 31,* 339-354.

Teasdale, J.D. (1996). Clinically relevant theory: integrating clinical insight with cognitive science. In: P.M. Salkovskis (Ed.), *Frontiers of Cognitive Therapy.* New York: Guilford.

Teasdale, J.D. (1997). The relationship between cognition and emotion: the mind-in-place in mood disorders. In: D.M. Clark & C.G. Fairburn (Eds.), *Science and Practice of Cognitive Behaviour Therapy,* 67-93. Oxford: Oxford University Press.

Teasdale, J.D. (1999). Multi-level Theories of Cognition-Emotion Relations. In: T. Dalgleish & M. Power (Eds.), *Handbook of Cognition and Emotion,* 665-681. New York: Wiley.

Teasdale, J.D. & Barnard, P.J. (1993). Affect cognition and change: re-modelling depressive thought. Hove: Erlbaum.

Traue, H.C. & Pennebaker, J.W. (1993). *Emotion, Inhibition and Health.* Seattle: Hogrefe & Huber.

Tulving, E. (1972). Episodic and semantic memory. In: E. Tulving & W. Donaldson (Eds.), *Organization of memory,* 382-403. New York: Academic Press.

Weiner, B. (1995). *Judgements of Responsibility. A Foundation of a Theory of Social Conduct.* New York: Guilford Press.

Winter, D. G. (1994). *Manual for Scoring Motive Imagery in Running Text, Version 4.2.* Department of Psychology. University of Michigan.

Wyer, R.S. Jr., Clore, G.L. & Isbell, L.M. (1999). Affect and information processing. In: M.P. Zanna (Ed.), *Advances in Experimental Social Psychology*, 1-77. San Diego, California: Academic Press.

Young, J.E., Klosko, J.S. & Weishaar, M.E (2005). *Schematherapie. Ein praxisorientiertes Handbuch*. Paderborn: Jungfermann.

Zajonc, R.B. (1980). Feeling and thinking. Preferences need no inferences. *American Psychologist, 35,* 151-175.

Zajonc, R.B. (1984). On the Primacy of Affect. *American Psychologist, 39,* 117-123.

Zimmer, H.D. (2006). Repräsentation und Repräsentationsformate. In: J. Funke & P.A. Frensch (Hrsg.), *Handbuch der Allgemeinen Psychologie – Kognition*, 325-333. Göttingen: Hogrefe.

Buchtipps

Rainer Sachse
Roelf Jan Takens
Klärungsprozesse in der Psychotherapie
2004, 213 Seiten,
€ 34,95 / sFr. 59,90
ISBN 978-3-8017-1802-2

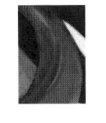

Rainer Sachse
Klärungsorientierte Psychotherapie
2003, 402 Seiten,
€ 29,95 / sFr. 49,80
ISBN 978-3-8017-1643-1

Therapeutische Prozesse der Klärung oder Explizierung von Klienten-Schemata spielen in verschiedenen Therapieformen eine zentrale Rolle. Dieses Buch analysiert, wie derartige Klärungsprozesse genau ablaufen: wie Therapeuten solche Prozesse bei Klienten optimal fördern können, aber auch, welche therapeutischen Strategien sich ungünstig auswirken und daher von Therapeuten vermieden werden sollten.

Die Klärungsorientierte Psychotherapie ist als Teil einer Psychologischen Psychotherapie aus der Zielorientierten Gesprächspsychotherapie sowie der Kognitiven Therapie entwickelt worden. Das Buch stellt umfassend die theoretischen Grundlagen und Methoden der Klärungsorientierten Psychotherapie dar.

Rainer Sachse
Persönlichkeitsstörungen
Leitfaden für die Psychologische Psychotherapie
2004, 154 Seiten,
€ 24,95 / sFr. 43,90
ISBN 978-3-8017-1803-9

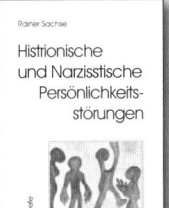

Rainer Sachse
Histrionische und Narzisstische Persönlichkeitsstörungen
2002, 264 Seiten,
€ 29,95 / sFr. 49,80
ISBN 978-3-8017-1446-8

Dieses Buch liefert Therapeuten Informationen über die psychologische Funktionsweise von Persönlichkeitsstörungen, und es spezifiziert effektive therapeutische Strategien: Strategien der komplementären Beziehungsgestaltung, der Explikation wichtiger Beziehungsmotive, der Bearbeitung interaktionaler Spielstrukturen sowie der Umstrukturierung dysfunktionaler Schemata.

Im vorliegenden Buch werden Histrionische und Narzisstische Persönlichkeitsstörungen als Beziehungs- oder Interaktionsstörungen aufgefasst. Theoretisch fundiert werden die besonderen Interaktionseigenheiten, Erlebens- und Verarbeitungsweisen dieser Klientinnen und Klienten dargestellt. Aus den spezifischen Modellen für die Störungen werden unter anderem therapeutische Strategien für die differenzielle Beziehungsgestaltung und die Bearbeitung intransparenter Interaktionsformen abgeleitet.

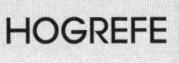
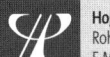

Hogrefe Verlag GmbH & Co. KG
Rohnsweg 25 · 37085 Göttingen · Tel: (0551) 49609-0 · Fax: -88
E-Mail: verlag@hogrefe.de · Internet: www.hogrefe.de

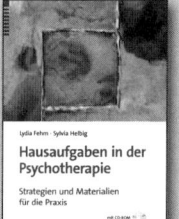

Lydia Fehm · Sylvia Helbig

Hausaufgaben in der Psychotherapie

Strategien und Materialien für die Praxis

2008, 197 Seiten, Großformat, inkl. CD-ROM,
€ 39,95 / sFr. 68,–
ISBN 978-3-8017-2046-9

Dieses Buch gibt einen praxisorientierten Überblick über die theoretische Fundierung sowie die praktische Anwendung von therapeutischen Hausaufgaben. Es wird aufgezeigt, wie Hausaufgaben in den Therapieablauf eingebettet werden können. Anhand von zahlreichen Beispielen werden typische Probleme und Lösungsmöglichkeiten veranschaulicht. Schließlich enthält der Band eine reichhaltige Materialiensammlung mit Protokollbögen und Arbeitsblättern für den täglichen Einsatz in der psychotherapeutischen Praxis. Die zahlreichen Materialien können zusätzlich direkt von der beiliegenden CD-ROM ausgedruckt werden.

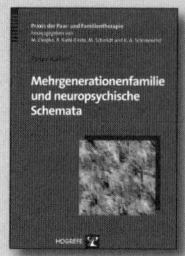

Peter Kaiser

Mehrgenerationenfamilie und neuropsychische Schemata

Therapeutische Wirkfaktoren und Wirkdimensionen

(Reihe: »Praxis der Paar- und Familientherapie«, Band 6)
2008, VII/228 Seiten,
€ 26,95 / sFr. 44,90
ISBN 978-3-8017-2131-2

Entwicklung und Lebensqualität des Individuums können nicht unabhängig von seiner Familie gesehen werden. Umgekehrt funktioniert das Zusammenleben in der Mehrgenerationenfamilie nur durch den Beitrag des Einzelnen. Familienpsychologische und individuelle (neuro-)psychische Funktionen interagieren auf komplizierte Weise. Das Buch unternimmt den Versuch, wichtige Perspektiven und Befunde aus Familienpsychologie und Neuropsychologie sowie aus der Therapieforschung überschaubar zu machen, in Verbindung zu bringen und für die psychotherapeutische Praxis systematisch aufzubereiten.

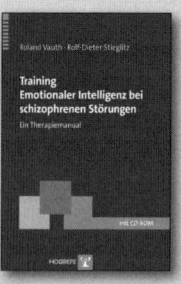

Roland Vauth · Rolf-Dieter Stieglitz

Training Emotionaler Intelligenz bei schizophrenen Störungen

Ein Therapiemanual

(Reihe: »Therapeutische Praxis«)
2008, 135 Seiten, Großformat, inkl. CD-ROM,
€ 39,95 / sFr. 68,–
ISBN 978-3-8017-1982-1

Das Training emotionaler Intelligenz für schizophrene Störungen hat die Verbesserung emotionaler Informationsverarbeitungsprozesse zum Ziel. In zwölf Gruppensitzungen werden die soziale Selbst- und Fremdwahrnehmung, die Fähigkeit zum emotionalen Perspektivenwechsel, das Erschließen der Handlungsabsichten anderer, der Umgang mit negativen Emotionen wie Ängsten und Depressionen sowie die Fähigkeit positive Emotionen zu intensivieren und möglichst nachhaltig aufrechtzuerhalten, trainiert.

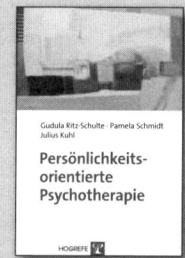

Gudula Ritz-Schulte
Pamela Schmidt · Julius Kuhl

Persönlichkeitsorientierte Psychotherapie

2008, 171 Seiten,
€ 29,95 / sFr. 49,90
ISBN 978-3-8017-2167-1

Erfahrene Therapeuten wissen: Patienten mit gleichen Störungsbildern und Diagnosen können sich stark unterscheiden. Persönlichkeitsorientierte Psychotherapie widmet der Persönlichkeit des Patienten über die Störungsperspektive hinaus eine besondere Aufmerksamkeit und eröffnet so eine differenzierte Perspektive auf diejenigen Faktoren, die beim individuellen Patienten die Störung bedingen und aufrechterhalten. Aus dem funktionsanalytischen Verstehen der Störungsdynamik können eine Vielzahl Erfolg versprechender therapeutischer Optionen abgeleitet werden.

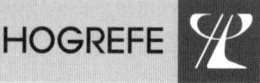

Hogrefe Verlag GmbH & Co. KG
Rohnsweg 25 · 37085 Göttingen · Tel: (0551) 49609-0 · Fax: -88
E-Mail: verlag@hogrefe.de · Internet: www.hogrefe.de